Lydia Unterberger

Kindliche zerebrale Sehstörungen (CVI)

Entwicklung eines neuropsychologischen diagnostischen Standards zur Untersuchung von visuellen Wahrnehmungsstörungen bei Kindern und Jugendlichen im Kontext von CVI

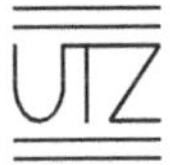

Herbert Utz Verlag · München

Psychologie

Band 33

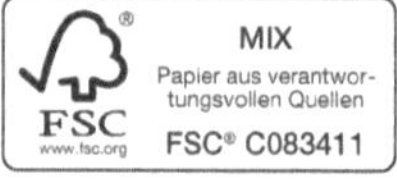

Fragen zur Produktsicherheit werden hier beantwortet:
utzverlag GmbH, Nymphenburger Straße 91, 80636
München, info@utzverlag.de

Zugl.: Diss., München, Univ., 2015

Bibliografische Information der Deutschen Nationalbibliothek: Die Deutsche Nationalbibliothek verzeichnet diese Publikation in der Deutschen Nationalbibliografie; detaillierte bibliografische Daten sind im Internet über http://dnb.d-nb.de abrufbar.

ISBN 978-3-8316-4521-3

Printed in EU
Herbert Utz Verlag GmbH, München
089-277791-00 · www.utzverlag.de

Danksagung

An einer wissenschaftlichen Arbeit ist gewiss nicht nur eine Person beteiligt. Im Hintergrund beeinflussen viele Menschen ihr Gelingen, denen großer Dank gebührt.

An erster Stelle möchte ich meinem Doktorvater Herrn Prof. Dr. Josef Zihl danken. Ich danke Ihnen von Herzen dafür, dass Sie mir diese Promotion ermöglichten und für Ihre großartige fachliche und menschliche Unterstützung in den letzten Jahren. Als ich mein Studium beendet hatte, wollte ich unbedingt promovieren, weil ich den Eindruck hatte, noch sehr viel von Ihnen lernen zu können. Und dieser Eindruck hat sich auch mehr als verwirklicht. Auch danke ich Herrn Prof. Dr. Paul Sauseng, meinem Zweitgutachter, der sich so bereitwillig erklärt hat, diese Dissertation mit zu betreuen. Auch meinem Nebenfachprüfer in Medizin, Prof. Dr. Axel Steiger sei herzlich gedankt.

Für die finanzielle Unterstützung unseres Forschungsprojektes danke ich dem Sehbehinderten- und Blindenzentrum e.V. sowie dem Bayerischen Staatsministerium für Unterricht und Kultus.

Für die praktische Durchführung gilt mein Dank dem gesamten Sehbehinderten- und Blindenzentrum Südbayern (SBZ), besonders auch Frau Hildegard Mayr (Direktorin des SBZ).

Ich danke außerdem Frau Maria Setzer (Schulleiterin des Förderzentrums) für die unzähligen Mühen, die Sie sich machte, damit die Datenerhebung reibungslos in den Schulalltag integriert werden konnte und mich auch fachlich sehr unterstützte. Auch Herrn Kuroschinski (Schulleiter der Realschule) danke ich für die problemlose Umsetzung der Studie in den Realschulunterricht.

Großer Dank gebührt auch allen Lehrerinnen und Lehrern des SBZ, die ihre Unterrichtszeit so bereitwillig für die Untersuchungen zur Verfügung stellten und unser Projekt aufgeschlossen und mit viel Interesse annahmen.

Meinen herzlichen Dank möchte ich auch meinen lieben Kolleginnen aus dem psychologischen Fachdienst des SBZ, Claudia Stockmeier, Alegra Westphalen und Dagmar Dorner sowie aus dem schulischen Bereich Julia Zihl, für die fachliche und vor allem große menschliche Unterstützung aussprechen.

Natürlich danke ich auch allen anderen Mitarbeiterinnen und Mitarbeitern des SBZ, die ich leider hier nicht alle namentlich nennen kann. Die liebevolle Art, mit der ich von Ihnen allen am SBZ aufgenommen wurde, ist mit Worten nicht zu beschreiben. Ich werde das nie vergessen und immer dafür dankbar sein.

Nicht zuletzt nahmen an dieser Studie viele Schülerinnen und Schüler des SBZ zusammen mit Ihren Eltern teil. Ich danke Ihnen und Euch für die Teilnahme.

Außerdem möchte ich meinen Kolleginnen und Kollegen vom Lehrstuhl für Neuropsychologie sehr herzlich danken. Ihr wart ein Arbeitsteam, wie man es sich nur wünschen kann! Geprägt von großem kollegialen Zusammenhalt, freundschaftlich verbunden, immer füreinander da und immer eine großartige fachliche wie menschliche Unterstützung. Ich habe viel von Euch gelernt, liebe Ruth, liebe Katrin, lieber Thomas, liebe Katharina, liebe Christine und liebe Frau Prof. Münzel. Ich danke Euch!

Zuletzt möchte ich meiner ganzen Familie danken. Ihr habt mich durch diese oft nicht leichte Zeit begleitet, mich unterstützt, mir Mut gemacht und wart immer für mich da. Ohne Euch wäre diese Dissertation nicht möglich gewesen.

München, im März 2015

Lydia Unterberger

Inhaltsverzeichnis

Zusammenfassung

Als kindliche zerebrale Sehstörung - kurz CVI (aus dem Englischen Cerebral Visual Impairment) - werden Störungen der visuellen Wahrnehmung infolge einer Schädigung des postchiasmatischen Sehsystems im kindlichen Gehirn bezeichnet. Als Ursache für diese Störung gelten Hirnentwicklungsstörungen sowie prä-, peri- oder postnatale Hirnschädigungen.

Die Diagnostik der visuellen Wahrnehmung geschah früher meist auf Basis der elementaren visuellen Wahrnehmungsleistungen (Sehschärfe, Kontrastwahrnehmung, Okulomotorik, Gesichtsfeld und Farbwahrnehmung). Es zeigte sich jedoch, dass dieser Ansatz nicht ausreicht um eine Störung der visuellen Wahrnehmung zu diagnostizieren. Aus diesem Grunde werden zunehmend neuropsychologische Testverfahren eingesetzt, die auch die kognitiven visuellen Wahrnehmungsleistungen untersuchen, um das funktionelle Sehen zu charakterisieren und gegebenenfalls die Diagnose CVI stellen zu können. Dennoch fehlt bis heute ein verlässlicher diagnostischer neuropsychologischer Standard, mithilfe dessen CVI diagnostiziert werden kann. Auch ist wenig darüber bekannt, wie Kinder mit CVI sowohl in visueller als auch kognitiver Hinsicht charakterisiert sind.

Ziel der vorliegenden Studie war es, erste Schritte zur Etablierung eines derartigen neuropsychologischen diagnostischen Standards zu unternehmen. Zudem sollten Kinder mit CVI (neuro-)psychologisch charakterisiert und außerdem exemplarisch untersucht werden, wie der Förderbedarf bei CVI hinsichtlich der visuellen Exploration und Suche sowie des Lesens festgestellt werden kann.

Hierfür wurden 110 Kinder und Jugendliche im Alter von 6 bis 14 Jahren umfassend untersucht. Die Stichprobe setzte sich aus drei Untersuchungsgruppen zusammen: eine CVI-Risikogruppe (n = 28), eine periphere Sehschädigungsgruppe (n = 38) und eine gesunde Vergleichsgruppe (n = 44). Mit allen drei Untersuchungsgruppen wurde eine umfassende Untersuchung der visuellen Wahrnehmung, der Kognition sowie nicht-kognitiver Aspekte durchgeführt und anschließend analysiert, welche Aufgaben sich für den diagnostischen Einsatz zur Abklärung von CVI eignen. Es zeigte sich, dass in der CVI-Risikogruppe die Aufgaben zur Erfassung der Raumwahrnehmung, der topographischen Orientierung, der visuellen Textverarbeitung, der Visuokonstruktion und der Formwahrnehmung zu signifikant schlechteren Leistungen im Vergleich zu den anderen beiden Gruppen führte. Das bedeutet, dass Beeinträchtigungen in diesen Verfahren auf CVI hinweisen, da Sehstörungen infolge einer peripheren Sehschädigung die Schwierigkeiten nicht ausreichend erklären. Verfahren, in denen sowohl die CVI-Risikogruppe, als auch die periphere Sehschädigungsgruppe schlechtere Ergebnisse erreichten als die gesunde Vergleichsgruppe betrafen die Maße zur Untersuchung der visuellen Exploration, der visuellen Suche, der prototypischen Objekterkennung, der Figur-Grund-Wahrnehmung sowie der Gestaltwahrnehmung. Sie eignen sich zwar zur Identifikation visueller Wahrnehmungsstörungen, lassen sich aber nicht eindeutig einer peripheren oder zentralen Sehstörung zuordnen. Nicht geeignet für die CVI-Diagnostik, aufgrund fehlender Gruppenunterschiede, waren die Verfahren zur Untersuchung der Größenwahrnehmung, der visuellen Zahlenverarbeitung sowie der naturalistischen Objekterkennung. In der Kognition fanden sich statistisch bedeutsame geringere kognitive Leistungen ausschließlich in der CVI-Risikogruppe im verbalen Kurzzeit- und Arbeitsgedächtnis sowie im visuellen Planen und Problemlösen. Diese Verfahren können der CVI-Diagnostik daher dienlich sein. In der fokussierten Aufmerksamkeit waren CVI-Risikogruppe und periphere Sehschädigungsgruppe vergleichbar, sodass hier im Falle einer Beeinträchtigung keine eindeutige Zuordnung zu einer peripher oder zentral verursachten visuellen Wahrnehmungsstörung möglich ist. In den nicht-kognitiven Aspekten fanden sich keinerlei statistisch bedeutsame Gruppenunterschiede, sodass diese nicht Teil eines diagnostischen Standards sein müssen.

Die neuropsychologische Charakterisierung der CVI-Risikogruppe zeigte, dass Beeinträchtigungen der visuellen Wahrnehmung selektiv auftreten können, d.h. dass einzelne visuelle Teilleistungen betroffen sein können. Auch zeigte sich, dass viele visuelle Teilleistungen mit den verschiedenen Maßen der kognitiven Leistungsfähigkeit assoziiert sind. Dies zeigt deutlich, wie wichtig die Beachtung der kognitiven Leistungsfähigkeit bei CVI ist. Keinerlei Zusammenhänge fanden sich zwischen visueller Wahrnehmung und nicht-kognitiven Aspekte. Sie scheinen also einander nicht wesentlich zu beeinflussen.

Zuletzt wurde überprüft, inwiefern ein Lehrerfragebogen zur visuellen Exploration und Suche, sowie zum Lesen ein verlässliches diagnostisches Verfahren zur Identifikation des Förderbedarfs in diesen Bereichen ist. Ergebnis der statistischen Analysen war, dass Lehrkräfte zwar wertvolle Hinweise auf einen möglichen Förderbedarf geben können, dass aber der Fragebogen jedoch bei weitem nicht ausreicht, um die Kinder, die einer Unterstützung bedürfen, zu identifizieren.

Dank der vorliegenden Studie konnten erste Schritte in Richtung einer Etablierung eines diagnostischen Standards getan werden und erste Testverfahren für eine zuverlässige Diagnostik identifiziert werden. Für zukünftige Forschungsvorhaben ist eine Modifikation der wenig erfolgsversprechenden Verfahren sinnvoll. Auch ist es wünschenswert, dass zukünftige Forschung vor allem die enge Assoziation von kognitiver Leistungsfähigkeit und visueller Wahrnehmung beachtet und sich der wichtigen Frage widmet, welche kognitiven Teilleistungen noch im Kontext einer diagnostischen Abklärung von CVI Beachtung finden sollten und inwiefern diese mit der visuellen Wahrnehmung assoziiert sind. Die Studie eignete sich nicht, kausale Verbindungen zwischen visueller Wahrnehmung und Kognition zu untersuchen. Auch dies sollte in Zukunft umfassend untersucht werden.

Abkürzungsverzeichnis

Abkürzung	Bedeutung
ABCEFV	A test battery of child development for examining functional vision
AF	Auslassungsfehler
AVT	Arbeitsvermeidungstest
BASIC-MLT	Lern- und Merkfähigkeitstest für 6- bis 16-Jährige
BASIC-Preschool	Screening für kognitive Basiskompetenzen im Vorschulalter
BJLO	Benton Judgment of Line Orientation
BORB	Birmingham Object Recognition Battery
BSAT	Brixton Spatial Anticipation Test
BZO	Anzahl bearbeiteter Zielreize
CFVQ	Children's Visual Function Life Questionnaire
ChilD-S	Children's Depression Screening
CPM	Coloured Progressive Matrices
CSOT	Children's Size Ordering Task
CVI	Cerebral Visual Impairment
d2-R	Aufmerksamkeits- und Konzentrationstest - Revision
DesTeen	Depression Screener for Teenagers
DL-KE	Differentieller Leistungstest - KE
DTGA	Depressionstest für Kinder im Grundschulalter
DTVP-2	Developmental Test of Visual Perception - 2
DTVP-A	Developmental Test of Visual Perception - Adults
FACT	Functional Acuity Contrast Test
FAIR-2	Frankfurter Aufmerksamkeits-Inventar - 2
FEW-2	Frostigs Entwicklungstest der visuellen Wahrnehmung - 2
FEW-JE	Frostigs Entwicklungstest der visuellen Wahrnehmung - Jugendliche und Erwachsene
FKS	Fragebogen zum kindlichen Sehvermögen
FLM 4 -6	Fragebogen zur Leistungsmotivation 4. - 6. Klasse
FLM 7-13	Fragebogen zur Leistungsmotivation 7. - 13. Klasse
FokAT-KJ	Fokussierter Aufmerksamkeitstest für Kinder und Jugendliche
FÜL-KJ	Fragebogen für Lehrer zum Überblick und Lesen bei Kindern und Jugendlichen
F%	Fehlerprozent
GV	Gesunde Vergleichsgruppe
HAWIK-III	Hamburg-Wechsler-Intelligenztest für Kinder - III
HAWIK-IV	Siehe WISC-IV
HAWIVA-III	Hannover-Wechsler-Intelligenztest für das Vorschulalter - III
HTS	Home computer vision therapy program
IDS	Intelligence Development Scales
IKT	Inventar zur integrativen Erfassung des Kind-Temperaments
ILK	Inventar zur Erfassung der Lebensqualität bei Kindern und Jugendlichen
INKA	Inventar komplexer Aufmerksamkeit
InSerl	Interview zum subjektiven Seherleben
JTCI	Junior Temperament und Charakter Inventar
KD	Kreise durchstreichen
KINDL	Fragebogen zur Erfassung der gesundheitsbezogenen Lebensqualität bei Kindern und Jugendlichen
KL	Konzentrationsleistungswert
KS	Klinische Stichprobe
LMU	Ludwig-Maximilians-Universität München

Abkürzung	Bedeutung
MT	Matrizentest
mTBCT	Modifizierter Teddy Bear Cancellation Test
MVPT-3	Motor-Free Visual Perception Test, Third Edition
MVPT-4	Motor-Free Visual Perception Test, Fourth Edition
M-WCST	Modified Wisconsin Card Sorting Test
PFK 9-14	Persönlichkeitsfragebogen für Kinder zwischen 9 und 14 Jahren
PL	Preferential Looking
PR	Prozentrang
PVL	Periventrikuläre Leukomalazie
ROCFT	Rey-Osterrieth-Complex-Figure Test
RW	Rohwert
SDQ-E	Strengths and Difficulties Questionnaire - Version für Eltern
SBZ	Sehbehinderten- und Blindenzentrum Südbayern
SDQ-L	Strengths and Difficulties Questionnaire - Version für Lehrer
SELLMO	Skalen zur Erfassung der Lern- und Leistungsmotivation
SLP	Standardisierte Link'sche Probe
SLP 2x2x2	Standardisierte Link'sche Probe - Modifikation
SON-R 5.5-17	Snijders Onnen Non-verbaler Intelligenztest
SPM	Standard Progressive Matrices
TBCT	Teddy Bear Cancellation Test
TL-D	Turm von London - Deutsche Version
TOMAL	Test of Memory and Learning
TvH	Turm von Hanoi
TVPS-3	Test of Visual-Perceptual Skills (non-motor), Third Edition
TVPS-R	Test of Visual-Perceptual Skills (non-motor), Revised
VEP	Visuell evozierte Potentiale
VF	Verwechslungsfehler
VMI	Beery - Buctenica Developmental Test of Visual-Motor Integration
VOSP	Visual Object and Space Perception Battery
VVWS	Visuelle Verarbeitungs- und Wahrnehmungsstörung
WCST	Wisconsin Card Sorting Test
WISC-IV	Wechsler Intelligence Scale for Children - 4.Auflage
WISC-R	Wechsler Intelligence Scale for Children - Revidierte Fassung
WP	Wertpunkt
WPPSI-III	Wechsler Preschool and Primary Scale of Intelligence - III
WPPSI-R	Wechsler Preschool and Primary Scale of Intelligence - Revidierte Fassung
ZN-R	Zahlen nachsprechen rückwärts
ZN-V	Zahlen nachsprechen vorwärts

1 Einführung

1.1 Einleitung

Seit Jahrhunderten forschen Menschen intensiv darüber, welche Erkrankungen es gibt, wie sie diagnostiziert werden können und welche Behandlungsansätze erfolgsversprechend für die Heilung sind. In allen Bereichen der Medizin gibt es daher immer wieder große Fortschritte zu verzeichnen. Viele Erkrankungen, die früher zum Tode führten, können heute, dank moderner medizinischer Verfahren, geheilt oder zumindest in ihrem Fortschritt verlangsamt werden.

Auch in der Pädiatrie sind große Fortschritte zu verzeichnen. Komplikationen während der Geburt waren und sind stets ein großes gesundheitliches Risiko für Kinder. Es können sich unterschiedlichste Probleme im Geburtsvorgang - teilweise auch bedingt durch Frühgeburtlichkeit - ergeben, die in der Folge zu Hirnschädigungen durch Sauerstoffmangel oder Hirnblutungen führen können. In der Folge solcher Komplikationen können assoziierte Hirnfunktionsstörungen entstehen, wie beispielsweise ein Hydrozephalus, der durch übermäßige Liquorbildung zur Verdrängung von Hirngewebe führen kann. Hirnentwicklungsstörungen können aber auch bereits zu Beginn der Schwangerschaft auftreten. Noch vor wenigen Jahrzehnten waren schwere Geburtskomplikationen auch mit einer hohen Kindersterblichkeit verbunden. Dank der immer besseren intensivmedizinischen Versorgung kann immer häufiger das Leben betroffener Kinder gerettet werden. Dies birgt aber wiederum neue Herausforderungen für die Medizin, speziell für die Neuropädiatrie und damit auch an die klinische Neuropsychologie. Die Diagnostik von Folgen kindlicher Hirnschädigungen sowie ihre Behandlung werden in Zukunft an Wichtigkeit stark gewinnen. Dies gilt insbesondere für die Klassifikation, Diagnostik und Behandlung von Sehbeeinträchtigungen bei Kindern und Jugendlichen. Waren vor einigen Jahren kindliche Sehbeeinträchtigungen vor allem peripheren Ursprungs, beispielsweise durch Katarakte (Grauer Star) oder Retinopathia Pigmentosa (Boonstra et al., 2012; Philip & Dutton, 2014), so stellen heute Kinder mit Sehbehinderungen und Sehbeeinträchtigungen in Folge von Hirnschäden in westlichen Ländern den Großteil sehbehinderter Kinder dar. Auch hier hat der medizinische Fortschritt Einzug gehalten und viele Erkrankungen des Auges, die früher zum Sehverlust führten, können heute geheilt oder doch zumindest in ihrer Symptomatik gebessert werden. Hingegen steckt die Forschung um Diagnostik und Behandlung zerebral bedingter Sehstörungen im Kindesalter noch wahrlich in den Kinderschuhen.

Zunehmend nehmen sich verschiedene Berufsgruppen dieser Kinder an und setzen sich verstärkt mit folgenden Fragen auseinander: Welche Beeinträchtigungen der visuellen Wahrnehmung kann eine Hirnschädigung im Kindesalter nach sich ziehen? Wie können diese zuverlässig diagnostiziert werden? Und welche Behandlungsmöglichkeiten im Sinne der Förderung visueller Wahrnehmungsleistungen, der Vermittlung von Kompensationsstrategien oder Adaptationsstrategien der Umwelt sind sinnvoll und erfolgsversprechend, um betroffene Kinder in Alltag und Schule zu unterstützen?

Federführend sind hier vor allem die Klinischen Neuropsychologen sowie die Neuroophthalmologen, die hier eine große Versorgungslücke aufgreifen. Wo Neurologen bzw. Neuropädiater sich meist auf die motorische Entwicklung eines Kindes konzentrieren und Ophthalmologen die Gesundheit des kindlichen Auges in ihrer Verantwortung sehen, war und ist die Entwicklung der visuellen Wahrnehmung lange nicht ausreichend beachtet worden. Mit der vorliegenden Arbeit soll ein weiterer, aber grundlegender Schritt zur Unterstützung der betroffenen Kinder geleistet werden, indem ein neuropsychologischer diagnostischer Standard etabliert wird, mit dessen Hilfe visuelle Wahrnehmungsstörungen zuverlässig erkannt werden können. Des Weiteren soll eine Charakterisierung von Kinder und Jugendliche mit Risiko für zerebrale Sehstörungen in psychologischer und neuropsychologischer Hinsicht versucht werden.

1.2 Das wissenschaftliche Rahmenprojekt

Die vorliegende Arbeit entstand im Rahmen eines wissenschaftlichen Forschungsprojektes zum Thema „Visuelle und kognitive Leistungen bei Kindern mit CVI unter besonderer Berücksichtigung der visuell-kognitiven Anforderungen im Unterricht“, das seit Oktober 2012 in einer Kooperation zwischen der Ludwig-Maximilians-Universität München und dem Sehbehinderten- und Blindenzentrum Südbayern (SBZ) durchgeführt wird. Die Projektdauer ist auf ca. vier Jahre angesetzt.

Das SBZ vereint in einer Institution eine schulvorbereitende Einrichtung (SVE), ein Förderzentrum - bestehend Grund-, Förder- und Mittelschule - sowie eine Realschule. Das Schulkonzept ist auf den Förderschwerpunkt Sehen ausgerichtet, d.h. die dort beschulten SchülerInnen erfahren im Bereich Sehen besondere Unterstützung und Förderung. Der Unterricht ist an die Bedürfnisse sehbehinderter und blinder Kinder und Jugendlicher angepasst. Zunehmend werden auch Kinder mit zerebralen Sehstörungen (CVI) am SBZ beschult, die in einer Regelschule große Probleme hätten, beispielsweise durch visuell überfordernde Klassenzimmer und hohe Schülerzahlen in der Klasse, dem Unterricht zu folgen.

Ziel des Projektes ist unter anderem die Entwicklung eines diagnostischen Standards in der Diagnostik von visuellen Wahrnehmungsstörungen bei Kindern und Jugendlichen. Ein weiteres Ziel ist die Entwicklung von standardisierten, aber zugleich maßgeschneiderten Behandlungskonzepten, die die Entwicklung der visuellen Wahrnehmung der betroffenen Kinder fördern und dadurch das funktionelle Sehen im Alltag verbessern soll. Diese beiden Ziele sollen immer vor dem Hintergrund ihrer Relevanz für die Beschulung und möglicher Förderung im Schulkontext betrachtet werden.

2 Theoretischer Hintergrund

Das Kapitel zum theoretischen Hintergrund der vorliegenden Studie dient der Einführung in die Thematik der visuellen Wahrnehmung im Kindesalter sowie der Darstellung des diesbezüglichen aktuellen Forschungsstandes.

2.1 Cerebral Visual Impairment (CVI)

In diesem Teilkapitel werden zunächst die Grundlagen einer kindlichen zerebralen Sehstörung herausgearbeitet.

2.1.1 Definition und Phänomenologie

Visuelle Wahrnehmungsstörungen im Kindes- und Jugendalter werden als Zerebrale Sehstörung, kurz CVI (Abkürzung aus dem Englischen für Cerebral Visual Impairment) bezeichnet.

Bals (2009) definierte CVI, in Anlehnung an Van Nieuwenhuizen (1987), als „Funktionsstörung der visuellen Wahrnehmung als Folge von Schädigungen des visuellen Systems hinter dem optischen Chiasma. CVI kann mit und ohne Sehbehinderung auftreten." (S.9). Tritt CVI ohne zusätzliche peripher verursachte Sehbehinderung auf, wird von primär verursachtem CVI gesprochen. Tritt CVI in Kombination mit einer peripheren Sehbeeinträchtigung, beispielsweise im Rahmen einer Retinopathia Pigmentosa auf, wird von einer visuellen Wahrnehmungsstörung gesprochen (Zihl, Mendius, Schuett & Priglinger, 2012b). Die Bezeichnung CVI ist speziell für zerebrale Sehstörungen mit Beginn im Kindesalter (prä-, peri- oder postnatal) definiert, da hier die Entwicklung der visuellen Wahrnehmung beeinträchtigt ist, im Gegensatz zu späteren Hirnschädigungen, die mit einem Verlust bereits erworbener Sehfunktionen einhergehen (Boot, Pel, van der Steen & Evenhuis, 2010). Abzugrenzen ist CVI außerdem von der sogenannten zerebralen, bzw. kortikalen Blindheit (Cerebral/Cortical Blindness), bei der es zur völligen Erblindung in Folge einer Hirnschädigung kommt (Good, 2007).

In den vergangenen Jahren hat sich die oben erwähnte Definition und Nomenklatur von CVI zunehmend durchgesetzt. Dennoch sind nach wie vor viele Synonyme gebräuchlich, wie beispielsweise „Cortical Visual Impairment", „Neurological Visual Impairment" oder „Retrogeniculate Visual Impairment"

(Good, 2007). Auch der Begriff „Visuelle Verarbeitungs- und Wahrnehmungsstörung“ (VVWS) findet insbesondere in der Ergotherapie Anwendung.

Bis heute existiert keine Diagnose für CVI im Diagnosemanual ICD (International Classification of Diseases) (World Health Organization - WHO, 1998), an der sich Ärzte und Psychologen bei der Vergabe von Diagnosen orientieren können und in dem eindeutige Kriterien zu CVI aufgelistet werden, die für die Diagnosestellung erfüllt sein müssen (Jacobson, 2014). In der Praxis sind die gängigen Kriterien, bei deren Erfüllung von CVI ausgegangen wird, das Vorliegen eines medizinischen Risikofaktors für eine frühkindliche Hirnschädigung und zusätzlich objektivierbare Beeinträchtigungen in mindestens einer visuellen Teilleistung (Bals, 2009). CVI kann aber auch diagnostiziert werden, wenn keine hirnorganische Ursache gefunden werden kann (Bals, 2009).

Da in der Bezeichnung CVI nicht näher präzisiert ist, in welchen visuellen Teilleistungen Beeinträchtigungen bestehen, ist es von großer Wichtigkeit bei der Befunderstellung anzugeben, welche Teilleistungen im Rahmen der Diagnose beeinträchtigt sind (Zihl, Mendius, Schuett & Priglinger, 2012e).

Laut Philip und Dutton (2014) können von CVI betroffene Kinder in drei Gruppen eingeteilt werden. Dies ist zum einen eine Gruppe bei der sich CVI als hochgradige Sehbehinderung äußert (z.B. als zerebrale Blindheit), des Weiteren eine Gruppe bei der sich die Kinder mit CVI über beeinträchtigte, aber funktionelle Wahrnehmungsleistungen verfügen und zusätzlich motorische und kognitive Beeinträchtigungen haben. Zuletzt gibt es noch die Gruppe mit CVI, bei der die visuellen Wahrnehmungsleistungen beeinträchtigt, aber funktionell einsetzbar sind, wohingegen die kognitive Leistungsfähigkeit nahezu oder gänzlich altersentsprechend entwickelt ist.

In der Gruppeneinteilung von Philip und Dutton (2014) ist als zweite Gruppe von denjenigen Kindern die Rede, die neben Beeinträchtigungen der visuellen Wahrnehmung auch weitere organische Erkrankungen aufweisen. Aufgrund der mit CVI verbundenen Hirnschädigung haben betroffene Kinder ein erheblich erhöhtes Risiko für komorbide Erkrankungen. In der Forschung der vergangenen Jahre konnte mehrfach gezeigt werden, dass Art und Ausmaß komorbider Erkrankungen bei CVI erheblich schwanken können. In jedem Falle ist eine steigende Anzahl an Kindern neben einer Erkrankung der Augen zusätzlich von neurologischen Erkrankungen betroffen (Flanagan, Jackson & Hill, 2003). Am häufigsten sind im Kontext von CVI neurologische Erkrankungen wie Epilepsie (53 - 60%; (Huo, Burden, Hoyt & Good, 1999; Khetpal & Donahue, 2007)), Zerebralparese (26 - 70%; (Huo et al., 1999; Khetpal & Donahue, 2007; Schenk-Rootlieb, Van Nieuwenhuizen, Van Waes & Van Der

Graaf, 1994)), Hemiparese (12 - 21%; (Huo et al., 1999; Khetpal & Donahue, 2007)) oder Hypotonie (5%; (Huo et al., 1999)) wie auch Hörschädigungen (11%; (Khetpal & Donahue, 2007)) zu verzeichnen. Aber auch Entwicklungsstörungen und/ oder Lernstörungen sind oft mit CVI assoziiert (Chong & Dai, 2014; Flanagan et al., 2003; Grinter, Maybery & Badcock, 2010) und konnten in 43% (Flanagan et al., 2003) bis 87% (Chong & Dai, 2014) der von CVI betroffenen Kinder beobachtet werden. Blohme und Tornqvist (1997) fanden bei 88% der Kinder mit neuroophthalmologischen Erkrankungen zusätzliche Beeinträchtigungen mentaler, motorischer, auditiver oder nicht näher bezeichneter Art. Die Kinder der Subkategorie „CVI" waren sogar zu 96% von weiteren Beeinträchtigungen betroffen.

Eine Studie von Nielsen, Skov und Jensen (2007) befasste sich im Schwerpunkt mit dem Zusammenhang von Entwicklungsverzögerung und Sehbehinderung. Dazu wurden 1126 Kinder im Alter von 4 bis 15 Jahren untersucht, und überprüft, ob eine Entwicklungsverzögerung vorlag. Die Studie ergab, dass Jungen 1.55-mal häufiger von Entwicklungsverzögerungen in Kombination mit Sehbeeinträchtigungen betroffen sind, als Mädchen.

Komorbid zu CVI können auch alle Arten von ophthalmologischen Auffälligkeiten im Kontext von CVI auftreten, beispielsweise Strabismus (37 - 59%; (Huo et al., 1999; Khetpal & Donahue, 2007)), Atrophien des Sehnervs (16 - 42%; (Huo et al., 1999; Khetpal & Donahue, 2007)), okulomotorische Apraxien (15%; (Huo et al., 1999)), Nystagmus (11 - 21% (Huo et al., 1999; Khetpal & Donahue, 2007)) oder Netzhauterkrankungen (3%; (Huo et al., 1999)).

2.1.2 Prävalenz

CVI wurde bereits mehrfach als häufigste Ursache einer Sehbeeinträchtigung identifiziert (Blohme & Tornqvist, 1997; Nielsen et al., 2007). Dennoch stellt sich die Frage, wie oft CVI genau auftritt. Gerade hier lässt sich die Frage nach der Prävalenz nicht eindeutig beantworten. Dies liegt schlicht daran, dass es keine eindeutigen Diagnosekriterien gibt, bei deren Erfüllung die Diagnose „CVI" vergeben werden kann. In Prävalenzstudien werden daher oft unterschiedliche Diagnosekriterien herangezogen, sofern die Diagnosen nicht ohnehin unmittelbar den Patientenakten entnommen werden. Dies führt bei der Berechnung von Prävalenzen zu entsprechend vielen Freiheitsgraden, in welchen Fällen von CVI ausgegangen wird und in welchen nicht. Zusätzlich gibt es keinen diagnostischen Standard, mithilfe dessen CVI in vergleichbarer Weise festgestellt werden kann. Die Vergabe einer Diagnose hängt aber maßgeblich von den eingesetzten Untersuchungsverfahren ab. Dies erschwert die Vergleichbarkeit der Studien zusätzlich. Dennoch werden hier exemplarisch einige Studien näher betrachtet, die sich mit der Prävalenz von CVI befassen, um diese komplexe Störung in ihrer Häufigkeit greifbar zu machen.

Flanagan et al. (2003) identifizierten in einer Studie, bestehend aus Daten von Kinderärzten, Kinderkliniken und auf sehbehinderte Kinder spezialisierten Einrichtungen, 47110 Kinder mit Sehbeeinträchtigung, Sehbehinderung oder Blindheit von Geburt bis zum Alter von 19 Jahren, von denen 0.07% CVI aufwiesen. Diese Zahl ist mit Einschränkungen zu interpretieren, da die Kriterien für CVI nicht berichtet werden. Zudem geben die Autoren einschränkend an, dass unter zwei Jahren eine adäquate Diagnostik noch stark erschwert ist.

In einer Studie von Chong und Dai (2014) wurden in einer groß angelegten Studie untersucht, in welcher Häufigkeit CVI bei sehbehinderten Kindern auftritt. Dazu wurden die Daten von BLENNZ (Blind and Low Vision Education Network New Zealand) analysiert. In diesem Netzwerk werden zentral alle Daten von sehbehinderten Kindern erfasst, die staatliche Unterstützung und Förderung erhalten. Selektiert wurden alle Kinder unter 16 Jahren, deren Visus höchstens 0.33 betrug. CVI wurde hier angenommen, wenn durch zwei unabhängige Augenärzte CVI diagnostiziert wurde, bei fehlender Schädigung der vorderen Sehnervenbahnen sowie bei Ausschluss eines Refraktärfehlers. In diesem Kontext berichten die Autoren von einer CVI-Prävalenz von 27.7%. Dabei waren Jungen zu 64% betroffen, also nahezu doppelt so oft wie Mädchen.

Blohme und Tornqvist (1997) untersuchten, welche ophthalmologischen Diagnosen bei Kindern und Jugendlichen von Geburt bis zum Alter von 19 Jahren in welcher Häufigkeit gestellt wurden. Die Datenerhebung erfolgte mittels der Sichtung der Patientenakten von 2373 sehbeeinträchtigten, sehbehinderten und blinden Kindern in Schweden. Obwohl ein Kind oft mehrere Diagnosen hatte, wurde nur eine „Hauptdiagnose" selektiert, die für die Sehbeeinträchtigung vermutlich im größten Maße verantwortlich war. Bei 1164 der 2373 Kindern und Jugendlichen (53.5%) wurde eine Sehbeeinträchtigung, Sehbehinderung bzw. Blindheit neuroophthalmologischen Ursprungs festgestellt. Dies umfasste CVI (n = 544; 22.9%), Optikusatrophie, angeborener Nystagmus, Gesichtsfelddefekte, Optikusgliome, Amblyopie und andere Diagnosen. Leider wird in der Studie nicht präzisiert, welche Kriterien bei Einschluss in die CVI-Gruppe erfüllt sein mussten.

Eine Langzeitstudie der gleichen Arbeitsgruppe (Blohme, Bengtsson-Stigmar & Tornqvist, 2000), die einen Vergleich der Prävalenzdaten von 1980 mit Daten von 1999 beinhaltete, ergab, dass die Prävalenz von CVI von 30 auf 52 pro 100.000 angestiegen war. Dieser Unterschied war tendenziell signifikant.

Boonstra et al. (2012) werteten die Daten einer niederländischen Stichprobe mit 4675 Kindern und Jugendlichen von Geburt bis zum Alter von 22 Jahren aus, die zwischen 1988 und 2009 in einem niederländischen Institut für sehbeeinträchtigte und sehbehinderte Kinder untersucht wurden. Von 1988 bis 2009 ließ sich kein signifikanter Anstieg von CVI feststellen. Der Anteil an Kindern mit CVI bewegte sich unter den sehbehinderten Kindern bei 25 bis 28%.

Die hier aufgeführten Studien, die sich mit der Prävalenz von CVI befassten zeigen, dass je nachdem, welche Stichprobe den Prävalenzberechnungen zugrunde gelegt wird, erhebliche Schwankungen beobachtet werden können. CVI scheint aber die Hauptursache für Sehbeeinträchtigungen, Sehbehinderungen und Blindheit im Kindes- und Jugendalter zu sein. Zudem zeigt die Prävalenzrate einen Trend zum Anstieg über die vergangenen Jahrzehnte.

2.1.3 Ätiologie

In den folgenden Unterkapiteln werden nun die Krankheitsbilder aufgezeigt, deren Vorliegen zu einer zerebralen Sehstörung im Kindesalter führen kann. Es sei darauf hingewiesen, dass nur diejenigen Krankheitsbilder berichtet werden, für die Auswirkungen auf die visuelle Wahrnehmung aus der Forschung bekannt sind. Da die Forschung über CVI noch recht jung ist, ist es daher möglich, dass noch nicht alle Risikofaktoren bekannt sind.

Der Zeitpunkt der hirnorganischen Erkrankung ist kritisch für Verlauf und Schwere von CVI im Kindesalter. Je früher die Schädigung eintritt, desto vielfältiger sind die potentiellen Sehstörungen. Die gesamte Entwicklung kann durch CVI beeinträchtigt werden, zudem ist die Beteiligung anderer Hirnareale, die nicht für das Sehen, aber für andere kognitive Leistungen verantwortlich sind, wahrscheinlicher (Zihl & Dutton, 2015d). Tritt die Hirnschädigung in jungen Jahren ein, können Entwicklungsprozesse der visuellen Wahrnehmung unvollständig bleiben. Je später die Hirnschädigung postnatal eintritt, desto ähnlicher wird das Störungsbild der visuellen Wahrnehmungsstörung dem eines Erwachsenen. Ab ca. 10 Jahren ist die visuelle Entwicklung praktisch abgeschlossen, sodass hier auf Wissen über Diagnostik und Rehabilitation von zerebralen Sehstörungen im Erwachsenenalter zurückgegriffen werden kann (Zihl & Dutton, 2015d).

Wie schwer sich eine Schädigung des Gehirns auf die zukünftige Entwicklung auswirken und inwiefern sich daraus eine Behinderung ergibt und wenn ja, welcher Art, hängt sowohl vom Ausmaß der Hirnschädigung, als auch vom Schädigungszeitpunkt sowie der Plastizität des kindlichen Gehirns ab. Es kann also nie von einer vorliegenden Erkrankung darauf geschlossen werden, ob CVI vorliegt und falls ja, mit welchem Schweregrad. Vielmehr können hier nur medizinische Risikofaktoren genannt werden, die das Entstehen einer visuellen Wahrnehmungsstörung begünstigen und über die bereits im Kontext von CVI in der Forschung berichtet wurde.

In den folgenden Abschnitten werden die hirnorganischen Störungen und Erkrankungen nach ihren Erstmanifestationszeitpunkten geordnet. Es gibt pränatale Hirnentwicklungsstörungen, Hirnschädigungen, die meist aufgrund von Komplikationen im Geburtsverlauf entstehen sowie Hirnschädigungen, die erst postnatal, also nach der Geburt auftreten. Zusätzlich gibt es Erkrankungen, die infolge einer Hirnschädigung entstehen. Diese assoziierten Hirnfunktionsstörungen sind unabhängig vom Erkrankungsbeginn und werden daher gesondert aufgeführt. Unabhängig vom Erkrankungszeitpunkt, können sich die vorliegenden Störungen und Erkrankungen verschlimmern, zeitlich begrenzt sein oder lebenslange Auswirkungen nach sich ziehen.

Hirnentwicklungsstörungen sind Erkrankungen, bei denen sich das kindliche Gehirn bereits während der Schwangerschaft nicht vollständig oder fehlerhaft entwickelt. Gründe hierfür sind meist genetische Erkrankungen oder exogene Einflüsse. Auch eine Kombination aus anlagebedingter Erkrankung und exogenen Faktoren ist möglich (Michaelis, 2010).

Eine fehlerhafte Entwicklung des kindlichen Gehirns während der Schwangerschaft kann auch Auswirkungen auf die spätere Entwicklung der visuellen Wahrnehmung haben (Philip & Dutton, 2014; Zihl & Dutton, 2015f; Zihl et al., 2012e). Da die Verarbeitung visueller Informationen im Gehirn sehr komplex ist, sind besonders Kinder mit Hirnentwicklungsstörungen gefährdet, CVI zu bekommen. Positiverweise kann aber hervorgehoben werden, dass die zentrale Plastizität während der Schwangerschaft besonders groß ist, sodass eine strukturelle Reorganisation stattfinden kann.

Hirnentwicklungsstörungen und damit verbunden das Auftreten von CVI wurde in der Forschung bisher für folgende Erkrankungen berichtet:

- Williams-Beuren-Syndrom (Atkinson et al., 2001; Boot et al., 2010; Castelo-Branco et al., 2007; Philip & Dutton, 2014),

- Fragiles X-Syndrom (Farzin, Rivera & Whitney, 2011; Walter, E., Mazaika & Reiss, 2009),
- Turner Syndrom (Boot et al., 2010; Reiss et al., 1993) ,
- DiGeorge-Syndrom-Deletion 22q11(Boot et al., 2010; Stiers et al., 2005),
- Neurofibromatose Typ 1 (de Blank, Berman, Liu, Roberts & Fisher, 2013),
- Spina bifida (Ito et al., 1997; Schroeder, 2010),
- Sturge-Weber-Syndrom (Jeong, Chugani, Behen, Guy & Juhasz, 2013),
- West-Syndrom (Kaplan, P., Levinson & Kaplan, 1995),
- Trisomie 21 (Little, McCullough, McClelland, Jackson & Saunders, 2013),
- Hemihydranenzephalie (Porro, Wittebol-Post, et al., 1998),
- Hypothyroxinämie (Rovet & Simic, 2008),
- Heroinsubstitution in der Schwangerschaft durch Methadon (Hamilton et al., 2010),
- Intrauterine Infektionen (Boot et al., 2010; Mwaniki, Atieno, Lawn & Newton, 2012) und
- Mehrlingsgeburt (Good et al., 1996; Reiss et al., 1993).

Als perinatale Hirnschädigung werden Schädigungen des Gehirns zum Zeitpunkt der Geburt bezeichnet. Diese Form der Hirnschädigung kann sowohl Kinder mit Hirnentwicklungsstörungen, als auch bis zum Zeitpunkt der Geburt unauffällig entwickelte Säuglinge betreffen. Grund für eine perinatale Hirnschädigung sind meist Komplikationen während der Geburt (Michaelis, 2010; Stephani & Jansen, 2007). Ein Spezialfall einer perinatalen Hirnschädigung ist die Frühgeburt. Hier sind nicht Komplikationen im Geburtsprozess für eventuelle Hirnschädigungen verantwortlich, sondern vielmehr ein zu früher Geburtsbeginn. Bei Frühgeborenen ist die Gerinnungsfähigkeit des Blutes noch geringer und die Gefäßwände dünner, sodass sie besonders anfällig für Hirnblutungen sind (Obladen, 2006).

Bisherige Forschung über zerebrale Sehstörungen bei Kindern und deren Ursache, ergaben eine Häufung der folgenden Diagnosen, die infolge von Geburtskomplikationen auftraten:

- Frühgeburt (Back, 2006; Chau, Taylor & Miller, 2013; Jacobson, Lundin, Flodmark & Ellstrom, 1998; Philip & Dutton, 2014; Pike et al., 1994; Rovet & Simic, 2008; Slidsborg et al., 2012; van den Hout et al., 2004; van den Hout et al., 2000),

- Hypoxisch-Ischämische Enzephalopathie (Eken, de Vries, van der Graaf, Meiners & van Nieuwenhuizen, 1995; Eken et al., 1996; Good et al., 1994; Lim et al., 2005; Philip & Dutton, 2014; Roland, Jan, Hill & Wong, 1986),
- Geringes Geburtsgewicht bei Termingeburt (Powls, Botting, Cooke, Stephenson & Marlow, 1997; Zhang, Mahoney & Pinto-Martin, 2013),
- Neonatale Hypoglykämie (Philip & Dutton, 2014),
- Neonataler Insult (Mwaniki et al., 2012; O'Shea et al., 2012) ,
- Hämorrhagisch-ischämischer Infarkt (van den Hout et al., 2004; van den Hout et al., 2000),
- Neonatale Hypothyroxinämie (Rovet & Simic, 2008).

Auch nach der Geburt ist das kindliche Gehirn vielen Risiken für zentralnervöse Schädigungen ausgesetzt. Infolge einer solchen Schädigung kann es zum Verlust bereits entwickelter Fähigkeiten und Funktionen kommen oder die weitere Entwicklung beeinträchtigt sein (Zihl et al., 2012e).

Im Kontext von CVI wurden als Ursache verschiedenste Formen postnataler Hirnschädigungen genannt. Dazu zählen:

- Schädel-Hirn-Traumata (Boot et al., 2010; Good et al., 1994; Philip & Dutton, 2014; Poggi et al., 2000),
- Infektionen (Boot et al., 2010; Good et al., 1994; Philip & Dutton, 2014), ,
- Meningitis und Enzephalitis (Bozzola et al., 2012; Kihara et al., 2012; Philip & Dutton, 2014; Thun-Hohenstein, Schmitt, Steinlin, Martin & Boltshauser, 1992),
- Metabolische Erkrankungen (Good et al., 1994; Lee & Hwang, 2011; Philip & Dutton, 2014),
- Atemstillstand mit Sauerstoffmangel (Philip & Dutton, 2014),
- Maligne atrophische Papulose (Gutierrez-Pascual et al., 2011),
- Gehirntumore (Cleary & Curtin, 2010; Harbert, Yeh-Nayre, O'Halloran, Levy & Crawford, 2012),
- Hämorrhagisch-ischämische Infarkte (Gvozdenovic et al., 2011; Kaplan, P. et al., 1995; van den Hout et al., 2004; van den Hout et al., 2000) und das
- Shaken Baby Syndrome (Kivlin, 1999; Kivlin, Simons, Lazoritz & Ruttum, 2000).

Auch schwerwiegende medizinische Behandlungsmaßnahmen, die im Falle schwerer Erkrankungen auf das Kind einwirken, wurden in der Literatur als

Eingriffe beschrieben, die in der Folge zu zentralen Sehbeeinträchtigungen beim betroffenen Kind führten. Das waren:

- Chemotherapie (Kalin-Hajdu, Decarie, Marzouki, Carret & Ospina, 2014),
- Zerebrale Angiographie (Good et al., 1994) und
- Hemispherektomien (Koenraads et al., 2014).

Neben den zentralnervösen Schädigungen, die vor, während oder nach der Geburt entstehen können, gibt es assoziierte Hirnfunktionsstörungen, die sich keiner bestimmten Phase zuordnen lassen, sondern in Folge einer der oben genannten Schädigungen auftreten können. Auch hier werden nur die Komplikationen herangezogen, bei denen aus vorhergehenden Studien bekannt ist, dass sie die Entwicklung der Sehfunktionen beeinträchtigen können:

- Periventrikuläre Leukomalazie (Boot et al., 2010; Cioni, Bartalena, Biagioni, Boldrini & Canapicchi, 1992; Cioni et al., 2000; Cioni et al., 1997; Fazzi et al., 2009; Fazzi et al., 2004; Jacobson & Dutton, 2000; Jacobson, Ygge, Flodmark & Ek, 2002; Lanzi et al., 1998; van den Hout et al., 2004; van den Hout et al., 2000),
- Hydrozephalus (Andersson et al., 2006; Connolly, Jan & Cochrane, 1991; Houliston, Taguri, Dutton, Hajivassiliou & Young, 1999; Ito et al., 1997; Kuba et al., 2008; Philip & Dutton, 2014; Pojda-Wilczek, Kicinska & Krupinska, 2004; Shokunbi et al., 2002),
- Zerebralparese (Arnoldi, Pendarvis, Jackson & Batra, 2006; Barca, Cappelli, Di Giulio, Staccioli & Castelli, 2010; Barca, Frascarelli & Pezzulo, 2012; Dufresne, Dagenais & Shevell, 2014; Fazzi et al., 2012; Ghasia, Brunstrom, Gordon & Tychsen, 2008; Guzzetta, 2014; Guzzetta, Mercuri & Cioni, 2001; Jacobson, Rydberg, Eliasson, Kits & Flodmark, 2010; Philip & Dutton, 2014; Schenk-Rootlieb et al., 1994; Stiers et al., 2002) und
- Epilepsie (Good et al., 1994; Philip & Dutton, 2014).

2.1.4 Plastizität

Plastizität ist die Eigenschaft des zentralen Nervensystems, seine eigenen Fähigkeiten zu reflektieren und dynamisch auf seine Umwelt und auf Erfahrungen zu reagieren, indem es sich diesen Einwirkungen durch Modifikationen des neuronalen Netzes anpasst. In der gesunden zentralnervösen Entwicklung wird Plastizität als eine nützliche Eigenschaft betrachtet, die die Adaptation in Reaktion auf Umweltreize deutlich erleichtert, z.B. durch das Erlernen von Routinen (Anderson, V., Spencer-Smith & Wood, 2011). Im Falle einer Hirnschädigung zählen aber auch Restitution und Substitution zu den Funktionen der Plastizität, die es dem geschädigten Gehirn erlauben flexibel auf die Hirnschädigung zu reagieren, um ein höchstmögliches Funktionsniveau zu erreichen (Anderson, V. et al., 2011).

Gerade im Kontext des sich entwickelnden Gehirns bei Kindern und Jugendlichen spielt die Plastizität im Falle einer Hirnschädigung eine wichtige Rolle. Anderson, V. et al. (2011) fassten in ihrer Überblicksstudie die wesentlichen Aspekte der Plastizität im Falle einer kindlichen Hirnschädigung folgendermaßen zusammen: die Plastizität eines gesunden kindlichen Gehirns unterscheidet sich von der Plastizität eines geschädigten kindlichen Gehirns. Neuronale und funktionelle Plastizität sind zwei verschiedene Aspekte, die zwar miteinander assoziiert sind, aber nicht völlig übereinstimmen, d.h. eine funktionelle Regeneration muss nicht das Resultat einer neuronalen Regeneration sein. Hirnschädigungen im Kindesalter führen zudem zu Funktionssystemen und Funktionslokalisationen, die im Vergleich zu gesunden Kindern verändert sind. Hinsichtlich der Prognose frühkindlicher Hirnschädigungen kann keine klare Aussage getroffen werden. Wenn die Hirnschädigung in einer kritischen Phase auftritt, d.h. zu einem Zeitpunkt, in dem das kindliche Gehirn in seiner Entwicklung besonders abhängig vom Vorhandensein kritischer Umweltreize ist, kann es zu sehr guten (keine dauerhaften Einbußen) bis hin zu sehr schlechten Prognosen (schwere körperliche und oder geistige Ein- oder Mehrfachbehinderung) führen. Die kindliche Restitution und Substitution im Falle einer Hirnschädigung scheint der von Erwachsenen kaum überlegen zu sein. Besonders zu erwähnen ist die Feststellung der Autoren, dass das volle funktionelle Ausmaß einer Hirnschädigung oft erst mehrere Jahre nach Erkrankungsbeginn auffällt, wenn die Anforderungen der Umwelt an das betroffene Kind steigen. (Anderson, V. et al., 2011)

Es wird angenommen, dass bei Kindern in der Entwicklung spezifische zentrale Mechanismen verfügbar sind, die eine höhere Restitutionsfähigkeit bei visuellen Wahrnehmungsleistungen ermöglichen (Good et al., 1994;

Roland et al., 1986). Es ist möglich, dass Kinder aufgrund der Tatsache, dass sie sich noch in der Entwicklung befinden, im Rahmen der altersentsprechenden visuellen Reifung eine Verbesserung ihrer visuellen Wahrnehmung erleben. Zusätzlich ist es möglich, dass bei unvollständigen Läsionen die nicht betroffenen Areale die Funktionen übernehmen (Hoyt, 2003). Porro, Dekker, et al. (1998) führen an, dass unter Umständen subkortikale visuelle Systeme Funktionen übernehmen, wenn eine altersentsprechende Entwicklung des visuellen Systems aufgrund von kortikalen Schädigungen nicht möglich ist. In jedem Falle muss mit einer erheblichen Zeitspanne gerechnet werden, bis die strukturelle Reorganisation abgeschlossen ist. Gerade bei Kindern scheint der Zeitpunkt der Hirnschädigung kritisch für die weitere Entwicklung des visuellen Systems zu sein. So fanden Tinelli et al. (2011) weniger Beeinträchtigungen der visuellen Suche bei angeborenen Hirnschädigungen, als bei postnatal erworbenen Schädigungen.

Über die Plastizität des visuellen Systems bei Kindern mit früher Hirnschädigung, wird meist im Kontext von Einzelfallstudien berichtet. Dies liegt auch daran, dass erhebliche Unterschiede in der Art der zugrundeliegenden Erkrankungen sowie des Erkrankungszeitpunktes bestehen, die die Vergleichbarkeit der Probanden stark erschweren. In mehreren Studien der Arbeitsgruppe um Sonja Alimovic et al. (Alimovic, Juric & Bosnjak, 2014; Alimovic, Katusic & Mejaski-Bosnjak, 2013; Alimovic & Mejaski-Bosnjak, 2011) wurde untersucht wie sich möglichst frühe Förderung unter anderem auf das funktionelle Sehen auswirken. Aus den verschiedenen Trainingsmethoden ergaben sich Verbesserungen des funktionellen Sehens (Alimovic et al., 2014; Alimovic et al., 2013). Alle Leistungssteigerungen waren dabei mit Verbesserungen der visuellen Aufmerksamkeit assoziiert, die maßgeblichen Einfluss auf die visuellen Wahrnehmungsleistungen zu haben scheint (Alimovic & Mejaski-Bosnjak, 2011). Eine aktuelle Studie von Alimovic et al. (2014) zeigt, dass besonders die ersten Lebensmonate kritisch für die visuelle Wahrnehmungsentwicklung sind. Die Frühförderung der Sehschärfe führte bei Kindern im Alter von einem bis neun Monaten zu einem höheren Maß an Verbesserungen als bei der älteren Gruppe (9 bis 30 Monate). Die Kontrastwahrnehmung verbesserte sich in beiden Gruppen signifikant in gleichem Maße. Dies bestätigt auch Hoyt (2003), der feststellt, dass Training und Förderung der visuellen Wahrnehmung im Kindesalter mehr Erfolg haben, als in späteren Lebensjahren. Huo et al. (1999) fanden in einer Studie mit 3 Monate bis 15 Jahre alten Kindern und Jugendlichen bei 60.4% Verbesserungen der visuellen Wahrnehmung. Bei Khetpal und Donahue (2007), die von CVI betroffene Kinder ein halbes Jahr bis hin zu zehn Jahren begleiteten, wurden bei 57% minimale bis signifikante Verbesserungen der visuellen Wahrnehmung beobachtet. Über einen Follow-Up-Zeitraum von mindestens zwei Jahren fanden Matsuba und Jan (2006) bei 51.1% der untersuchten Kinder Verbesserungen der visuellen Wahrnehmung. Bei ProbandInnen unter drei Jahren fanden Matsuba und Jan (2006) zudem ein höheres Maß an Verbesserungen in der visuellen Wahrnehmung, als bei den über Dreijährigen. Bova et al. (2008) berichten im Rahmen einer Einzelfalldarstellung von einem Jungen, der im Alter von zwei Jahren postoperativ einen bilateralen Okzipitallappeninfarkt erlitt und in dessen Folge vollständig erblindete. Innerhalb von vier Jahren regenerierten sich seine elementaren visuellen Wahrnehmungsleistungen wie Sehschärfe, Kontrastwahrnehmung und Farbwahrnehmung nahezu vollständig. Ein Gesichtsfeldausfall im oberen Halbfeld blieb bestehen, genauso wie Beeinträchtigungen in einigen kognitiven Wahrnehmungsleistungen (Ganzheitliche Wahrnehmung, Figur-Grund-Unterscheidung, Objekterkennung, Gesichtererkennung, Visuomotorik, Visuokonstruktion, Mentale Repräsentation, Visuell-räumliches Gedächtnis). Bei einem Jungen mit perinatalen Hirnblutungen fanden sich fünf Monate nach der Geburt zwar ein reflexhafter Augenschluss (bei Zunahekommen), aber keine Folgebewegungen. Im Alter von zwei Jahren gelangen Folgebewegungen mit den Augen bei bestehendem Strabismus. In den folgenden Jahren bis zum neunten Lebensjahr verbesserten sich die visuellen Wahrnehmungsleistungen in der Farbwahrnehmung und Raumwahrnehmung. Der Junge blieb jedoch hochgradig beeinträchtigt mit Gesichtsfeldeinschränkungen, deutlich reduzierter Sehschärfe und Farb- und Raumagnosie (Dalens, Sole & Neyrial, 2006).

Hinweise auf eine kortikale Reorganisation des visuellen Systems fanden Giaschi et al. (2003) bei einem jungen Mann, dessen perinataler Sauerstoffmangel zu einem vollständigen Verlust der Funktionsfähigkeit des striatären Kortex (V1) führte. Es konnten weder visuell-evozierte Potentiale noch EEG-Aktivität festgestellt werden, wodurch bewusstes Sehen bisher als unmöglich galt. Dennoch entwickelte der Patient die Fähigkeit schnelle Bewegungen wahrzunehmen, die ihm Ballspiele und Fahrradfahren ermöglichten sowie die Unterscheidung der Farben blau, grün und rot. Auch wenn er trotzdem unter einer hochgradigen Sehbehinderung leidet, scheint dennoch eine strukturelle Reorganisation im kindlichen Gehirn möglich zu sein.

Zusammenfassend lässt sich festhalten, dass erheblich interindividuelle Unterschiede zwischen von CVI betroffenen Kindern darin bestehen, ob und in welchem Umfang sich Verbesserungen der visuellen Wahrnehmung ergeben. Dies erschwert eine zuverlässige Prognose erheblich und macht diese nahezu unmöglich. In den meisten Fällen findet keine vollständige Restitution aller Wahrnehmungsleistungen statt. Auch scheint der Zeitpunkt der Hirnschädigung, Einfluss auf das Besserungspotential zu haben. In jedem Falle haben Kinder mit CVI gegenüber Menschen, die erst im Erwachsenenalter eine Hirnschädigung erleiden, den Vorteil, dass sich ihr Gehirn noch in der Entwicklung befindet und daher die neuronale Plastizität erheblich größer ist. Somit ist auch die Wahrscheinlichkeit einer funktionellen Restitution oder automatischen Kompensation von beeinträchtigten visuellen Teilleistungen höher.

2.2 Das visuelle System - Neuroanatomische Grundlagen

Wie funktioniert die visuelle Wahrnehmung beim Menschen? Das ist eine Frage, die die Forschung schon seit einigen Jahrzehnten beschäftigt. Immer wieder werden neue Theorien aufgestellt, alte ergänzt, modifiziert oder gänzlich verworfen.

Weitestgehende Einigkeit besteht bezüglich der folgenden Charakterisierung des visuellen Systems. Das Sehen ist eine Sequenz von Strukturen und Funktionen, bei der Licht in neuronale Signale umgewandelt wird. Diese Signale werden auf verschiedenen, hierarchisch geordneten Organisationsebenen verarbeitet (Zihl & Dutton, 2015a). Visuelle Eindrücke gelangen über Lichteinfall in das menschliche Auge und stimulieren dort die Retina (McKillop & Dutton, 2013). Von dort werden die Sehinformationen als elektrische Signale mittels der Sehnerven beider Augen an das Gehirn weitergeleitet. Im optischen Chiasma kreuzen sich die Sehnervenbahnen, sodass das linke Gesichtsfeld nun in der rechten Gehirnhälfte repräsentiert ist und umgekehrt. Über den seitlichen Kniehöcker (Corpus geniculatum laterale) gelangen die Informationen anschließend über die Sehnervenbahnen in den Okzipitallappen. Dort befindet sich der primäre visuelle Kortex (V1) (Mishkin, Ungerleider & Macko, 1983). In den Okzipitallappen ist unter anderem das Gesichtsfeld repräsentiert. Hier findet auch die Analyse der Szene nach den Eigenschaften wie Farbe, Details, Orientierung und Bewegung statt. Aufgrund der Sehnervenkreuzung im optischen Chiasma, ist die linke Raumhälfte rechtshemisphärisch repräsentiert und umgekehrt. Zusätzlich ist die obere Hälfte einer Szene im unteren Okzipitallappen repräsentiert und umgekehrt (Dutton, 2006). Abbildung 2-1 veranschaulicht den Weg der visuellen Information vom Auge zum Gehirn. Vom Okzipitallappen aus werden die Informationen zum einen über die ventrale Route an den inferioren Temporallappen weitergeleitet und andererseits über die dorsale Route an den posterioren Parietallappen (Abbildung 2-2), zum motorischen Kortex sowie zum Frontallappen weitergeleitet (Dutton, 2006). Die beiden Pfade sind reziprok verbunden, sodass ein Informationsaustausch zwischen ihnen stattfinden kann (Zihl & Dutton, 2015a).

Welcher Pfad dabei für die Verarbeitung welcher visuellen Information verantwortlich ist und wie diese beiden Pfade genau in reziproker Verbindung stehen ist noch nicht abschließend geklärt und wird in der Wissenschaft kontrovers diskutiert. Goodale und Westwood (2004) führen an, dass Objekteigenschaften und deren räumliche Aspekte in beiden Pfaden verarbeitet werden, jedoch mit unterschiedlichem Ergebnis.

Abbildung 2-1: Schematische Darstellung des afferenten visuellen Systems vom Auge zum striatären Kortex

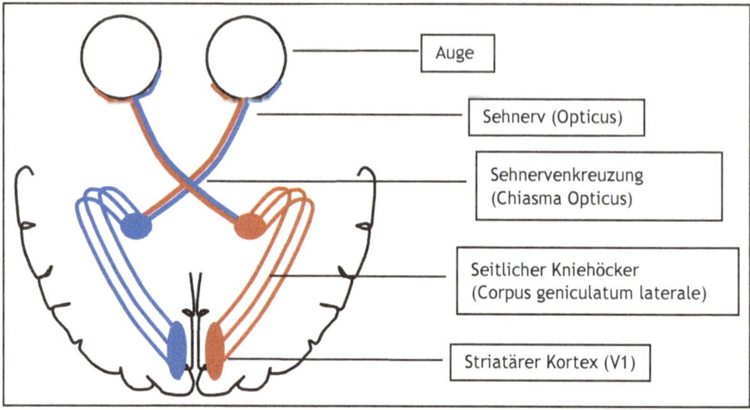

Abbildung 2-2: Schematische Darstellung der dorsalen und ventralen Route zur Verarbeitung visueller Informationen im Gehirn

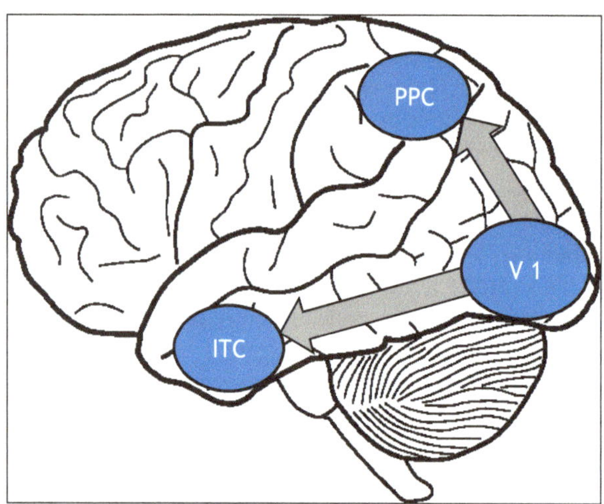

Anmerkungen: V 1 = Striatärer Kortex, bzw. primärer visueller Kortex; ITC = Inferiortemporaler Kortex; PPC = Posteriorparietaler Kortex

Nach dem Modell von Milner, A. D. und Goodale (2008) wird folgende Aufteilung angenommen. Die ventrale Route („Vision for perception“) ist für visuoperzeptive Prozesse zuständig. Sie dient der Bestimmung von Farbe, Textur und Form und damit dem Erkennen von Objekten und Gesichtern. Das ventrale System misst Szenen und Objekten Bedeutung und Wertigkeit bei und ermöglicht die Bildung kausaler Relationen. Die ventrale Route dient zudem der Aufrechterhaltung und dem Abruf mentaler visueller Informationen, die den Zugang zu visuellem Wissen erlaubt und zudem die perzeptuelle Kontrolle von Handlungen erlaubt. Dabei ist es möglich, gespeicherte visuelle Informationen in die Kontrolle aktueller Handlungen zu integrieren und in die Planung zukünftiger Handlungen einzubeziehen. Die Verarbeitung der visuellen Informationen in der ventralen Route dient somit auch dem Speichern und dem Abruf visuell-basierten Wissens (Goodale, 2010). Die visuelle Verarbeitung in der ventralen Route geschieht außerdem in einem bewussten Zustand (Goodale, 2013; Milner, A. D. & Goodale, 1995, 2006). Eine Einzelfallstudie von Lê et al. (2002) zeigt, dass bei okzipitotemporaler Schädigung des kindlichen Gehirns schwere Beeinträchtigungen des visuellen Erkennens (Textur, Farbe, Objekte, Gesichter, Wörter) auftreten können, bei erhaltener Bewegungs- und Raumwahrnehmung. Die dorsale Route („Vision for action“), zuständig für visuell gesteuerte Handlungen und visuell-räumliche Prozesse, bildet die Umwelt unbewusst mental ab. Es entsteht eine dreidimensionale Karte des umgebenden Raumes. Dadurch werden visuell gesteuerte Bewegungen ermöglicht. Es sind präzise Körperbewegungen sowie Augenbewegungen möglich (Goodale, 2013; Goodale & Westwood, 2004; Philip & Dutton, 2014).

Der Einfachheit halber findet das Perception-Action Modell von Milner und Goodale häufig Anwendung, da es durchaus neuroanatomische Befunde gibt, die beispielsweise Farbsehen, visuelle Raumwahrnehmung und das visuelle Erkennen mit okzipitotemporalen Strukturen des Gehirns in Einklang bringt (Zihl & Dutton, 2015b). Auch wenn dadurch nicht alle Beeinträchtigungen der visuellen Wahrnehmung nach Hirnschädigung erklärt werden können, so macht es die Neuroanatomie des Sehens doch greifbarer. Bereits im Alter von drei Jahren scheinen die dorsale und ventrale Route ihre Funktion nahezu vollständig aufgenommen zu haben (Ruberto et al., 2006).

Die Annahme zweier strikt getrennter Verarbeitungsrouten stand und steht dennoch heute in der Wissenschaft in Kritik (Franz, Gegenfurtner, Bülthoff & Fahle, 2000; Gallese, 2007; Rizzolatti & Matelli, 2003; Schenk, Franz & Bruno, 2011; Schenk & McIntosh, 2009). Eine eindeutige Trennung des visuellen Systems in zwei getrennte Verarbeitungsrouten erscheint aufgrund der

Evidenzlage oft wenig plausibel. Es wird vielmehr angenommen, dass - sofern es die dorsale und ventrale Route überhaupt gibt - diese in enger Interaktion stehen und sich nicht ohne weiteres auf Funktionsebene trennen lassen (Zihl & Dutton, 2015a).

Keiner vermag derzeit im Detail zu erklären, wie diese beiden Routen miteinander interagieren, und wie es gelingt globale und lokale visuelle Informationen so zu integrieren, dass ein kohärenter Seheindruck entsteht. Auch ist unklar, wie es gelingt innerhalb eines begrenzten Zeitraumes eine große Menge visueller Information im Kontext von Perzeption, Intention und Handlung zu integrieren. Bei der visuellen Wahrnehmung und Handlung spielen parallele und serielle Prozesse sowie konvergente und divergente Prozesse innerhalb und zwischen den beiden Routen eine entscheidende Rolle. Dennoch lässt der momentane Stand der Forschung keine präzise Aussage über diesen komplexen Prozess zu (Zihl & Dutton, 2015a).

Neuroanatomische Korrelate, die sich im Kontext kindlicher Sehstörungen fanden, sind beispielsweise okulomotorische Beeinträchtigungen bei gemindertem Volumen des inferioren Okzipitallappens (Shah et al., 2006). Mercuri et al. (1997) fanden außerdem in einer Studie mit 31 Kindern heraus, dass eine Schädigung der Basalganglien im Falle einer hypoxisch-ischämischen Enzephalopathie ein höheres Risiko für Beeinträchtigungen der visuellen Wahrnehmung bergen. Zusätzlich scheint das Zerebellum für die visuelle Wahrnehmung bei Kindern von Bedeutung zu sein. Bei Frühgeborenen finden sich hier oft Volumenminderungen, die zu Beeinträchtigungen der Visuomotorik sowie der visuo-räumlichen Fähigkeiten führen können (Van Braeckel & Taylor, 2013). Ruberto et al. (2006) beobachteten bei Kindern mit CVI bereits Veränderungen des Sehnervenkopfes, also auch periphere Risikofaktoren, die die Entwicklung der visuellen Wahrnehmung erschweren können.

2.3 Visuelle Teilleistungen im Kontext von CVI

CVI beschreibt eine Beeinträchtigung der visuellen Wahrnehmung in Folge einer postchiasmatischen Schädigung des Gehirns. Im Folgenden werden elementare und kognitive visuelle Wahrnehmungsleistungen ausführlich erläutert. Es sei jedoch einschränkend angemerkt, dass es eine große Zahl an kognitiven visuellen Wahrnehmungsleistungen gibt, die hier aus Platzgründen nicht alle erläutert werden können. Die Darstellung beschränkt sich daher auf die Teilleistungen, die auch Eingang in die spätere Untersuchung fanden. Die Struktur der Darstellung der folgenden Unterkapitel folgt stets dem gleichen Muster. Es wird eine kurze Definition der visuellen Teilleistung versucht und die Entwicklung der Funktion im Kindesalter betrachtet. Anschließend wird die visuelle Teilleistung im Kontext von CVI betrachtet und - sofern es dazu einschlägige Forschung gibt - die Plastizität der Funktion erläutert. Zuletzt wird auf verschiedene diagnostische Ansätze der jeweiligen Teilleistung eingegangen, sofern hierzu Evidenz berichtet werden kann.

2.3.1 Elementare visuelle Wahrnehmungsleistungen

Als elementare visuelle Wahrnehmungsleistungen werden in diesem Kapitel diejenigen Wahrnehmungsfähigkeiten subsummiert, die die einfachsten visuellen Teilleistungen darstellen und die zumindest in geringem Maße vorhanden sein müssen, damit die Entwicklung der kognitiven visuellen Wahrnehmung überhaupt möglich ist. Zu diesen elementaren Funktionen zählen die Sehschärfe, das Gesichtsfeld, die Kontrastwahrnehmung, die Farbwahrnehmung und die okulomotorischen Funktionen. Auf sie wird in den folgenden Teilkapiteln ausführlich eingegangen. Neben einer Definition der jeweiligen Funktion sowie ihrer Entwicklung, soll auf diese Teilleistungen auch im Kontext von CVI eingegangen werden sowie die diagnostische Erfassung der Teilleistungen erläutert werden.

2.3.1.1 Sehschärfe

Als Sehschärfe bezeichnet man die Fähigkeit optische Reize sicher zu unterscheiden. Wesentlich abhängig ist diese Fähigkeit von der räumlichen Kontrastempfindlichkeit.

Die Sehschärfe eines Kindes ist zum Zeitpunkt der Geburt noch nicht voll entwickelt. Obwohl Säuglinge auf eine Distanz von 20 bis 30 cm bereits relativ scharf sehen, ist ihre Sehleistung nicht mit der eines Erwachsenen vergleichbar. Bis zum sechsten Lebensjahr nimmt die Sehschärfe kontinuierlich messbar zu, der größte Entwicklungssprung findet aber innerhalb des ersten Lebensjahres statt. Erklären lassen sich dieser Entwicklungssprung und die damit verbundene Zunahme der Sehschärfe innerhalb des ersten Jahres vor allem durch die zunehmende retinale Rezeptordichte aber auch durch die Zunahme der Dendritendichte im Corpus geniculatum laterale und die zunehmende Myelinisierung der kortikalen Sehbahnen (Zoelch & Kerkhoff, 2007).

Lange Zeit wurde die Sehschärfe neben den anderen elementaren visuellen Wahrnehmungsleistungen als stärkster Prädiktor und wichtigstes Maß in der CVI-Diagnostik betrachtet (Fazzi et al., 2007). Sehschärfenminderungen treten im Kontext von CVI, unabhängig von ihrer Genese (peripher oder zentral) sehr häufig auf, beispielsweise in einer Untersuchung von Fazzi et al. (2007) in 105 von 121 Fällen (87%). Nicht ganz so häufig, aber dennoch oft wurden Visusminderungen in anderen Studien über CVI beobachtet (66 bis 78%; (Fazzi et al., 2012; Lanzi et al., 1998; Schenk-Rootlieb, van Nieuwenhuizen, van der Graaf, Wittebol-Post & Willemse, 1992). Die Sehschärfe von Kindern mit CVI ist im Vergleich zu gesunden Kindern oft gemindert und obwohl sich eine zunehmende Verbesserung des Visus bis zum 6. Lebensjahr einstellt, ist die Visuszunahme geringer als die der gesunden Kinder (Lim et al., 2005; Watson, T., Orel-Bixler & Haegerstrom-Portnoy, 2007). Dennoch können visuelle Wahrnehmungsstörungen auch ohne Visusminderung auftreten (Saidkasimova, Bennett, Butler & Dutton, 2007).

Darüber, ob der Visus mit anderen visuellen Teilleistungen assoziiert ist, herrscht Uneinigkeit. Während Fazzi et al. (2007) die Sehschärfe als stärksten Prädiktor für das funktionelle Sehen identifizierten und Birch und Bane (1991) Assoziationen der Sehschärfe mit der Visuomotorik fanden, kommen Pike et al. (1994) zu dem Schluss, dass zwar mit einer Hirnschädigung auch das Risiko einer Visusminderung ansteigt, andere Sehfunktionen daraus aber nicht vorhergesagt werden können. Auch Defebvre und Juzeau (1999) stellten fest, dass der Visus gänzlich unabhängig von schulischem Erfolg bei Kindern mit Visusminderung ist.

Zuverlässig erfasst werden kann die Sehschärfe ab dem zweiten Lebensjahr (Zihl, Mendius, Schuett & Priglinger, 2012a). Verfahren, mit denen die Sehschärfe erfasst werden kann, liegt meist das Prinzip des (Wieder-) Erkennens zugrunde. Üblicherweise werden Sehtafeln mit Optotypen, z.B. Lea-

Symbolen, E-Haken, Landoltingen, Bildern, Buchstaben oder Zahlen, zur Visusprüfung eingesetzt (Philip & Dutton, 2014). Es können einzelne Optotypen (Einzeloptotypen) oder mehrere Optotypen auf einmal dargeboten werden. Darüber hinaus werden bei jüngeren Kindern, die für Sehtafeln noch zu jung sind (vor dem zweiten Lebensjahr) die Ableitung Visuell Evozierter Potentiale (VEP), die Preferential Looking (PL) Methode (Zihl et al., 2012a) sowie das Erkennen der Orientierung eines Streifens (Stiers, Vanderkelen & Vandenbussche, 2004) zur Sehschärfenprüfung eingesetzt. Noch recht neu ist ein Verfahren von Rohrschneider, Brill, Bayer und Ahrens (2010) die einen Würfeltest zur Sehschärfenbestimmung konzipiert haben. Aufgabe des Kindes ist es, nach allen sichtbaren Würfeln zu greifen, die vor ihm liegen. Die Würfel haben unterschiedliche Kantenlängen, sodass aus der Größe des größten übersehenen Würfels die Sehschärfe abgeleitet werden kann. Vorteil dieser Methode der Visusbestimmung ist, dass sie bereits ab neun Monaten eingesetzt werden kann und besonders bei geringer Sehschärfe zu diskriminieren vermag (0.016 bis 0.125).

Stiers et al. (2004) untersuchten die Vergleichbarkeit verschiedener Methoden zur Visusbestimmung. Konkret verglichen sie Untersuchungsergebnisse der Preferential Looking Methode mit der Optotypenbestimmung mittels Landolt-C Einzeloptotypen. Bei der Preferential Looking Methode werden dem Kind zwei Tafeln gleichzeitig gezeigt, von denen eine einfarbig und die andere mit über die Durchgänge immer dünner werdenden Streifen versehen ist. Solange das Kind die gestreifte Fläche als solche erkennen kann, fixiert es diese bevorzugt. Die Studie ergab signifikant schlechtere Visusleistungen für die Einzeloptotypen bei Kindern mit Hirnschädigung mit und ohne komorbider ophthalmologischer Erkrankung.

Die meisten Probleme bereitet die Visusprüfung bei schweren Zerebralparesen, da hier oft schwere geistige und körperliche Beeinträchtigungen des Kindes besondere Anforderungen an die Diagnostik stellen. Bei Kindern, die komorbid eine Zerebralparese aufweisen, empfehlen da Cunha Matta et al. (2008) den Einsatz des Snellen-Test zur Visusprüfung. Ist die Untersuchung mittels Sehtafeln bei Zerebralparese nicht möglich, sind bei Ghasia, Brunstom und Tychsen (2009) alternative Methoden zu finden.

2.3.1.2 Gesichtsfeld

Als Gesichtsfeld bezeichnet man den Bereich, in dem ein Mensch bei fixierter Augenstellung visuelle Reize wahrnehmen kann. Es wird zwischen zentralem Sehen (exakt innerhalb der Blickrichtung des Betrachters) und peripherem Sehen (indirektes Sehen in der Peripherie) unterschieden (Zihl & von Cramon, 1986). Das binokulare, also beidäugige Gesichtsfeld erstreckt sich beim Erwachsenen auf 140° in der Horizontalen und 110° in der Vertikalen (Zihl, 2011). Abzugrenzen ist das Gesichtsfeld vom Blickfeld, hier sind Blickbewegungen bei fixiertem Kopf erlaubt, wodurch eine Vergrößerung des Bereiches, in dem visuelle Reize entdeckt werden, möglich ist (Zihl & von Cramon, 1986).

Neugeborene Kinder weisen ein Gesichtsfeld von ca. 30° in der Horizontalen und 20° in der Vertikalen auf (Maurer, Lewis & Mondloch, 2008). Etwa ab dem zweiten Lebensjahr entspricht das Gesichtsfeld eines Kindes dem eines Erwachsenen (Dobson, Brown, Harvey & Narter, 1998). Gesichtsfeldausfälle entstehen infolge von Schädigungen des Okzipitallappens oder seiner afferenten Sehnervenbahnen (Philip & Dutton, 2014). Ausfälle sind dabei immer kontralateral zur geschädigten Hirnhälfte repräsentiert.

Die verschiedenen Arten von Ausfällen werden Hemianopsie, Quadrantenanopsie, Skotom und Röhrengesichtsfeld genannt (Zihl & von Cramon, 1986). Die homonyme Hemianopsie bezeichnet den Ausfall eines Halbfeldes (links oder rechts). Tritt eine bilaterale Schädigung und somit eine bilaterale Hemianopsie auf, äußert sich diese als Röhrengesichtsfeld. Die Quadrantenanopsie bezeichnet den Ausfall eines Quadranten des Gesichtsfeldes. Auch hier gilt das Prinzip des kontraläsionalen Ausfalls. Als Skotom werden punktuelle Ausfälle des Gesichtsfeldes bezeichnet (Zihl & von Cramon, 1986). Liegt ein vollständiger Gesichtsfeldausfall und somit funktionale Blindheit vor, wird von zerebraler Blindheit gesprochen (Zihl & Dutton, 2015f; Zihl et al., 2012e).

Charakterisiert sind Gesichtsfeldausfälle oft durch eine hohe Anzahl kleiner Blickbewegungen mit vielen Fixationen während der visuellen Exploration einer Vorlage, oder beim Versuch Überblick über eine Szene zu gewinnen. Damit verbunden ist eine deutliche verlängerte Explorationsdauer (Zihl & Dutton, 2015f; Zihl et al., 2012e). Abhängig ist das Gesichtsfeld besonders von der visuell-räumlichen Aufmerksamkeit (Jacobson & Dutton, 2000; Philip & Dutton, 2014), der Anzahl an gleichzeitig dargebotenen Reizen (Jacobson & Dutton, 2000) sowie dem visuellen Neugierdeverhalten. Auf die visuell-räumliche Aufmerksamkeit wird detailliert in Kapitel 2.4.1.2 eingegangen.

Das Ergebnis einer Gesichtsfelduntersuchung kann variieren, je nachdem wie viel Aufmerksamkeit für den zu suchenden visuellen Reiz aufgebracht werden kann (Jacobson & Dutton, 2000).

Interessanterweise scheint bei Kindern, die von Geburt an einen Gesichtsfeldausfall aufweisen, kein Bewusstsein für den fehlenden Teil des Gesichtsfeldes zu bestehen. Dies setzt jedoch eine effiziente Kompensation des Gesichtsfeldausfalls durch entsprechende Blickbewegungen oder Kopfhaltungen voraus (Zihl & Dutton, 2015f). Harbert et al. (2012) fanden bei einer Untersuchung von Kindern mit verschiedenen Arten von Gehirntumoren bei 15.2% der Kinder einen Gesichtsfeldausfall, der weder von den Kindern, noch ihren Bezugspersonen berichtet wurde. Dennoch sind Gesichtsfeldausfälle im Kontext von CVI vergleichsweise häufig zu beobachten, mit ca. 6% bis 62% (Dutton et al., 1996; Fazzi et al., 2007; Jacobson, Ek, Fernell, Flodmark & Broberger, 1996) Bilaterale Hirnschädigungen und damit verbunden beidseitige Gesichtsfeldausfälle scheinen bei Kindern zu überwiegen (Zihl et al., 2012e).

Gesichtsfeldausfälle sind aufgrund der Plastizität des kindlichen Gehirns dynamischer Art, d.h. es besteht die Möglichkeit von Restitutionen des Gesichtsfeldes (Guzzetta, Fiori, Scelfo, Conti & Bancale, 2013; Koenraads et al., 2014), wobei das Ausmaß der Restitution davon abhängig zu sein scheint, ob die Basalganglien und der Thalamus ebenfalls geschädigt sind (Guzzetta et al., 2013). Auch scheint der Schädigungszeitpunkt nicht unwesentlich zu sein. Frühkindliche Hirnschädigungen in der späten Schwangerschaft oder während der Geburt scheinen zu stärkeren Gesichtsfeldeinbußen zu führen, als im ersten Schwangerschaftstrimester. Hier ist die Plastizität des kindlichen Gehirns so groß, das die Gesichtsfeldausfälle weniger schwer ausfallen oder zu eher diffusen Beeinträchtigungen des Gesichtsfeldes führen (Dutton, 2013). Die zentralen Mechanismen, die der Restitution des Gesichtsfeldes dienen, unterscheiden sich nicht zwischen Kindern und Erwachsenen. Allerdings scheinen diese Mechanismen bei Kindern effektiver zu sein und daher eine Restitution in größerem Umfang zu ermöglichen. Auch scheint die Wahrnehmung für Objekte im Gesichtsfeldausfall, also eine Form des unbewussten Sehens, bei Kindern besser zu sein (Guzzetta et al., 2010).

Diagnostische Verfahren, die zur Untersuchung des Gesichtsfeldes eingesetzt werden, sind meist perimetrische Verfahren. D.h. es wird das Gesichtsfeld bei fixierter Augenhaltung und stillgehaltenem Kopf erfasst. Hierfür gibt es verschiedene Geräte, die alle auf dem gleichen Prinzip basieren. Das Kind fixiert einen zentral gelegenen Punkt. Anschließend wird ein Lichtpunkt, ein Ball oder der Zeigefinger langsam, bogenförmig von außen nach innen, in

Richtung des Sehzentrums des Kindes geführt. Aufgabe des Kindes ist es zu reagieren, wenn der Reiz in sein Sichtfeld gelangt. Dies wird aus allen Richtungen wiederholt. So können die Grenzen des Gesichtsfeldes bestimmt werden. Das Gesichtsfeld wird in Sehwinkelgraden angegeben. Verschiedene Formen des Perimeters, die derzeit in der CVI-Diagnostik eingesetzt werden, sind der Nef-Trichter, das Kugelperimeter (z.B. bei Good et al. (1994)), die Konfrontationsperimetrie (z.B. bei Jacobson et al. (2010)), die Kinetische Perimetrie (nach Goldmann, eingesetzt beispielsweise bei Cioni et al. (2000), Fazzi et al. (2007), Harbert et al. (2012), Jacobson et al. (2010)), die Statische Perimetrie (nach Humphrey, eingesetzt bei Koenraads et al. (2014)) und die okulokinetische Perimetrie (z.B. bei Damato (1985)). Die Konfrontationsperimetrie führt bei Kindern oft zu Untersuchungsergebnissen mit stärkeren Gesichtsfeldeinschränkungen als die Perimetrie mithilfe eines Goldmann-Perimeters (Jacobson & Dutton, 2000).

Gemein ist allen Verfahren, dass sie in der CVI-Diagnostik idealerweise binokular, also beidäugig durchgeführt werden sollen, um eine Aussage über das funktionelle Gesichtsfeld im Alltag treffen zu können. Diese steht im Gegensatz zur ophthalmologischen Untersuchung, bei der das Gesichtsfeld meist getrennt für beide Augen bestimmt wird (Zihl & von Cramon, 1986).

2.3.1.3 Kontrastwahrnehmung

Als Kontrastwahrnehmung bezeichnet man die Fähigkeit verschieden helle optische Reize visuell zu unterscheiden. Den Grad der Kontrastwahrnehmung, also ab wann zwei optische Reize unterschieden werden können, wird von der visuell-räumlichen Auflösung bestimmt. Das Kontrastsehen ist wesentliche Voraussetzung für die Sehschärfe (Zihl, Mendius, Schuett & Priglinger, 2012d).

Die Hell-Dunkel-Differenzierung entwickelt sich mit zunehmendem Alter. Das Kontrastsehen Neugeborener entspricht in seiner Präzision etwa 50% des eines Erwachsenen. Ein Entwicklungssprung ist meist zwischen dem 3. und 6. Lebensmonat zu verzeichnen (Hainline, 1998). Anschließend entwickelt sich die Kontrastwahrnehmung kontinuierlich weiter, bis sie ca. im 6. Lebensjahr das Niveau eines Erwachsenen erlangt. Verantwortlich für die zunehmende Ausdifferenzierung der Kontrastwahrnehmung sind Veränderungen in der Morphologie der Fovea (Ellemberg, Lewis, Hong Liu & Maurer, 1999).

Im Kontext von CVI gibt es Studien, die keine Beeinträchtigungen der Kontrastwahrnehmung fanden (Kozeis et al., 2012; Mirabella, Kjaer, Norcia,

Good & Madan, 2006). Dem widersprechen hingegen die Studien von Powls et al. (1997) und Dowdeswell, Slater, Broomhall und Tripp (1995), die objektivierbare Beeinträchtigungen der Kontrastwahrnehmung bei Kindern fanden, wie auch O'Connor und Fielder (2007) und O'Connor et al. (2002). Im Kontext von CVI wurde die Kontrastwahrnehmung z.B. auch von Fazzi et al. (2007) untersucht. 59.8% der untersuchten Kinder mit CVI hatten Beeinträchtigungen der Kontrastwahrnehmung. Good, Hou und Norcia (2012) beobachteten dies sogar bei 30 von 34 untersuchten Kindern mit CVI (88.2%). Im Falle einer Frühgeburt zeigt sich im Vergleich zu termingeborenen Kindern aufgrund der früher beginnenden visuellen Erfahrung der umgekehrte Effekt, hier ist die Kontrastwahrnehmung anfangs sogar besser entwickelt (Bosworth & Dobkins, 2013).

Aufgrund der engen Verknüpfung von Kontrastsensitivität und Sehschärfe, wird die Kontrastsensitivität meist nicht explizit untersucht, weshalb derzeit wenig bis nichts über die Langzeitentwicklung der Kontrastwahrnehmung im Kontext von CVI bekannt ist.

Wie wird die Kontrastwahrnehmung in der Ophthalmologie, der Orthoptik und der Neuropsychologie nun also untersucht? Das Prinzip ist bei allen Verfahren ähnlich. Es wird mit Reizen gearbeitet, deren Kontrast zur Unterlage zunehmend reduziert wird, bis der Untersuchte keinen Unterschied zum Hintergrund mehr erkennen kann. Die zuletzt erkannte Differenzierungsstufe bildet dann die Schwelle der Kontrastwahrnehmung. Ein gängiges Untersuchungsverfahren, das beispielsweise auch bei Fazzi et al. (2007) Anwendung fand, ist der „Hiding Heidi Kontrastempfindlichkeitstest“ (Hyvärinen, 2000). Dem Kind werden Karten mit einem lachenden Gesicht in unterschiedlichen Graustufen gezeigt. Eine dieser Karten wird gemeinsam mit einer leeren grauen Karte präsentiert. Kann das Kind das Gesicht sehen, fixiert es diese Karte. Ist die Unterscheidung nicht mehr möglich, fixiert es die Karte mit dem Gesicht etwa so lange, wie die leere Kontrollkarte. Ein anderes Verfahren ist die „Pelli-Robson chart“ (Fitzgerald, Mitchell & Munns, 1993; Pelli & Robson, 1988), wie sie beispielsweise bei Dowdeswell et al. (1995) im CVI-Kontext Anwendung fand. Es handelt sich dabei um eine Sehtafel, bei der Buchstaben vorgelesen werden müssen. Über die Buchstabenreihen wird die Graustufe der Buchstaben immer heller, der Kontrast zum weißen Hintergrund also immer geringer. Zudem wird der „Functional acuity contrast test“ (FACT) von Ginsburg (1993) z.B. bei Powls et al. (1997)) angewendet. Hier kann die Kontrastsensitivität in fünf Stufen bestimmt werden. Untersuchungsmaterial sind hier Streifenmuster, die sich in ihrem Kontrast zunehmend dem Hintergrund anpassen und bei denen die Ausrichtung der Streifen berichtet werden muss. Als Schwelle der Pelli Robson chart sowie des FACT wird diejenige Stufe bestimmt, bei der die korrekte Nennung der Buchstaben bzw. der Orientierung der Streifen zuletzt möglich ist.

2.3.1.4 Farbwahrnehmung

Unter Farbwahrnehmung wird die Fähigkeit verstanden, visuelle Reize auf Basis der Wellenlängen, die sie absorbieren, zu erkennen bzw. zu unterscheiden (Zihl & Dutton, 2015a).

Voraussetzung für die Farbwahrnehmung sind intakte Zapfen auf der Netzhaut. Die Befundlage zur Entwicklung der Farbwahrnehmung ist uneinheitlich (Zoelch & Kerkhoff, 2007). Die Farben Rot und Grün können ca. ab dem zweiten Lebensmonat unterschieden werden (Abramov & Gordon, 2006; Brown, 1990). Die Farbdiskriminationsfähigkeit nimmt dann rasch zu, was mit der zunehmenden Kontrastsensitivität und Sehschärfe in Zusammenhang steht. Die Unterscheidung der Hauptfarben ist ab dem vierten Lebensmonat möglich. Im Alter von sechs Monaten entspricht die Farbdiskriminationsleistung von Kindern etwa der eines Erwachsenen (Abramov & Gordon, 2006; Franklin & Davies, 2004). Es ist möglich, dass die Kontrastsensitivität besonderen Einfluss auf die Farbwahrnehmung hat, da höhere Farbkontraste bei der Untersuchung von Kindern nötig sind (Crognale, Kelly, Chang, Weiss & Teller, 1997).

Im Kontext von CVI ist die Farbwahrnehmung laut Dutton et al. (1996) meist nicht betroffen. In einer Untersuchung von Dowdeswell et al. (1995) fanden sich jedoch signifikant mehr frühgeborene Kinder mit Störungen der Farbwahrnehmung (26%; bei Ausschluss einer Farbenblindheit, oder okulärer Pathologie: 22%), als in der gesunden Kontrollgruppe (8%; bei Ausschluss einer Farbenblindheit, oder okulärer Pathologie: 0%). Besonders häufig scheinen dabei Beeinträchtigungen der Blau-Gelb-Unterscheidung zu sein, die in der Normalbevölkerung nur sehr selten zu beobachten sind (O'Connor & Fielder, 2007). In einer Einzelfallstudie von Lê et al. (2002) zeigte der untersuchte Patient, der mit 3 Jahren an Meningoenzephalitis erkrankt war, ein vollständige Achromatopsie. Er konnte keinerlei Farben unterscheiden oder benennen und auch farbige Vorlagen nicht von schwarz-weißen unterscheiden.

Eine besondere Form der Farbwahrnehmungsstörung ist die kongenitale Farbagnosie (Nijboer, van Zandvoort & de Haan, 2007). Anders als bei Lê et al. (2002) ist sie angeboren. Sie betrifft vor allem die Farbidentifikation. Die

Betroffenen können Farbtöne korrekt unterscheiden, Farben aber nicht bestimmten Objekten zuordnen (z.B. eine Zitrone ist gelb) und Farben auch nicht benennen (Zihl & Dutton, 2015f). Houliston et al. (1999) untersuchte unter anderem die Farbdiskrimination sowie das Benennen von Farben im Kontext von CVI durch Fragebögen. Bei 7 von 27 untersuchten Kindern (26%) fanden sich hier Beeinträchtigungen. Diese traten isoliert oder im Kontext weiterer visueller Teilleistungsstörungen wie Bewegungswahrnehmung, Gesichtserkennung, Formwahrnehmung, Objekterkennung, ganzheitliche Wahrnehmung und topographischer Orientierung auf.

Die quantitative Untersuchung der Farbwahrnehmung kann mittels des Ishihara Tests (Ishihara (1992), z.B. bei Lê et al. (2002)) erfolgen. In der klinischen Praxis gängige Verfahren sind vor allem der „Farnsworth D-15 saturated color vision test" (Farnsworth (1947), z.B. bei Dowdeswell et al. (1995)), der „Farnsworth-Munsell 16-Hue Test" (Farnsworth und Color (1957), z.B. bei Lê et al. (2002)) oder bei sehr jungen Kinder eine Preferential Looking Methode.

Es fehlt noch an Langzeitstudien über die Entwicklung der Farbwahrnehmung im Kontext von CVI. Eine Einzelfallstudie zeigte über einen Zeitraum von 13 Jahren keine Verbesserungen der Farbwahrnehmung (Lê et al., 2002). Es ist zu erwarten, dass die Farbwahrnehmungsbeeinträchtigungen, die ihren Ursprung im Kindesalter haben, auch darüber hinaus persistieren.

2.3.1.5 Okulomotorische Funktionen

Für den kohärenten Seheindruck ist eine intakte Okulomotorik (Beweglichkeit der Augen) unerlässlich. Zu den wichtigsten Funktionen der Okulomotorik zählen das sakkadische System, das Augenfolgesystem, der optokinetische Nystagmus, der vestibulookuläre Reflex, die Vergenz und die Fixation. Diese sechs Systeme arbeiten eng zusammen und sind hierarchisch organisiert (Heide, 2012).

Sakkaden werden genutzt, um neue Blickziele zu erfassen und sind Teil des sakkadischen Systems. Charakterisiert werden Sakkaden durch Richtung, Amplitude und Geschwindigkeit. Das Augenfolgesystem dient dem Verfolgen bewegter Reize und dessen Stabilisierung auf der Fovea (Heide, 2012). Der optokinetische Nystagmus dient, ähnlich dem Augenfolgesystem, der Stabilisierung, in diesem Falle aber großflächiger, bewegter visueller Reize (Heide, 2012). Der vestibulookuläre Reflex, ebenfalls Teil der Stabilisierung des retinalen Bildes, dient in diesem Falle der Stabilisierung bei Kopfbewegungen.

Die Vergenz dient dem beidäugigen Sehen, indem die Augen so zueinander gedreht werden, dass ein Objekt in beiden Augen auf der Fovea repräsentiert ist. Die Fixation ist das aktive, aufmerksamkeitsgesteuerte „Festhalten“ eines Objektes mit den Augen (Heide, 2012).

Im Kontext von CVI treten häufig Störungen der Okulomotorik auf. Zahlreiche Studien thematisieren dies (vgl. Bucci, Nassibi, Gerard, Bui-Quoc & Seassau, 2012; Cioni et al., 2000; Fazzi et al., 2007; Fedrizzi et al., 1998; Glass et al., 2008; Gottlob, Wizov & Reinecke, 1996; Gronqvist, Flodmark, Tornqvist, Edlund & Hellstrom, 2001; Holmström, el Azazi & Kugelberg, 1999; Hoyt, 2003; Jacobson et al., 1996; Jan, Groenveld, Sykanda & Hoyt, 1987; Jan, Lyons, Heaven & Matsuba, 2001; Khetpal & Donahue, 2007; Leonhardt, Forns, Calderon, Reinoso & Gargallo, 2012; Mercuri et al., 1997; O'Connor & Fielder, 2007; Pel et al., 2011; Pel et al., 2013; Philip & Dutton, 2014; Poggi et al., 2000; Powls et al., 1997; Ricci et al., 2006; Roulet-Perez & Deonna, 2002; Saidkasimova et al., 2007; Salati, Borgatti, Giammari & Jacobson, 2002; Stiers, De Cock & Vandenbussche, 1998; Strand-Brodd et al., 2011; Van Hof-Van Duin & Mohn, 1984). Im Folgenden werden nicht alle potentiellen Störungen der Okulomotorik im Detail beleuchtet, sondern die Darstellung auf Nystagmus und Strabismus beschränkt, da sie häufige Störungen der Okulomotorik im Kontext von CVI darstellen. Sowohl Strabismus, als auch Nystagmus können eine zentrale oder eine periphere Ursache haben (Kanski, Nischal, Bowling & Pearson, 2012).

Störungen der Augenbewegungen können sich in der spontanen Augenstellung in Form eines Strabismus äußern. Als Strabismus oder Schielen werden Augenfehlstellungen bezeichnet, bei denen eine pathologische Veränderung der Stellung der Augen zueinander vorliegt. Dies kann zeitweise beim Fixieren der Fall sein oder dauerhaft. Je nachdem in welche Richtung das betroffene Auge abweicht, wird von Exotropie (Außenschielen) oder Esotropie (Innenschielen) gesprochen. Die frühkindliche Form des Strabismus ist der Strabismus concomitans. Dieser wird vom paretischen Strabismus (Lähmungsschielen) der durch eine Augenmuskellähmung entsteht, unterschieden (Heide, 2012). Entsteht Strabismus aufgrund einer Hirnschädigung, manifestiert er sich meist innerhalb des ersten Lebensjahres (VanderVeen et al., 2006). Es ist wichtig, Kinder im ersten Lebensjahr mehrfach auf Strabismus zu untersuchen, da sich dieser spontan zurückbilden oder neu entwickeln kann. Dennoch ist die Prognose ungünstig, wenn Strabismus einmal diagnostiziert wurde und Spontanremissionen sind nur in Einzelfällen zu erwarten (VanderVeen et al., 2006).

Betrachtet man Strabismus im Kontext von CVI, fällt auf, dass eine hohe Anzahl an Kindern mit Risiko für CVI auch einen Strabismus zeigen. Eine aussagekräftige Studie stammt von Fazzi et al. (2007). Die Autoren untersuchten Kinder mit CVI-Diagnose auf Strabismus und stellten eine Diagnose bei 72.7% der untersuchten Kinder. Etwas geringer fiel der Anteil bei Khetpal und Donahue (2007) mit 59.0% aus. In Verbindung mit einer periventrikulären Leukomalazie betrug der Anteil bei der Untersuchung von 4 bis 18-Jährigen Kindern und Jugendlichen sogar 44 von 48 Patienten (91.7%) (Jacobson et al., 2002). Bei Kindern mit sehr geringem Geburtsgewicht waren 9.5% von Strabismus betroffen, signifikant mehr als bei gesunden Kindern (Powls et al., 1997). Im Falle einer Frühgeburt fanden Holmström et al. (1999) bei 13.9% der untersuchten Kinder bis zum Alter von 3.5 Jahren einen Strabismus.

Diagnostisch werden Vergenzstörungen wie Strabismus beispielsweise durch einen einfachen Konvergenztest auf einen visuell interessanten Zielreiz untersucht. Gleitet ein Auge oder sogar beide zu weit nach innen, kann dies ein Hinweis auf Innenschielen (Esotropie) sein (Kanski et al., 2012). Eine weitere Methode, die für die Strabismusprüfung eingesetzt werden kann, sofern der Strabismus nicht manifest und somit direkt beobachtbar ist, ist der Prisma-Basis-außen-Test. Dabei wird ein Δ20-Prismenglas vor das Auge des Kindes gehalten und beobachtet, inwiefern das Auge für die dabei entstehenden Doppelbilder kompensiert (Kanski et al., 2012). Auch Stereotests können wertvolle Hinweise auf einen latenten Strabismus geben. Ist die Vergenz unzureichend, beeinträchtigt dies meist auch die Tiefenwahrnehmung. Es muss dabei immer präzisiert werden, ob das Schielen auf einem oder beiden Augen auftritt, manifest oder latent ist und in welche Richtung die Abweichung zu beobachten ist. Die diagnostische Abklärung unterliegt der Verantwortung von Ophthalmologen und Orthoptisten (Kanski et al., 2012).

Andere Störungsformen der Okulomotorik sind Störungen der Fixation in Form eines pathologischen Nystagmus, beispielsweise durch einen kongenitalen oder erworbenen Fixationsnystagmus (Heide, 2012). Dieser manifestiert sich dadurch, dass es bei dem Versuch ein Objekt zu fixieren, zu bogen-, spitzen-, oder pendelförmigen Oszillationen der Augen kommt, d.h. die Augen sind bei Fixation nicht ruhig, sondern weisen eine Schlagform auf. Grund hierfür ist eine Störung des Fixations- und Blickfolgesystems (Heide, 2012). Interessanterweise scheinen betroffene Kinder ihre Welt dennoch als ruhig und stabil wahrzunehmen (Bedell, 2000). Laut Stiers et al. (1998) führt ein Nystagmus nicht zu einer Minderung der Sehschärfe.

Die Risikofaktoren, die zu CVI führen, begünstigen auch das Auftreten eines Nystagmus. Dies spiegelt sich in den Prävalenzen von Nystagmen in den CVI-Risikogruppen wider. Heterogene Ergebnisse ergaben Studien zur Prävalenz von Nystagmen bei bestehender CVI-Diagnose. Der Anteil schwankt von 21.0% (Khetpal & Donahue, 2007) bis 53.5% (Fazzi et al., 2007) . Einen ähnlich hohen Anteil fanden Stiers et al. (1998) mit 50.0%. Im Falle einer periventrikulären Leukomalazie waren in verschiedenen Untersuchungen 58.6% bis 76.2% der untersuchten Kinder von einem Nystagmus betroffen (Cioni et al., 2000; Jacobson et al., 2002). Bei extrem geringem Geburtsgewicht ist der Anteil betroffener Kinder gering mit nur 0.7%.

Die diagnostische Überprüfung auf einen Nystagmus ist ebenso wie beim Strabismus in erster Linie durch genaues Beobachten der Augen in Ruhestellung charakterisiert. Hierbei wird vor allem beobachtet, ob sich ein Augenzittern ergibt, wenn ein Kind einen Zielreiz vor sich fixieren soll (Kanski et al., 2012). Ein latenter Nystagmus lässt sich meist dann beobachten, wenn ein Auge abgedeckt oder geringer beleuchtet wird. Auf dem nicht abgedeckten Auge lässt sich dann ein eventuell bestehender Nystagmus beobachten (Kanski et al., 2012). Diagnostisch ist es wichtig zu präzisieren, ob ein manifester oder latenter Nystagmus vorliegt, sowie welche Art von Nystagmus zu beobachten ist. Die diagnostische Abklärung obliegt hier vor allem Ophthalmologen und speziell bei Kindern den Orthoptisten (Kanski et al., 2012).

Natürlich gibt es noch viele weitere Störungen der Okulomotorik im Kontext von CVI. Aus Platzgründen wird auf eine umfassende Darstellung verzichtet. Stattdessen sei auf Zihl und Dutton (2015a) verwiesen. Insgesamt ist es schwierig abzugrenzen, inwiefern Nystagmus und Strabismus komorbid zu CVI oder als ursächlich für eine visuelle Wahrnehmungsstörung angesehen werden können. Letztlich dürfte beides zutreffend sein.

2.3.2 Kognitive visuelle Wahrnehmungsleistungen

Als kognitive visuelle Wahrnehmungsleistungen können diejenigen Leistungen bezeichnet werden, die nicht mehr nur die elementaren visuellen Wahrnehmungsleistungen umfassen, sondern auch die zentrale Verarbeitung visueller Informationen erfordern. In den folgenden Teilkapiteln wird auf ausgewählte kognitive visuellen Wahrnehmungsleistungen eingegangen, die auch in der vorliegenden Studie untersucht wurden. Wie bei den elementaren visuellen Wahrnehmungsleistungen auch, werden neben einer Definition auch die Entwicklungsaspekte herausgearbeitet und um Forschungsbefunde im

Kontext von CVI ergänzt. Sofern vorhanden, werden auch Aspekte der Plastizität berichtet. Zudem wird auf diagnostische Untersuchungsmethoden eingegangen.

2.3.2.1 Visuelle Exploration und visuelle Suche

Als visuelle Exploration wird die freie intentionale visuelle Untersuchung der Umgebung, einer visuellen Szene oder eines Objektes ohne Instruktion verstanden (Zihl & Dutton, 2015a).

Die visuelle Suche hingegen bezeichnet die Fähigkeit, einen einzelnen Reiz unter Störreizen herauszufinden (Zihl & Dutton, 2015a). Der Zielreiz kann sich deutlich von den Distraktoren unterscheiden und gut sichtbar sein (Pop-out oder parallele Suche) oder den Ablenkreizen stark ähneln, sodass das gesamte Stimulusfeld umfassend abgesucht werden muss (serielle Suche). Für eine effiziente visuelle Suche ist sowohl die globale Verarbeitung des Stimulusfeldes, als auch die lokale Verarbeitung auf Stimulusebene von großer Bedeutung (Zihl & Dutton, 2015a). Die visuelle Suche ist sowohl ein Bottom-up, als auch ein Top-down Prozess. Als Bottom-up Prozess wird das vom sensorischen Eindruck abhängige Entdecken eines visuellen Reizes bezeichnet, d.h. ein Stimulus ist visuell so interessant, dass er unter anderen auffällt und fixiert wird. Als Top-down Prozess gilt die aufmerksamkeitsgesteuerte zielgerichtete Suche nach einem Reiz. Beide Prozesse zusammen verhelfen einem Kind zu einer salienten Karte seiner Umgebung (Martinez-Conde, Macknik & Hubel, 2004; Treue, 2003). Lidzba, Ebner, Hauser und Wilke (2013) untersuchten die neuroanatomischen Grundlagen der Entwicklung der visuellen Suche an gesunden Kindern im Alter von 7 bis 17 Jahren. Mit steigendem Alter nimmt die Aktivität im Okzipital- und Parietallappen zu, wohingegen die Aktivität in anderen Arealen abnimmt, z.B. links inferior temporal und inferior parietal). Okzipital- und Parietallappen gelten als Kernnetzwerke, in denen die visuelle Suche repräsentiert ist. Die Aktivität in der rechten Hemisphäre war in der Studie von Lidzba et al. (2013) dabei höher als in der linken. Kinder und Jugendliche, die gemessen an ihrem Alter eine überdurchschnittlich gute Suchleistung zeigten, zeigten ein Aktivierungsmuster, das für eine fortgeschrittene Reifung des Gehirns sprach (Lidzba et al., 2013). Dies spricht für die Dominanz der rechten Hemisphäre bei der visuellen Suche und stimmt mit der Studie von Netelenbos und Van Rooij (2004) überein, die bei rechtshemisphärischer Hirnschädigung im Kindesalter einen erhöhten Zeitbedarf bei der visuellen Suche konstatierten.

Voraussetzung für die effiziente visuelle Exploration und die visuelle Suche sind eine intakte Okulomotorik, sowie eine intakte Fixations- und Aufmerksamkeitssteuerung (Treue, 2003). Im 3. Lebensmonat entwickelt sich die intentionale Blickmotorik (Amso & Johnson, 2006). Beeinträchtigungen der Okulomotorik beeinträchtigen sekundär auch die visuelle Suche im Kindesalter (Brodsky, Fray & Glasier, 2002; Bucci et al., 2012; Goncalves Carrasquinho et al., 2008). Wichtige Maße der visuellen Suche sind die Suchgeschwindigkeit sowie die Suchgenauigkeit. Die Suchgeschwindigkeit ist maßgeblich durch das Alter geprägt, die Suchgenauigkeit ist vor allem vom Entwicklungsstand der selektiven Aufmerksamkeit abhängig (Wilding & Cornish, 2007).

Bei der parallelen Suche unterscheidet sich der Zielreiz deutlich von den Ablenkreizen. Bei Erwachsenen bedarf es entsprechend wenig Aufmerksamkeit, den Zielreiz zu entdecken. Im Alter von 2 bis 3 Jahren lassen sich Leistungssteigerungen bei Kindern in der Suchgeschwindigkeit und -genauigkeit beobachten. Dies berichten Scerif, Cornish, Wilding, Driver und Karmiloff-Smith (2004), die ebenfalls feststellten, dass in dem einen Lebensjahr auch die Suchstrategie effizienter wird und die Diskriminationsfähigkeit zwischen Target und Distraktor zunimmt, wie auch die Inhibitionsfähigkeit. Die Genauigkeit der visuelle Exploration ist im Alter von drei Jahren bereits vergleichbar mit der von älteren Kindern (Del Giudice, Trojano, et al., 2000). Ab dem 5. Lebensjahr ist die parallele Suche bei Kindern ähnlich gut wie bei Erwachsenen, davor scheinen sie auch bei parallelen Suchbedingungen ein serielles Suchverhalten zu zeigen (Casco, Gidiuli & Grieco, 2000; Welsh, Pennington & Groisser, 1991). Die parallele Suchleistung bei Kindern scheint von den Diskriminationskriterien zwischen Distraktoren und Target abhängig zu sein. So fanden Donnelly et al. (2007) heraus, dass Kinder im Alter von 6 bis 7 Jahren bei den Unterscheidungskriterien Größe und Orientierung eine langsamere Suchleistung zeigten, als beim Unterscheidungsmerkmal Farbe. Im Alter von 9 bis 10 Jahren persistierte zwar die geringere Suchleistung bei Größe, jedoch glich sich die Suchgeschwindigkeit von Farbe und Orientierung einander an. Die Suchleistung für das Kriterium Farbe ist im Alter von 10 Jahren mit dem von Erwachsenen vergleichbar (Couperus, Hunt, Nelson & Thomas, 2011). Zwischen dem 7. und dem 9. Lebensjahr findet also offensichtlich eine Weiterentwicklung der Suchstrategie statt.

In der seriellen Suche verbessert sich laut Woods et al. (2013) im Alter von 2 bis 7 Jahren die Suchstrategie und wird effektiver, wodurch auch die Lokalisation von Zielreizen besser gelingt. Besonders jüngeren Kindern fällt eine effiziente Suche in der natürlichen Umgebung schwer, da die serielle

Suchfähigkeit noch nicht vollständig entwickelt ist (Woods et al., 2013). Der beginnende Leseerwerb mit etwa sechs Jahren wirkt sich dabei günstig auf die Strategiebildung der seriellen Suche aus (Woods et al., 2013). Die serielle Suche ist im Alter von 7 Jahren noch nicht abgeschlossen, auch im Alter von 9 bis 10 Jahren sind Kinder noch langsamer als Erwachsene (Donnelly et al., 2007). Leistungssteigerungen können auch mit 10 Jahren und mindestens bis zum 12. Lebensjahr beobachtet werden (Klenberg, Korkman & Lahti-Nuuttila, 2001; Lobaugh, Cole & Rovet, 1998).

Die visuelle Exploration und Suche sind mit vielen anderen visuellen kognitiven Funktionen assoziiert, oder Voraussetzung für diese. Bei Kindern im Alter von 3 bis 9 Monaten begünstigt eine effiziente visuelle Suche und eine altersentsprechend entwickelte selektive Aufmerksamkeit die Exploration von Gesichtern (Frank, Amso & Johnson, 2014). Die visuelle Suche und die Aufmerksamkeit, genauer die selektive Aufmerksamkeit, beeinflussen sich zudem wechselseitig (Adler & Orprecio, 2006; Treue, 2003). Die Entwicklung der selektiven Aufmerksamkeit erlaubt es Kindern, aktiv ihre visuelle Wahrnehmung zu steuern (Amso & Johnson, 2006). Kinder mit einer unsystematischen Suchstrategie zeigen später auch häufiger Beeinträchtigungen im Leseerwerb (Ferretti, Mazzotti & Brizzolara, 2008). Auch die Lern- und Merkfähigkeit sind mit der visuellen Suche und Exploration assoziiert (Smith, A., Gilchrist & Hood, 2005; Wilson, Palermo & Brock, 2012).

Im Kontext von CVI ist ein hoher Anteil an betroffenen Kindern auch von Beeinträchtigungen der visuellen Exploration (88%), der Fixation (84%) sowie der effizienten Koordination der Sakkaden für die visuelle Exploration (93%) beeinträchtigt (Salati et al., 2002). Eine Beeinträchtigung des peripheren Sehvermögens vermindert zusätzlich deutlich die Suchgeschwindigkeit (Tadin, Nyquist, Lusk, Corn & Lappin, 2012). In der Folge kommt es zu einem erhöhten Zeitbedarf, einer erhöhten Anzahl an Auslassungsfehlern sowie Beeinträchtigungen der Integration visueller Informationen. Scerif et al. (2004) untersuchten, wie die visuelle Suche bei Williams Syndrom sowie dem Fragilen-X-Syndrom, die beide Risikofaktoren für CVI darstellen, charakterisiert ist. Die Untersuchung von Kindern im Alter von 2 bis 3 Jahren ergab schlechtere Leistungen in der Geschwindigkeit und Genauigkeit im Vergleich zu gesunden Gleichaltrigen. Insgesamt waren Geschwindigkeit und Genauigkeit bei den beiden klinischen Gruppen hingegen vergleichbar. Interessanterweise fanden sich aber qualitative Unterschiede in der Suchleistung. Bei Williams-Syndrom traten vor allem Falsch-Positive Antworten als Fehler auf (Distraktoren werden fälschlicherweise als Zielreize angestrichen). Bei Fragilem-X-Syndrom fanden sich hingegen perseveratorische Fehler, d.h. bereits gefundene Zielreize wurden erneut markiert. Zudem scheint der Zeitpunkt der kindlichen Hirnschädigung die visuelle Suche zu beeinflussen. So untersuchten Tinelli et al. (2011) an 29 Kindern mit angeborener oder erworbener Hirnschädigung im Alter von 6 bis 16 Jahren. Die Untersuchung ergab, dass Kinder und Jugendliche mit erworbener Hirnschädigung kontraläsional mehr Zeit für die visuelle Suche benötigten, als ipsiläsional, unabhängig von einem eventuellen Gesichtsfeldausfall. Anders verhielt es sich bei Kindern und Jugendlichen mit angeborener Hirnschädigung. Hier wurden keine Diskrepanzen in der visuellen Suche zwischen den beiden Halbfeldern festgestellt. Die Autoren gehen daher auch davon aus, dass die Prognose umso günstiger ist, je früher die Hirnschädigung auftritt, da es in der frühen Entwicklung noch eher zu einer Restitution kommen kann und auch der Erwerb von Kompensationsstrategien besser gelingt.

Die Untersuchung der visuellen Exploration und der visuellen Suche umfasst zwei wesentliche Ebenen. Zuerst ist es wichtig die „ungerichtete“ visuelle Exploration, d.h. die visuelle Neugierde zu untersuchen und im nächsten Schritt, die visuelle Suche zu erfassen (Zihl & Dutton, 2015c).

Die visuelle Suche und Exploration kann mittels Paper-Pencil-Verfahren oder computergestützt untersucht werden. Allen Ansätzen ist gemein, dass in der visuellen Suche nach einem oder mehreren Zielreizen gesucht werden muss. In der visuellen Exploration müssen alle abgebildeten Reize entdeckt werden. Dabei kann die Anzahl an Distraktoren ebenfalls variiert werden. Die Items werden zufällig über das Suchfeld verteilt. Als Ergebnismaße werden die Geschwindigkeit und die Genauigkeit ausgewertet. Ein paralleles Suchparadigma umfasst meist die Suche nach einem Zielreiz, der sich in Farbe, Form, Größe oder Orientierung von den Distraktoren deutlich sichtbar unterscheidet. Variiert wird dabei die Anzahl an Distraktoren von einer geringen Anzahl (z.B. drei) zu einer hohen Anzahl (z.B. 20). Durch den klar hervortretenden Zielreiz ist die Reaktionszeit über alle Setgrößen ähnlich. Parallele Suchparadigmen werden meist am Computer umgesetzt, da eine verlässliche Reaktionszeitmessung manuell kaum möglich ist. Ein serielles Suchparadigma hingegen, setzt eine optische Ähnlichkeit von Ziel- und Ablenkreiz voraus, beispielsweise ein „E“ unter „F“ zu finden. Aufgabe der Probanden ist es, die Zielreize durchzustreichen oder bei PC-gestützten Verfahren anzutippen oder anzuklicken. Derzeit gibt es in erster Linie einen Durchstreichtest, der zur Untersuchung der visuellen Suchleistung eingesetzt werden kann, der „Teddy Bear Cancellation Test“, er stammt von Laurent-Vannier, Chevignard, Pradat-Diehl, Abada und De Agostini (2006). Aufgabe des Kindes ist es, alle Teddybären, die mit anderen Gegenständen zufällig auf einem

Blatt angeordnet sind, durchzustreichen. Zunehmend finden auch computergestützte Verfahren Anwendung, die die gleiche Aufgabenform in digitaler Form auf einem Touchscreen darbietet, z.B. bei Scerif et al. (2004). Vorteil der Durchführung derartiger Aufgaben mittels Touchscreens ist neben der automatisierten Auswertung vor allem die Aufzeichnung des Suchpfades und der Antwortlatenz. D.h. neben den Ergebnismaßen Geschwindigkeit und Genauigkeit, können zusätzliche Informationen, wie die Reihenfolge der angetippten Zielreize sowie die Dauer von Darbietungsbeginn bis zum Entdecken des ersten Zielreizes ausgewertet werden. Eine weitere Form der Untersuchung der visuellen Suche ist der „Useful Field of View"-Test (Ball & Owsley, 1993) in seiner Umsetzung von Bennett, Gordon und Dutton (2009). Dieser ist ebenfalls PC-gestützt, die Antwort erfolgt mittels Mausklick oder Antippen des berührungsempfindlichen Monitors. Die Testbatterie besteht aus drei Untertests. In der ersten Aufgabe wird zentral ein Auto oder LKW gezeigt. Aufgabe des Probanden ist es, das Objekt anzuklicken und zu benennen. Der zweite Untertest ist identisch, jedoch wird der Zielreiz in der Peripherie dargeboten. In der dritten Aufgabe wird der zweite Untertest um rechteckige Störreize erweitert. Im Alter von 5 bis 14 Jahren fand sich bei Normierung ein linearer Anstieg der Untersuchungsleistung. Im Alter von 14 Jahren erreichten die meisten Jugendlichen eine mit der Testleistung eines Erwachsenen vergleichbare Ergebnisse.

Wie können Kinder und Jugendliche mit Beeinträchtigungen der visuellen Exploration und der visuellen Suche nun gefördert werden? Eigens für Kinder konzipierte Ansätze sind derzeit kaum vorhanden. Meist müssen Rehabilitationsprogramme aus dem Erwachsenenbereich adaptiert werden. Ein Ansatz aus dem Erwachsenenbereich, der in einer Pilotstudie von Eva Sigerist (2014) untersucht wurde, ist das visuelle Explorationstraining „SEARCH", das von Zihl (1980) stammt. Ursprünglich für Erwachsene mit Gesichtsfeldausfall konzipiert, scheint es vielversprechend für den Einsatz bei Kindern mit CVI zu sein. Das computergestützte Programm erlaubt es, einem Kind mit Beeinträchtigung der visuellen Suche eine effiziente Blickstrategie zu vermitteln und diese systematisch zu üben. Das Programm sieht bei Erwachsenen neun Schwierigkeitsstufen vor. Begonnen wird mit parallelen Suchaufgaben (z.B. visuell unähnliche Buchstaben), die dann zu parallelen und seriellen Aufgaben gesteigert werden, bis hin zu rein seriellen Suchaufgaben (z.B. visuell ähnliche Buchstaben). Jeder der drei Blöcke wird dabei mit einer geringeren Setgröße von 15 begonnen und in der Größe gesteigert. Zusätzlich wird mit einer Distraktorart begonnen und mit steigender Schwierigkeit um eine weitere Distraktorart angereichert. Als Stimulusmaterial können geometrische Formen oder Buchstaben verwendet werden. Aufgabe der Probanden ist es, den Bildschirm zentral zu fixieren. Verschwindet das Fixationskreuz, erscheint das Suchdisplay. Aufgabe ist es nun, die vorher erlernte Suchstrategie anzuwenden und zu überprüfen, ob sich der vor Beginn der Übung genannte Zielreiz unter den Distraktoren befindet. Diese Entscheidung muss so schnell wie möglich getroffen werden, wobei die Genauigkeit gegenüber der Geschwindigkeit bevorzugt wird. Jeder Trial umfasst 20 Durchgänge. Jede der oben erwähnten Schwierigkeitsstufen besteht aus 10 Trials. Wurden mindestens neun der zehn Trials zweimal fehlerfrei gelöst, wird die Aufgabenschwierigkeit gesteigert. Ziel ist es, eine möglichst schnelle und genaue Suchstrategie zu etablieren und diese zu automatisieren, sodass diese im Alltag ohne intentionale Steuerung von alleine eingesetzt wird. Die Pilotstudie von Eva Sigerist (2014) zeigt vielversprechende Ergebnisse. Jedes Kind erhielt mindestens 15 Sitzungen Explorationstraining à 45 Minuten, zzgl. Vor- und Nachuntersuchung. Neben der Steigerung der visuellen Suchleistung ergaben sich auch unspezifische Verbesserungen der visuellen fokussierten Aufmerksamkeit. Kein Transfereffekt zeigte sich auf die Leseleistung.

Ein weiteres Programm, das auf einem sehr ähnlichen Ansatz basiert, stammt von Linehan, Waddington, Hodgson, Hicks und Banks (2014). Die Autoren sind derzeit in der Konzeptionsphase eines Computerspiels, das auf ähnlichen Ansätzen basiert, wie das Programm von Zihl (1980). Bisher wurde es an vier Jugendlichen im Alter von 15 bis 18 Jahren überprüft. Dem Programm der Autoren liegen ähnliche Strukturen wie bei „SEARCH“ zugrunde, jedoch wurde das visuelle Suchtraining in einen Spielekontext eingebettet, das aus drei Spielelevels besteht. Linehan et al. (2014) achten dabei darauf, dass das eigentliche Therapieziel des Suchtrainings im Fokus des Spiels bleibt und nicht das Spiel selber. Zusätzlich legen die Autoren Wert darauf, dass das Spiel an eventuelle Beeinträchtigungen der Patienten (z.B. an eine periphere Sehbeeinträchtigung oder kognitive Beeinträchtigungen) angepasst werden kann. Auch die soziale Interaktion und engmaschige Betreuung durch Therapeuten wird unterstützt. Eine Validierung des Trainingsprogramms steht noch aus, die Ergebnisse sind aber ebenfalls vielversprechend.

2.3.2.2 Größenwahrnehmung

Größenwahrnehmung bezeichnet die Fähigkeit visuell Objekte in ihrer Größe wahrzunehmen, zu unterscheiden und zu erkennen. Die Größenwahrnehmung kann sowohl absolut sein (klein vs. groß), als auch relativ (kleiner vs. größer). Die Größenwahrnehmung ist eine kritische Funktion für die Formwahrnehmung sowie die Objekterkennung.

Für die Entwicklung der Größenwahrnehmung scheint die cross-modale Integration von besonderer Bedeutung zu sein. D.h. die haptische Erfahrung von Größe ist von großer Bedeutung für die Entwicklung der visuellen Größenwahrnehmung (Gori, Tinelli, Sandini, Cioni & Burr, 2012) Dies zeigte sich an einer Studie mit Kindern im Alter von 5 bis 16 Jahren mit Erkrankungen des Bewegungsapparates, die auf diese Weise von haptischen Erfahrungen von Größe depriviert waren. Die relative visuelle Größenwahrnehmung war bei allen ProbandInnen beeinträchtigt. Einzig ein Junge, dessen Erkrankung erst im Alter von zwei Jahren erstmals aufgetreten war, konnte verschieden große Objekte zuverlässig in größer und kleiner unterscheiden. In den ersten zwei Lebensjahren scheint die haptische Größenerfahrung somit besonders wichtig zu sein (Gori et al., 2012). Die relative Größenunterscheidung scheint außerdem in ihrer Entwicklung im Alter von zwei Jahren bereits abgeschlossen zu sein.

Über die Entwicklung und Beeinträchtigungen der Größenwahrnehmung bei CVI ist wenig bekannt. Valtonen, Dilks und McCloskey (2008) untersuchten ein 15-Jähriges Mädchen, das im Alter von drei Jahren an Herpes Enzephalitis erkrankte. Unter anderem wurde die relative Größenwahrnehmung untersucht, d.h. die Fähigkeit bei zwei nebeneinander abgebildeten Objekten korrekt einzuschätzen, ob diese gleich groß sind, oder nicht. Die Autoren fanden hier starke Beeinträchtigungen der Größenwahrnehmung, auch zwölf Jahre nach der Hirnschädigung.

Die relative Größenwahrnehmung kann auf einfache Weise operationalisiert werden. Dem Probanden können zwei oder mehr Objekte oder gezeichnete Formen vorgegeben werden, die anschließend nach Größe sortiert werden müssen oder zwischen zwei Objekten entschieden werden muss, welches das größere bzw. kleinere ist. Eine erste Operationalisierung der relativen Größenwahrnehmung ist der Testsammlung Birmingham Object Recognition Battery (BORB) (Riddoch & Humphreys, 1993) zu entnehmen. Hier ist es die Aufgabe des Untersuchten, zwei Kreise, die nebeneinander abgebildet sind, zu bewerten (gleich groß versus nicht gleich groß). Normdaten gibt es hier derzeit nur für 50 bis 80-Jährige, sodass es keine diagnostischen Referenzwerte für die Untersuchung der Größenwahrnehmung bei Kindern gibt. Eine andere Aufgabe zur Diagnostik der Größenwahrnehmung ist in den Intelligence and Development Scales enthalten (Grob, Meyer & Hagmann-von Arx, 2009). Aufgabe der Kinder und Jugendlichen ist es, Karten auf denen jeweils ein Strich in unterschiedlicher Länge abgebildet ist, nach der Größe zu ordnen. Aufgrund der dünnen kontrastarmen Linien (hellblau auf weißem Grund) ist der Einsatz dieser Aufgabe bei Kindern mit peripherer Sehbeeinträchtigung erschwert.

2.3.2.3 Formwahrnehmung

Die Formwahrnehmung umfasst die Unterscheidung, die Identifikation und das Wiedererkennen von Formen und Gestalten auf Basis ihrer räumlichen Eigenschaften (Länge, Orientierung etc.) (Zihl & Dutton, 2015a). Zusätzlich zur Fähigkeit, Formen zu unterscheiden, gehört zur Formwahrnehmung auch die Formkonstanz, d.h. die gleiche Form auch bei Veränderungen von internalen (z.B. Orientierung, Farbe, Größe oder Textur) und externalen (z.B. Beleuchtung, Schatten, visueller Kontext) Faktoren als gleiche Form wiederzuerkennen. Mit steigendem Alter erlernen Kinder eine Form nicht nur konkretistisch wiederzuerkennen, sondern einen Prototyp der Form, eine sogenannte Gestalt der verschiedenen Formen zu enkodieren (Zihl & Dutton, 2015a).

Die Formwahrnehmung ist Voraussetzung für die sich später entwickelnde Objekterkennung, Gesichtserkennung und Figur-Grund-Unterscheidung (Zihl & Dutton, 2015a). Schon mit sechs Wochen sind Säuglinge in der Lage, verschiedene Orientierungen einer Kontur zu diskriminieren (Zihl et al., 2012d). Elementare Formen der Formkonstanz zeigen sich ebenfalls bereits in den ersten Lebenswochen. Es ist anzunehmen, dass es sich in Grundzügen um eine angeborene Funktion handelt (Zihl & Dutton, 2015a). Ab etwa dem dritten Lebensmonat können dann auch verschiedene Winkel, die die Konturen miteinander bilden, unterschieden werden. In der Formwahrnehmung zeigt sich bereits früh eine Tendenz, verbundene Konturen als Ganzes, als Gestalt wahrzunehmen (Zihl et al., 2012d). Im Alter von sechs Jahren scheint die Entwicklung der Formwahrnehmung, bzw. der Formunterscheidung bereits abgeschlossen zu sein (Bova et al., 2007).

Im Kontext von CVI kann auch die Formwahrnehmung beeinträchtigt sein. Dennoch scheint diese noch recht basale Leistung weniger anfällig für Beeinträchtigungen zu sein. Valtonen et al. (2008) beobachteten in einer Einzelfallstudie mit CVI deutliche Beeinträchtigungen der Formwahrnehmung, wie auch Kiper, Zesiger, Maeder, Deonna und Innocenti (2002) bei Untersuchung von zwei Kindern mit CVI. In einer Fragebogenstudie von Houliston et al. (1999) berichteten hingegen nur 8% der befragten Eltern von Schwierigkeiten bei der Formerkennung. Alle betroffenen Kinder wiesen dann auch Beeinträchtigungen der Objekterkennung auf. Auch Fazzi et al. (2004) fanden bei einer Untersuchung von 20 Kindern im Alter von 5 bis 8 Jahren über die Gesamtgruppe hinweg keine erhöhte Anzahl an Kindern mit Beeinträchtigungen der Formwahrnehmung und auch Amicuzi et al. (2006) fanden in einer Einzelfallstudie keine Beeinträchtigungen der Formwahrnehmung.

Diagnostisch kann die Formwahrnehmung auf verschiedene Arten untersucht werden. Zum einen können Fantasieformen vorgegeben werden, die abgezeichnet werden müssen (Deutsch-Lezak, Howieson, Bigler & Tranel, 2012). Zum anderen können geometrische Formen dargeboten werden, die benannt werden müssen. Zudem können Formen gezeigt werden, die dann unter anderen Formen wiedergefunden werden müssen. Dabei kann die Originalform in Größe, Farbe, Orientierung etc. verändert sein. Letztere Art ist diejenige, die im Kontext von CVI am häufigsten eingesetzt wird (Amicuzi et al., 2006; Bova et al., 2008; Fazzi et al., 2009; Fazzi et al., 2004; Fazzi et al., 2007; Ito et al., 1996; Kiper et al., 2002; Simic, Khan & Rovet, 2013; Valtonen et al., 2008; Werpup-Stüwe, Petermann & Daseking, 2014). Diagnostische Verfahren, die auch Untertests zur Untersuchung der Formwahrnehmung im Kindes- und Jugendalter umfassen, sind der Frostigs Entwicklungstest der visuellen Wahrnehmung-2 (FEW-2) (Büttner & Frostig, 2008) sowie die Version für Jugendliche und Erwachsene (FEW-JE) (Petermann, Waldmann & Daseking, 2012) mit ihren englischsprachigen Versionen DTVP-2 (Hammill, Pearson & Voress, 1993) und DTVP-A (Reynolds, Pearson & Voress, 2002). Hinzu kommen der Motor-Free Visual Perception Test (MVPT-3) (Colarusso & Hammill, 2003) und der Test of Visual Perceptual Skills - nonmotor (TVPS-3) (Martin, 2006).

Auch wenn die Formwahrnehmung im Kontext von CVI nach aktuellem Stand nur in Einzelfällen beeinträchtigt zu sein scheint, ist die diagnostische Abklärung dennoch von Bedeutung, um Schwierigkeiten der Objekt- und Gesichtserkennung verstehen und interpretieren zu können.

2.3.2.4 Figur-Grund-Unterscheidung

Als Figur-Grund-Unterscheidung wird die Fähigkeit bezeichnet, eine Figur von ihrer Umgebung abzugrenzen, sodass einzelne Objekte und Menschen in einer visuellen Szene identifiziert werden können (Zihl & Dutton, 2015a). Die Figur-Grund-Unterscheidung ist besonders bedeutend für die Objektwahrnehmung (Takashima, Kanazawa, Yamaguchi & Shiina, 2014).

Die Figur-Grund-Unterscheidung entwickelt sich bereits in den ersten Lebensmonaten. Ab vier bis acht Monaten können die meisten Säuglinge Objekte von deren Hintergrund abgrenzen (Braddick & Atkinson, 2007; Kavšek, 2004; Otsuka, Kanazawa & Yamaguchi, 2006; Takashima et al., 2014). Im

Alter von sechs Jahren ist die Entwicklung der Fähigkeit zur Figur-Grund-Unterscheidung im Normalfall bereits weit fortgeschritten (Bova et al., 2007). Graduelle, aber bedeutsame Steigerungen der Leistung sind bis zum 12. Lebensjahr möglich (Bova et al., 2007).

Gerade im Kontext von CVI ist es von Bedeutung, ob die Figur-Grund-Unterscheidung intakt ist, da sie bedeutsam für die Entwicklung der Objekterkennung ist. Kann ein Kind nicht zwischen Vorder- und Hintergrund unterscheiden und eine gewünschte Figur visuell abgrenzen, führt dies zu einer visuellen Reizüberflutung. Dies erklärt auch, weshalb Kinder mit CVI oft gerne mit dem Gesicht gegen eine weiße Wand gerichtet oder auf einem einfarbigen Untergrund spielen (Mundhenk, 2008). Hier fällt es ihnen leichter ihre Spielsachen vom Hintergrund zu unterscheiden. In zahlreichen Studien wurde untersucht, ob bei CVI auch Beeinträchtigungen der Figur-Grund-Unterscheidung auftreten (Chokron, Cavézian & de Agostini, 2010; Fazzi et al., 2009; Fazzi et al., 2004; Fazzi et al., 2007; Kiper et al., 2002; Lê et al., 2002; Ortibus, Laenen, et al., 2011; Ortibus, Lagae, Casteels, Demaerel & Stiers, 2009; Simic et al., 2013; Stiers et al., 2001; Stiers & Vandenbussche, 2004; Valtonen et al., 2008). Das Fazit dieser Studien ist, dass die Figur-Grund-Wahrnehmung bei CVI beeinträchtigt sein kann (Fazzi et al., 2004; Kiper et al., 2002; Lê et al., 2002; Stiers et al., 2001; Valtonen et al., 2008). Es werden aber auch Fälle berichtet, in denen die Figur-Grund-Unterscheidung nicht beeinträchtigt war (Simic et al., 2013). Kiper et al. (2002) berichten von zwei Einzelfallstudien, bei denen kurz nach der Geburt eine Hirnschädigung auftrat (im Alter von fünf Wochen bzw. sieben Monaten). Während im Falle des späteren Krankheitseintritts die Figur-Grund-Unterscheidung als solche beeinträchtigt war, konnten die Autoren die schlechte Testleistung in der Figur-Grund-Unterscheidung bei dem Fall mit frühem Erkrankungsbeginn nicht sicher auf eine Beeinträchtigung der Figur-Grund-Unterscheidung zurückführen. Vielmehr schien das Kind stark beeinträchtigt in der Formwahrnehmung zu sein, sodass es die versteckten Formen nicht identifizieren konnte.

Diagnostisch werden für die Untersuchung der Figur-Grund-Unterscheidung meist verschiedene Aufgabenformen gebraucht, die einander dennoch stark ähneln. Allen Aufgabenformen ist gemein, dass Figuren ineinander verschränkt dargestellt werden (Deutsch-Lezak et al., 2012). Dies können geometrische Formen, echte Gegenstände oder Fantasieformen sein. Unterschiede gibt es bezüglich des Antwortformates; die Aufgabe des Untersuchten kann es entweder sein, die Formen oder Gegenstände, die er entdecken kann, zu benennen oder aus verschiedenen Antwortalternativen die richtigen

Formen auszuwählen. In der CVI-Diagnostik gängige Verfahren zur Figur-Grund-Unterscheidung sind derzeit die gleichnamigen Subtests verschiedener Testbatterien, beispielsweise des Developmental Test of Visual Perception in der Version für Kinder (DTVP-2 (Hammill et al., 1993)), im Deutschen der FEW-2 (Büttner & Frostig, 2008)), als auch für Jugendliche und Erwachsene der DTVP-A (Reynolds et al., 2002), im Deutschen FEW-JE (Petermann et al., 2012). Auch der Motor-Free Visual Perception Test (MVPT-3) (Colarusso & Hammill, 2003), der Test of Visual Perceptual Skills - non-motor (TVPS-3) (Martin, 2006) und der Poppelreuter-Ghent-Test (Della Sala, Laiacona, Trivelli & Spinnler, 1995) enthalten entsprechende Aufgaben. Studien, in denen die oben genannten Verfahren zur Figur-Grund-Wahrnehmung im CVI-Kontext eingesetzt wurden, stammen beispielsweise von Fazzi et al. (2004), Fazzi et al. (2009), Kiper et al. (2002), Ortibus, De Cock und Lagae (2011), Simic et al. (2013), Stiers et al. (2001) sowie Stiers und Vandenbussche (2004).

2.3.2.5 Visuelle Objekterkennung

Die Objekterkennung umfasst dieselben visuellen Wahrnehmungsfähigkeiten wie die Formwahrnehmung, hier allerdings bezogen auf reale Gegenstände. Unterscheidung, Identifikation und das Wiedererkennen von Objekten aufgrund ihrer visuell-räumlichen Eigenschaften sind dabei impliziert (Zihl & Dutton, 2015a).

Die Gesichtserkennung ist ein Spezialfall der Objekterkennung, bei der sich die Erkennungsleistung auf Gesichter, d.h. die Verarbeitung fazialer Eigenschaften und Attribute beschränkt (Zihl & Dutton, 2015a). Da diese nicht Gegenstand der Untersuchung war, wird diese hier nicht genauer beschrieben, jedoch sei auf Zihl und Dutton (2015a) für einen Überblick über die Entwicklung der Gesichtserkennung sowie Gesichtserkennung im Kontext von CVI verwiesen.

Ab dem vierten Lebensmonat können Säuglinge verschiedene Eigenschaften von Objekten sowie deren Form zur Objekterkennung nutzen. Allerdings gelingt erst ab dem zehnten Lebensmonat die Integration von Objekteigenschaften zu einem Ganzen, also zu einer Gestalt, obwohl Kinder dazu tendieren Konturen und Formen sehr früh als ein Ganzes wahrzunehmen (Zihl & Dutton, 2015a). Es werden Prototypen von Objekten gebildet und Objekte in Kategorien abgespeichert, die das Wiedererkennen eines Objektes aus verschiedenen Perspektiven und in verschiedenen Ausführungen erlaubt. Dies nennt man Invariantenbildung (Zihl et al., 2012d). Mit zunehmender kognitiver Leistungsfähigkeit und visueller Wahrnehmungserfahrung beginnen Kinder visuell komplexere Reize zu bevorzugen (Zihl et al., 2012d). Zwischen dem sechsten und elften Lebensjahr entwickelt sich die Fähigkeit zur Objekterkennung konstant weiter (Bova et al., 2007). Auch darüber hinaus sind noch Entwicklungsfortschritte bis in die Adoleszenz hinein zu erwarten (Rentschler, Jüttner, Osman, Müller & Caelli, 2004).

Beeinträchtigungen der Objekterkennung werden im Kontext von CVI des Öfteren berichtet (Dutton et al., 1996; Fazzi et al., 2009; Houliston et al., 1999; Lê et al., 2002; Ortibus et al., 2012; Stiers et al., 1998; Valtonen et al., 2008). Houliston et al. (1999) berichtet bei 8% der Kinder Einbußen in der Objekterkennung, dabei unterschied sich die CVI-Gruppe nicht signifikant von gesunden Kindern. Eine vergleichsweise höhere Quote beobachteten Fazzi et al. (2009), mit 15 von 22 Kindern (68%) bis hin zu 16 von 22 Kindern (73%) bei Stiers et al. (1998). Diese Beeinträchtigungen äußern sich qualitativ meistens derart, dass Objekte nicht benannt werden können (Dutton et al., 1996; Lê et al., 2002; Valtonen et al., 2008) oder aufgrund von Details mit anderen Objekten verwechselt werden (z.B. Fahrrad mit Rollstuhl; (Valtonen et al., 2008)). In der Untersuchungssituation gelingt zudem oft die Identifikation von Objekten auf Bildern nicht, die aus unüblichen Perspektiven oder bei ungewohnter Beleuchtung aufgenommen wurden (Bova et al., 2007; Fazzi et al., 2009).

Quantitative Verfahren, die die Operationalisierung der Objekterkennung ermöglichen, sind im Kontext von CVI oft Bilder von Objekten, die aus unüblichen Perspektiven oder bei unüblichem Lichteinfall fotografiert oder gezeichnet wurden und den Kindern zur Wiedererkennung gezeigt werden (Farah, 2000; Lê et al., 2002; Stiers et al., 1998). Auch finden einfache Schwarz-Weiß-Zeichnungen (Kaplan, E., Goodglass, Weintraub, Segal & van Loon-Vervoorn, 2001; Nishimoto, Ueda, Miyawaki, Une & Takahashi, 2012; Snodgrass & Vanderwart, 1980) oder eine Modifikation der gleichen Bilder in Form von Farbzeichnungen (z.B. bei Stiers et al. (1998); Valtonen et al. (2008)) oder Farbfotografien (Moreno-Martínez & Montoro, 2012) Anwendung. Bova et al. (2007) erstellten eine Mischform der beiden oben genannten Ansätze mithilfe von Farbfotografien von Gegenständen mit unüblicher Belichtung oder aus ungewohnten Perspektiven. Eine ähnliche Untersuchung führten auch Fazzi et al. (2009) durch. Besonders für jüngere Kinder vor der Einschulung geeignet, ist die Untersuchung der Objekterkennung mittels echter Gegenstände, wie beispielsweise in der Schleswiger Sehkiste (Mundhenk, 2008), auf die in Kapitel 2.6.2 genauer eingegangen wird.

Ist das visuelle Erkennen von Objekten nicht möglich, kann dies kompensatorisch auch taktil möglich sein, wie durch Berühren der Gegenstände, ähnlich wie blinde Kinder dies machen (Lê et al., 2002). Ob eine Besserung der Objekterkennung über die Lebensspanne im Kontext von CVI zu erwarten ist, ist unbekannt. In zwei Einzelfallstudien, in denen eine Jugendliche (Valtonen et al., 2008) bzw. ein junger Erwachsener (Lê et al., 2002) nach Hirnschädigung im Kindesalter untersucht wurden, ergaben auch mehrere Jahre nachdem die Hirnschädigung eingetreten war, keine altersentsprechende Objekterkennungsfähigkeit.

2.3.2.6 Visuelle Text- und Zahlenverarbeitung

Voraussetzungen für das Lesen und die Text- und Zahlenverarbeitung sind ein ausreichendes zentrales Gesichtsfeld, eine ausreichende Sehschärfe und Kontrastwahrnehmung sowie eine effektive Steuerung der Augenbewegungen (Fixationssprünge). Zudem sind Form-, Zahlen- und Buchstabenunterscheidung sowie deren Erkennen Voraussetzung für das Lesen und die Text- und Zahlenverarbeitung (Zihl & Dutton, 2015a).

Unter Text- und Zahlenverarbeitung wird das korrekte Zusammensetzen von Ziffern bzw. Buchstaben zu Zahlen bzw. Wörtern und später zu ganzen Sätzen verstanden. Die intakte visuelle Textverarbeitung ist eine Grundvoraussetzung des Lesens, da Lesen die semantische Verarbeitung, also sinnentnehmende Verarbeitung von Text mit einschließt (Zihl & Dutton, 2015a). Mit der Leseleistung eng verknüpft sind auch das semantische und verbale Gedächtnis (Zihl & Dutton, 2015a). Die Leseleistung ist allerdings unabhängig von der Sehschärfe (Vogel, 2012).

Das Lesen von Buchstaben und Ziffern wird meist erst mit Schuleintritt erlernt. Davor steht der Spracherwerb eines Kindes im Vordergrund. Dieser umfasst die auditive Verarbeitung verbaler Informationen sowie die Sprachproduktion. Im Alter von 18 Monaten umfasst der produktive Wortschatz ca. 50 Wörter. Anschließend ist eine explosionsartige Steigerung des Wortschatzes bis zum fünften oder sechsten Lebensjahr zu beobachten („Wortschatzspurt") (Siegmüller, 2007). Der passive Wortschatz umfasst dann etwa 14000 Worte (Zihl & Dutton, 2015a). Beginnt der Leselernprozess mit etwa sechs Jahren, ist die Routinebildung des Lesens mit circa zehn Jahren abgeschlossen. Dies erfordert allerdings viel systematische Übung (Zihl & Dutton, 2015a). Neuroanatomisch scheinen für das Lesen besonders okzipitotemporale Strukturen der linken Hemisphäre von Bedeutung zu sein. Dort befindet sich das sogenannte Visuelle Wortformareal (visual word form area), das auf Textverarbeitung und Lesen spezialisiert ist (Zihl & Dutton, 2015a).

Wie aus den oberen Abschnitten erkennbar wird, ist das Lesen eine kognitiv und visuell komplexe Leistung. Treten Beeinträchtigungen des Lesens bis hin zur Unfähigkeit Lesen zu lernen im Kindesalter in Verbindung mit einer Hirnschädigung auf, wird von einer Entwicklungsdyslexie gesprochen (Zihl & Dutton, 2015f). Der visuelle Typ der Dyslexie umfasst im Besonderen die Unfähigkeit die Bedeutung von Buchstaben zu erlernen oder Buchstaben zu Wörtern zu integrieren (Zihl & Dutton, 2015f). Zahlreiche Studien haben sich mit der Frage beschäftigt, welche visuellen und kognitiven Teilleistungen mit Beeinträchtigungen der Leseleistung assoziiert sind. Auf diese soll im Folgenden eingegangen werden.

Assoziierte visuelle Teilleistungsstörungen im Kontext einer Dyslexie können Beeinträchtigungen der binokulären Okulomotorik (Bucci, Bremond-Gignac & Kapoula, 2008; Grisham, Powers & Riles, 2007; Kapoula et al., 2009; Kirkby, Blythe, Drieghe & Liversedge, 2011; Kulp & Schmidt, 1996), der Fixation (Buzzelli, 1991; Eden, Stein, Wood & Wood, 1994; Eden, Stein, Wood & Wood, 1995; Evans, Drasdo & Richards, 1996; Fischer & Hartnegg, 2000; Jainta & Kapoula, 2011; Kirkby et al., 2011; MacKeben et al., 2004; Prado, Dubois & Valdois, 2007), der Akkommodation (Dusek, Pierscionek & McClelland, 2010; Evans et al., 1996; Grisham et al., 2007; Palomo-Alvarez & Puell, 2008), der Vergenz (Bucci et al., 2012; Buzzelli, 1991; Eden et al., 1994; Eden et al., 1995; Grisham et al., 2007; Jainta & Kapoula, 2011; Palomo-Alvarez & Puell, 2010), der visuellen Suche und des Crowding (Evans, Drasdo & Richards, 1994; Martelli, Di Filippo, Spinelli & Zoccolotti, 2009; Sireteanu, Goebel, Goertz & Wandert, 2006; Zorzi et al., 2012), der topographischen Orientierung und Raumwahrnehmung (Del Giudice, Trojano, et al., 2000; Nyman, Laurinen & Hyvärinen, 1982), der Objekterkennung (Eden et al., 1995) oder der Kontrastsensitivität (Evans et al., 1994; Hollants-Gilhuijs, Spekreijse, Gijsberti-Hodenpijl, Karten & Spekreijse, 1998) sein. Ob diese kausal für die Entstehung einer Dyslexie verantwortlich sind oder vielmehr lediglich assoziiert sind, ist umstritten (Wright, 2007). In den o.g. Studien wird von einem kausalen Zusammenhang von visueller Wahrnehmung und Lesen ausgegangen, d.h. Beeinträchtigungen verschiedener visueller Teilleistungen führen zu Schwierigkeiten beim Lesen. Andere Studien konnten keinen Zusammenhang von Beeinträchtigungen des Lesens mit Beeinträchtigungen der Sehschärfe (Dusek et al., 2010; Sireteanu et al., 2006; Ygge, Lennerstrand, Axelsson & Rydberg, 1993), der Akkommodation (Ygge, Lennerstrand, Rydberg, Wijecoon & Pettersson, 1993), der Vergenz (Dusek et al., 2010; Ygge, Lennerstrand, Rydberg, et al., 1993), der Okulomotorik (Sireteanu et al., 2006), der binokulären Okulomotorik (Sireteanu et al., 2006), mit Strabismus (Ygge, Lennerstrand, Rydberg, et al., 1993), der Kontrastwahrnehmung (O'Brien, Mansfield & Legge, 2000; Sireteanu et al., 2006; Williams, M. J., Stuart, Castles & McAnally, 2003; Ygge, Lennerstrand, Axelsson, et al., 1993) oder der Objekterkennung (Trauzettel-Klosinski, Durrwachter, Klosinski & Braun, 2006) finden.

Eine Dyslexie geht oft auch mit Beeinträchtigungen der kognitiven Leistungsfähigkeit einher. Es wird angenommen, dass diese kognitiven Beeinträchtigungen den Leseerwerb erschweren und daher für die Leseprobleme mitverantwortlich sind. Bekannt sind aus der Literatur Assoziationen der Dyslexie mit Beeinträchtigungen der visuell-räumlichen Aufmerksamkeit (Bucci et al., 2012; Facoetti, Paganoni, Turatto, Marzola & Mascetti, 2000; Roach & Hogben, 2008; Vidyasagar, 2004; Vidyasagar & Pammer, 2010), der visuellen selektiven Aufmerksamkeit (Facoetti et al., 2000; Roach & Hogben, 2008), der fokussierten Aufmerksamkeit (Facoetti et al., 2000) sowie der visuellen Aufmerksamkeitsspanne (Daueraufmerksamkeit) (Prado et al., 2007). In einer Studie von Sireteanu et al. (2006) folgern die Autoren, dass Dyslexie unter anderem durch Beeinträchtigungen der visuell-räumlichen Aufmerksamkeit entsteht. Dies äußert sich zum einen durch einen minimalen Neglect auf der linken Seite. Zum anderen ist die visuell-räumliche Aufmerksamkeit maßgeblich mit der visuellen Suche verknüpft. Diese ist bei seriellen Suchbedingungen, die genaues, itemweises Absuchen erfordern, im Kontext einer Dyslexie beeinträchtigt. Die serielle Suche wiederum ist maßgeblich mit der visuell-räumlichen Aufmerksamkeit und somit der Leseleistung verknüpft und erfordert neben Aufmerksamkeit auch visuelle Arbeitsgedächtnisleistungen sowie exekutive Funktionen. Dem widersprechen (Hawelka & Wimmer, 2008), indem sie aus ihrer Untersuchung folgern, dass aufgrund einer Beeinträchtigung der mentalen Wortrepräsentation Lesestörungen auftreten können. Die Buchstabenfolge kann dabei mental nicht korrekt generiert werden. Eine Dyslexie ist ihrer Meinung nach keine Folge ineffizienter visueller Verarbeitung (z.B. der visuellen Suche).

Zusammenhänge mit dem Arbeitsgedächtnis, genauer der phonologischen Schleife (Poblano, Valadez-Tepec, de Lourdes Arias & Garcia-Pedroza, 2000) und dem visuell-räumlichen Notizblock (Poblano et al., 2000), sind im Kontext einer Dyslexie bestätigt worden, ebenso wie mit Beeinträchtigungen der phonologischen Bewusstheit, Enkodierung und Verarbeitung (Eden et al., 1994; Shastry, 2007; Trauzettel-Klosinski et al., 2006). Auf das Arbeitsgedächtnis wird in Kapitel 2.4.2.2 eingegangen, dort finden sich auch die

Definitionen zu den eben genannten Fachbegriffen. Auch Schwierigkeiten mit der Integration visueller Informationen beim Lesen mit Langzeitgedächtnisinhalten zu einem mentalen Wortbild werden im Kontext der Entstehung einer Dyslexie diskutiert (Koenig, Kosslyn & Wolff, 1991).

Zusammenfassend kann davon ausgegangen werden, dass es den betroffenen Kindern aufgrund von visuellen, kognitiven oder möglicherweise auditiven Beeinträchtigungen nicht gelingt, die im Text enthaltenen Informationen zu entnehmen, da der Leseprozess für sich genommen bereits zu einer Erschöpfung der vorhandenen Ressourcen führt.

Im Kontext von CVI bietet sich bezüglich der Leseleistung ein heterogenes Bild. Fazzi et al. (2009) fanden bei 22 Kindern mit CVI keinerlei Beeinträchtigungen der Buchstabenerkennung. O'Hare, Dutton, Green und Coull (1998) berichten hingegen von einem Einzelfall im Kontext von CVI, bei dem ein Mädchen im Alter von 2.5 Jahren einen bilateralen Infarkt des Okzipitallappens erlitt. In Folge dessen zeigte sich beim Leselernprozess bei erhaltener Schreibfähigkeit eine vollständige Dyslexie. Das Lesen einfacher Wörter gelang mit großer Mühe, sie konnte diese jedoch nicht wiedererkennen. Auch konnte sie eigenhändig Geschriebenes nicht lesen.

Die Untersuchung der visuellen Textverarbeitung basiert auf einfachen Leseaufgaben, beispielsweise dem Vorlesen einzelner Wörter. Protokolliert werden dabei sowohl die Lesedauer, als auch die Fehlerzahl. Ein anderer Ansatz zur Untersuchung der visuellen Textverarbeitung gelingt mithilfe von Lesetexten, die laut so schnell und fehlerlos wie möglich vorgelesen werden müssen und aus denen die Lesegeschwindigkeit (in Wörtern pro Sekunde) abgleitet wird. Im deutschsprachigen Raum dient hierfür beispielsweise der Test „Lernfortschrittsdiagnostik Lesen (LDL)“ (Walter, J., 2009). Natürlich kann auch das Leseverständnis ermittelt werden, dies ist aber streng genommen nicht Teil der visuellen Textverarbeitung.

Eine erste Studie von Dusek, Pierscionek und McClelland (2011) befasste sich mit den Auswirkungen eines Trainings der Sehfunktionen auf die Leseleistung. Im Rahmen einer PC-basierten Fördermaßnahme, die von den Kindern mit Lesestörung und Konvergenzinsuffizienz zu Hause durchgeführt wurde, übten die Kinder mit einem in den USA üblichen Programm zur Konvergenzinsuffizienz (2008; Cooper & Feldman, 2009). Aus dem Konvergenztraining ergab sich auch eine Verbesserung der Leseleistung. Dies kann als erster Hinweis darauf gewertet werden, dass Fördermaßnahmen, die basale Sehleistungen fördern, einen Effekt auf die Leseleistung haben können.

Bei Erwachsenen findet im Falle einer durch Hirnschädigung verursachten Lesestörung ein blickbewegungsbasiertes Training Anwendung, sofern sich diese auf eine visuelle Beeinträchtigung aufgrund eines Gesichtsfeldausfalls zurückführen lässt (Zihl, 2000). Im Rahmen einer unveröffentlichten Masterarbeit (Sigerist, 2014), die im Rahmen des Projektes entstand, in der auch die vorliegende Dissertation entstand, wurde erstmals eine Pilotstudie zur Wirksamkeit dieses blickbewegungsbasierten Förderprogramms bei Kindern durchgeführt. Das Förderprogramm ist ebenfalls PC-basiert und Ziel der Fördermaßnahme ist es, eine effiziente Blickstrategie zu erlernen, die die ganzheitliche Wortwahrnehmung beim Lesen ermöglicht und so Genauigkeit und Geschwindigkeit des Lesens verbessert.

Die Erfolge hier sind vielversprechend. An der Studie nahmen fünf Kinder teil, deren Leseleistung sich in einigen Fällen verbesserte, d.h. die Leseleistung, gemessen in Wörtern pro Sekunde hatte sich nach 15 Sitzungen bei einigen Kindern statistisch bedeutsam gesteigert.

2.3.2.7 Ganzheitliche Wahrnehmung und Gestaltwahrnehmung

Die ganzheitliche Wahrnehmung ist für die visuelle Wahrnehmung von größter Bedeutung. Sie ist für den kohärenten Seheindruck verantwortlich und gibt einer visuellen Szene Ordnung und Struktur und erlaubt die richtige inhaltliche Interpretation dessen, was man sieht (Bhatt & Quinn, 2011). Ohne diese organisierenden, strukturierenden Prozesse würden einzelne Individuen verschiedene Eindrücke der Welt verinnerlichen, sodass jedes Individuum seine ganz eigene Realität generieren würde, die eine Kommunikation untereinander unmöglich macht (Bhatt & Quinn, 2011). Aufgabe des visuellen Systems ist es, einerseits Objekte zu unterscheiden und sie andererseits zu verknüpfen. Eine visuelle Szene wird von einem Menschen auf zwei Ebenen verarbeitet, lokal (das einzelne Objekt, z.B. einzelne Bäume) und global (das visuelle Zusammenspiel mehrerer Objekte; z.B. mehrere Bäume als Wald zu identifizieren) (Navon, 1977). Beide Prozesse zusammen sorgen für den kohärenten Seheindruck.

Derzeit wird angenommen, dass die perzeptuelle Organisation teilweise angeboren und teilweise erlernt ist (Bhatt & Quinn, 2011). Das visuelle Gruppieren im Sinne der Wahrnehmung von einzelnen Objekten als eine Figur scheint beim Menschen angeboren zu sein. Diese wird auch als „Uniform Connectedness“ (Palmer & Rock, 1994) bezeichnet. Sie besagt, dass einander ähnliche Objekte, die miteinander verbunden sind, als eine Figur wahrgenommen werden (Palmer & Rock, 1994). So zeigen bereits Neugeborene die

Fähigkeit, Objekte gleicher Helligkeit als eine Gestalt wahrzunehmen (Bhatt & Quinn, 2011; Farroni, Valenza, Simion & Umilt, 2000), wie auch Kinder im Alter von 3 bis 4 Monaten oder 6 bis 7 Monaten (Hayden, Bhatt & Quinn, 2006). Im Alter von 3 bis 4 Monaten sind Säuglinge bereits dazu in der Lage derartige Gruppierungen nicht nur auf Basis der Helligkeit (Quinn, P.C., Burke & Rush, 1993), sondern auch durch Verbundenheit, räumliche Nähe, gleichförmige Bewegung oder einen gleichförmigen Verlauf zu verknüpfen (Bhatt & Quinn, 2011; Farroni et al., 2000; Needham & Baillargeon, 1997; Quinn, P. C. & Bhatt, 2006; Quinn, Paul C., Bhatt, Brush, Grimes & Sharpnack, 2002; Quinn, Paul C., Brown & Streppa, 1997). Aber erst im Alter von 6 bis 7 Monaten gelingt es Ihnen auch auf Basis ähnlicher Formen eine Gestalt wahrzunehmen (Quinn, Paul C. & Bhatt, 2005). Die Gestaltwahrnehmung entwickelt sich noch bis in die Kindheit und Jugend weiter und verhilft zu einer immer effektiveren Gliederung der Umwelt (Bhatt & Quinn, 2011).

Nun stellt sich die Frage, ob Kinder zuerst auf globaler oder lokaler Ebene eine visuelle Szene analysieren. Tatsächlich scheint es so zu sein, dass zwei getrennte visuelle Subsysteme eine visuelle Szene sowohl lokal, als auch global verarbeiten (Robertson & Lamb, 1991). Mit steigendem Alter ändert sich die Dominanz der Verarbeitungsebene. Dukette und Stiles (2001) und Poirel, Mellet, Houde und Pineau (2008) fanden heraus, dass Kinder zuerst auf lokaler Ebene eine Szene analysieren, sich dies aber rasch wandelt, sodass Kinder im Alter von vier Jahren bereits eine Dominanz der globalen Verarbeitung zeigen. In diesem Alter sind sie jedoch bei abnehmender Reizdichte anfällig, wieder zuerst auf lokaler Ebene zu analysieren. Im Alter von 6 bis 9 Jahren zeigt sich eine Dominanz der globalen Verarbeitung, die mit der von Erwachsenen vergleichbar ist (Dukette & Stiles, 1996; Poirel et al., 2008). Mit ihr geht ein Verlust grauer Hirnsubstanz im rechten Okzipitallappen sowie den parietalen visuell-räumlichen Arealen einher (Poirel et al., 2011). Einige Faktoren der visuellen Wahrnehmung können beeinflussen, ob eine Szene global oder lokal verarbeitet wird. So führt eine reduzierte Sehschärfe zu einer Dominanz der globalen Verarbeitung (Robertson & Lamb, 1991), wohingegen Größe, Vertrautheit mit der Szene und der Sehwinkel die lokale Verarbeitung begünstigen können (Robertson & Lamb, 1991). Ob eine visuelle Szene zuerst global oder lokal verarbeitet wird, hängt auch maßgeblich von der visuellen Aufmerksamkeit, genauer der visuell-räumlichen Aufmerksamkeit ab (Robertson & Lamb, 1991). Die globale Verarbeitung erfordert ein ausreichend großes Aufmerksamkeitsfeld sowie das Lösen von lokalen Reizen, bei gleichzeitiger Hinwendung zur gesamten Szene.

Die Gestaltwahrnehmung wurde im Kontext von CVI in einigen Studien thematisiert (Amicuzi et al., 2006; Arp, Taranne & Fagard, 2006; Bova et al., 2008; Di Filippo & Zoccolotti, 2011; Fazzi et al., 2009; Fazzi et al., 2004; Fazzi et al., 2007; Ito et al., 1996; Kiper et al., 2002; Lê et al., 2002; Simic et al., 2013; Stiles, Reilly, Paul & Moses, 2005; Stiles et al., 2008; Werpup-Stüwe et al., 2014). Wie auch in den anderen Kapiteln kann die Frage, ob im Kontext von CVI die Gestaltwahrnehmung beeinträchtigt ist, nicht abschließend beantwortet werden. In einigen Studien wurden Beeinträchtigungen der Gestaltwahrnehmung im Kontext einer Hirnschädigung beobachtet (Amicuzi et al., 2006; Fazzi et al., 2004; Kiper et al., 2002; Lê et al., 2002; Valtonen et al., 2008). Mit 65% ist beispielsweise ein hoher Anteil von 5 bis 8-Jährigen mit Periventrikulärer Leukomalazie von Beeinträchtigungen der Gestaltwahrnehmung betroffen (Fazzi et al., 2004). In einer Studie mit 6 bis 15-Jährigen fiel diese Quote mit 22% geringer aus, liegt aber dennoch über dem zu erwartenden Anteil von 16% (Fazzi et al., 2009). Auch in einigen Einzelfallstudien werden Einbußen im Gestaltschließen berichtet (Amicuzi et al., 2006; Kiper et al., 2002) Bei einer kongenitalen Schilddrüsenunterfunktion wurde hingegen bei Kindern und Jugendlichen im Alter von 8 bis 15 Jahren keine Beeinträchtigung der Gestaltwahrnehmung beobachtet (Simic et al., 2013). Auffällig ist in der Gestaltwahrnehmung nach Hirnschädigung besonders die neuroanatomische Komponente. Kinder mit linkshemisphärischer Schädigung erlitten meist eine Beeinträchtigung der lokalen Verarbeitung, wohingegen nach rechtshemisphärischer Verarbeitung die globale Verarbeitung beeinträchtigt war (Stiles et al., 2005; Stiles et al., 2008). In jedem Falle kann eine kindliche Hirnschädigung mit Einbußen in der Wahrnehmung einer visuellen Szene assoziiert sein (Stiles et al., 2005; Stiles et al., 2008). Ist die ganzheitliche Wahrnehmung beeinträchtigt, kann es in der Folge auch zu Beeinträchtigungen in der Leseleistung sowie der Mengenwahrnehmung kommen. Beide Funktionen sind maßgeblich durch die globale, holistische Verarbeitung von Buchstaben, bzw. Mengen geprägt (Arp et al., 2006; Di Filippo & Zoccolotti, 2011).

Derzeit liegen keine genauen Studien über die Kompensation und Restitution von Beeinträchtigungen der Gestaltwahrnehmung und der ganzheitlichen Wahrnehmung vor. Es wird jedoch von einer günstigen Prognose ausgegangen, d.h. dass zu erwarten ist, dass Kinder mit CVI entweder eine teilweise Habilitation der Funktionen erfahren oder zumindest effiziente Kompensationsstrategien erwerben (Stiles et al., 2005; Stiles et al., 2008).

Die Gestaltwahrnehmung wird meist mittels der Darstellung von Figuren in unvollständiger Form dargestellt. Dies können zum einen Objekte, oder geometrische Figuren sein, deren Konturen unvollständig dargestellt werden. Aufgabe des untersuchten Kindes ist es, die Figur mental zu vervollständigen, sodass das abgebildete Objekt trotz unvollständiger Zeichnung benannt werden kann oder unter mehreren Alternativen die korrekte vollständige Abbildung ausgesucht werden kann. Aufgaben dieser Art befinden sich als Untertest „Gestaltschließen" in den Testbatterien DTVP-2, DTVP-A, FEW-2, FEW-JE, MTVP-3 sowie TVPS-3. Ein zum Zweck der Gestaltwahrnehmung konzipierter Test, ist der Fragmentierte Bildertest (FBT) von Kessler, Schaaf und Mielke (1993), bei der Figuren sukzessive in fünf Stufen vervollständigt werden. Aufgabe des Probanden ist es, so früh wie möglich die abgebildete Figur zu erkennen und zu benennen.

Die ganzheitliche Wahrnehmung hingegen wird meist mittels einer Aufgabe von Navon (1977) erfasst. Charakteristisch für diesen Aufgabentypus ist, dass geometrische Formen oder Buchstaben durch kleine geometrische Formen oder Buchstaben gleicher Art dargestellt werden (z.B. ein großes „H", dessen Linien aus „S" bestehen). Dank derartiger Aufgaben kann überprüft werden, ob eine Person eher auf globaler oder lokaler Ebene eine Szene erfasst. Naturalistischer sind Untersuchungsverfahren, die eine visuelle Szene zeigen, die (aus dem Gedächtnis) beschrieben werden muss, z.B. im Untertest „Alltagssituationen merken" im Lern- und Merkfähigkeitstest für 6- bis 16-Jährige (BASIC-MLT) (Lepach & Petermann, 2008). Aufgabe des untersuchten Kindes ist es, zu beschreiben was auf der Abbildung geschieht. Verarbeitet ein Kind das Bild auf lokaler Ebene, beschreibt es die Handlung auf der Abbildung anders, als bei einer globalen Verarbeitung, bei der das gesamte Bild analysiert wurde.

2.3.2.8 Visuelle Raumwahrnehmung und topographische Orientierung

Die Fähigkeit räumliche Eigenschaften von visuellen Reizen zu verarbeiten, wird als Raumwahrnehmung bezeichnet. Hierzu zählt auch die Wahrnehmung und Verarbeitung von Position, Entfernung und Richtung eines visuellen Stimulus sowie die räumliche Beziehung visueller Stimuli zueinander. Dies gilt sowohl für den zwei- wie auch dreidimensionalen Raum (Zihl, 2011).

Obwohl Säuglinge bereits nach wenigen Tagen Stimuli grob lokalisieren können (Roucoux, Culee & Roucoux, 1983), machen sie bis zum fünften Lebensmonat große Fortschritte in der Lokalisation von Objekten (Hainline, 1998). Ab diesem Zeitpunkt sind sie sowohl in der Lage Objekte im Raum mittels Fixation zu lokalisieren, als auch zielgerichtet nach ihnen zu greifen. Allerdings ist die Entwicklung visuell gesteuerter Bewegungen im Raum, die

die mentale Repräsentation und Übertragung visuell-räumlicher Informationen in Bewegungen erfordern wie z.B. beim Abzeichnen oder Malen, erst ab ca. dem neunten Lebensjahr ausreichend entwickelt (Del Giudice, Grossi, et al., 2000).

Die topographische Orientierung ist die Fähigkeit den Weg durch Umgebungen großer räumlicher Erstreckung zu finden. Sie erfordert eine effiziente Raumwahrnehmung, d.h. die Wahrnehmung der Szene räumlicher Eigenschaften einzelner Objekte sowie ihre Beziehung zueinander und das Wiedererkennen, das Enkodieren und Verarbeiten visuell-topographischer sowie räumlicher Informationen (Brunsdon, Nickels, Coltheart & Joy, 2007). Jüngere Kinder sind von sogenannten Landmarken stärker abhängig als ältere Kinder. Auch unterscheiden sich die von Kindern gewählten Landmarken von denen, die Erwachsene aussuchen. Im Alter von sechs Jahren sind gesunde Kinder aber in der Lage bekannte Wege ohne Probleme alleine zu finden und sich auch neue Routen einzuprägen (Brunsdon et al., 2007).

Beeinträchtigungen der Raumwahrnehmung und damit oft verbunden der topographischen Orientierung, werden im Kontext von CVI vielfach berichtet, jedoch nicht genauer spezifiziert, welcher Art diese Schwierigkeiten sind (Boot et al., 2010; Clark & Woodward, 2010; Fazzi et al., 2009; Pavlova, Sokolov & Krägeloh-Mann, 2007; Reiss et al., 1993; van den Hout et al., 2004). In einer Fallstudie von Valtonen et al. (2008) wird von einem Mädchen berichtet, bei dem nach einer Herpes Enzephalitis Infektion das Erkennen unterschiedlicher Linienorientierungen sowie deren Reproduktion stark beeinträchtigt waren. Auch das Abzeichnen einfacher geometrischer Form war beeinträchtigt, es fand sich zudem eine vertikale Spiegelungstendenz. Im Alltag zeigten sich Probleme, beispielsweise nach mehrstündigem Aufenthalt in einem unbekannten Raum die Türe zu finden, einen Gang ohne Hilfe zu durchqueren oder ihren Mantel wiederzufinden. Dutton et al. (1996) fanden in einer anderen Studie in 6 von 90 Probanden (7%) Beeinträchtigungen der topographischen Orientierung. Aufgrund dieser Beeinträchtigungen fiel es den betroffenen Kindern im Alltag schwer, sich Wege einzuprägen. Sekundär kann sich eine Beeinträchtigung der Raumwahrnehmung unter anderem negativ auf den Lese- und Schreiblernprozess auswirken (Dessalegn, Landau & Rapp, 2013). Der Verlauf von Beeinträchtigungen der topographischen Orientierung wurde bisher kaum untersucht. Eine Fallstudie bei einem sechsjährigen Jungen ergab eine ungünstige Prognose, wonach der Patient zwar fähig war, nach verbaler Anweisung einen Weg zu finden, nicht aber eigenständig eine Route einprägen konnte. Die Nutzung von Hilfsmitteln (z.B. Stadtpläne) erwies sich nicht als hilfreich (Brunsdon et al., 2007).

Bei der Diagnostik visueller Raumwahrnehmungsbeeinträchtigungen ist ein zweidimensionaler Ansatz wichtig. Zum einen die Überprüfung der basalen Wahrnehmungsleistung (z.B. ob Positionen korrekt zugeordnet werden können) und zum anderen, die Überprüfung komplexerer visueller Raumwahrnehmungsleistungen wie visuell gesteuerter Bewegungen.

Diagnostische Verfahren, mittels derer die basale Raumwahrnehmung erfasst werden kann, sind Orientierungsaufgaben, z.B. der Benton Judgment of Line Orientation Test (Benton, Hamsher, Varney & Spreen, 1983), eingesetzt beispielsweise bei Dessalegn et al. (2013), Haberecht et al. (2001), Kesler et al. (2004), Reiss, Mazzocco, Greenlaw, Freund und Ross (1995) und Stiers et al. (2005) die Delayed Block Matching-Task (Dessalegn & Landau, 2008) sowie Lokalisations- und Distanzschätzungsaufgaben (Daseking, Petermann & Knievel, 2008; Riddoch & Humphreys, 1993), angewandt beispielsweise bei Nyman et al. (1982).

Diagnostische Verfahren, die der Erfassung der topographischen Orientierung sowie komplexer Raumwahrnehmungsfertigkeiten dienen, sind Labyrinthaufgaben (Pavlova et al., 2007; Porteus & Tests, 1919), Kopieraufgaben (z.B. der Rey-Osterrieth-Complex-Figure Test; beispielsweise in McCloskey (2004)), dreidimensionale Konstruktionsaufgaben, wie beispielsweise bei Fazzi et al. (2009) oder Valtonen et al. (2008) oder topographische Orientierungsaufgaben (Brunsdon et al., 2007). Meist sind derartige Aufgaben durch einen steigenden Schwierigkeitsgrad charakterisiert.

2.3.2.9 Visuokonstruktion

Visuokonstruktion bezeichnet die Fähigkeit zur Konstruktion von zwei- und dreidimensionalen Objekten (Karnath & Zihl, 2005).

Beeinträchtigungen der Visuokonstruktion, die sogenannten räumlich-konstruktiven Störungen, umfassen Beeinträchtigungen der Fähigkeit einzelne Elemente mit den Händen zu einer Figur zusammenzufügen (Kerkhoff, 2000). Diese Unfähigkeit lässt sich nicht durch sensorische Einbußen oder kognitive Beeinträchtigungen erklären und betrifft die zweidimensionale (Zeichnen) und dreidimensionale (Bauen) Konstruktion. Laut Roncato, Sartori, Masterson und Rumiati (1987) sind folgende übergeordnete kognitive Prozesse am Zusammensetzen einzelner Teile zu einer Figur beteiligt: Exploration, exekutive Funktionen und visuelle Wahrnehmung. Im Detail betrachtet, ist die Visuokonstruktion eine komplexe visuell-räumliche Leistung, die neben der visuellen Wahrnehmung (visuelle globale Verarbeitung) (Bellugi,

1994) einen erheblichen Anteil an exekutiven Funktionen (Planen und Problemlösen; Monitoring; siehe Kapitel 2.4.3), Arbeitsgedächtnis (visuell-räumlicher Notizblock; siehe Kapitel 2.4.2.2) und Aufmerksamkeit (visuell-räumliche Aufmerksamkeit; siehe Kapitel 2.4.1.2) hat (Senese, De Lucia & Conson, 2015). Die mentale Repräsentation ist Voraussetzung für das effiziente Konstruieren oder Zeichnen einer Figur, da sie die mentale Unterteilung einer ganzen Figur in einzelne Teile und mentale Rotationen erlaubt (Senese et al., 2015). Dank dieser Fähigkeit zeichnen Kinder beispielsweise nicht mehr eine Linie nach der anderen ab, sondern erkennen Teilfiguren wie Dreiecke und zeichnen diese dann im Ganzen. Es wird davon ausgegangen, dass visuokonstruktive Leistungen mit dem Lernerfolg in Mathematik assoziiert sind (Casey, Pezaris & Bassi, 2012; Clements & Sarama, 2008; Wolfgang, Stannard & Jones, 2003). Neuroanatomisch wird die Visuokonstruktion inzwischen beiden Hemisphären zugeschrieben, mit einer leichten Dominanz der rechten Hemisphäre. Bilaterale Hirnschädigungen ergeben meist auch die deutlichsten Beeinträchtigungen der dreidimensionalen Konstruktionsleistung. Eine posteriore Schädigung des Gehirns scheint dabei ebenfalls besonders kritisch für die visuokonstruktive Leistungsfähigkeit zu sein (Capruso & Hamsher, 2011; Kashyap, Kumar, Rao & Devi, 2011). Aufgrund des hohen exekutiven Anteils ist von einer bedeutenden Beteiligung des Frontallappens an visuokonstruktiven Leistungen auszugehen (Kashyap et al., 2011).

Die Fähigkeit, sich Figuren mental vorzustellen, steigt zwischen dem vierten und fünften Lebensjahr sprunghaft an. Im gleichen Alter nimmt auch die visuokonstruktive Leistungsfähigkeit bedeutsam zu (Del Giudice, Grossi, et al., 2000). Kinder nutzen dabei die gleichen kognitiven Strukturen wie Erwachsene, haben jedoch eine geringere Verarbeitungskapazität (Richardson, Jones, Croker & Brown, 2011). Bis zum Alter von zehn Jahren lassen sich jährlich signifikante Leistungssteigerungen in der Visuokonstruktion beobachten. Im zehnten Lebensjahr sind die Leistungen mit den visuokonstruktiven Leistungen von Zwölfjährigen vergleichbar (Korkman, Kemp & Kirk, 2001).

Die Arbeitsgruppe um Peter Stiers untersuchte die Auswirkungen von CVI-Risiko auf die visuokonstruktiven Fähigkeiten. Zunächst fanden sie Beeinträchtigungen in der CVI-Risikogruppe (Stiers et al., 2001), die Stiers und Vandenbussche (2004) nicht replizieren konnten. Anders als Marlow, Hennessy, Bracewell und Wolke (2007), die beim Abzeichnen Beeinträchtigungen der Visuokonstruktion nach extremer Frühgeburt beobachteten. Beeinträchtigungen der Visuokonstruktion zeigen sich bei Kindern mit CVI oft erst bei komplexeren Figuren (Hoffman, Landau & Pagani, 2003). Qualitative Unterschiede zeigten sich dabei oft in der Überprüfung von Teillösungen, wie

Hoffman et al. (2003) berichten. Gesunde Kinder überprüften häufiger auch die Teilschritte einer Konstruktionsaufgabe, während Kinder mit CVI erst das Endergebnis auf seine Korrektheit überprüften. Die Fehlerkorrektur gesunder Kinder ist daher scheinbar effektiver (Hoffman et al., 2003). Positiverweise lässt sich hervorheben, dass Beeinträchtigungen der räumlich-konstruktiven Funktionen bei CVI gut durch ein systematisches, spezifisches neuropsychologisches Training vermindert werden können (Schroeder, 2010).

Diagnostisch kann die Visuokonstruktion auf verschiedene Arten operationalisiert werden. Zum einen ist es möglich Aufgaben im zweidimensionalen (Zeichnen) oder dreidimensionalen Raum (Konstruktion) zu stellen. Zum anderen können diese Aufgaben mit oder ohne Vorlage dargeboten werden. Zu den zweidimensionalen Aufgaben mit Vorlage zählen Abzeichenaufgaben, z.B. der Rey-Osterrieth-Complex-Figure-Test (ROCFT) oder der Untertest „Abzeichnen" aus FEW-2 und FEW-JE sowie der Beery-Buctenika Test of Visuomotor Integration (VMI) (Beery, 2004). Zweidimensionale Aufgaben mit Vorlage, deren Ziel es ist aus Mosaiksteinen Muster zu legen, sind beispielsweise der „Mosaiktest" aus der Intelligenztestbatterie HAWIK-IV (Petermann, Petermann & Wechsler, 2007), der Untertest „Mosaike" aus dem Snijders Onnen Non-verbaler Intelligenztest 5.5-17 (Snijders, Tellegen & Laros, 2005) und der Untertest „BLOCKC" der L94 (Stiers et al., 2001). Aufgabe der Probanden ist es, ein vorgegebenes Muster aus roten, weißen und rot-weißen Würfel nachzulegen. Diese Aufgabenform geht auf Poppelreuter (1917, 1990) zurück und fand im Kontext von CVI beispielsweise bei Stiers und Vandenbussche (2004) Anwendung. Eine Möglichkeit der dreidimensionalen Konstruktionsprüfung wandten Richardson et al. (2011) an. Die Probanden nutzten hier Legosteine, um vorgegebene geometrische Figuren nachzubauen. Eine weitere dreidimensionale Aufgabe, bei der Würfel und Quader zum Nachlegen von vorgegebenen Figuren genutzt werden, geht auf Benton, Sivan, Hamsher, Varney und Spreen (1994) zurück. Eine dreidimensionale Aufgabe, die ohne Vorlage dargeboten wird, aber bisher nur im Erwachsenenbereich Anwendung fand, ist die Standardisierte Link'sche Probe (Metzler, 2011), bei der aus kleinen Würfel ein großer Würfel zusammengesetzt werden muss. Der Vorteil dreidimensionaler Aufgaben ist, dass sie weniger Feinmotorik erfordern und daher auch bei Einbußen in der Feinmotorik Anwendung finden können. Auch scheinen sie sensitiver für Beeinträchtigungen der Visuokonstruktion zu sein (Kashyap et al., 2011). Die Herausforderung der Interpretation der Untersuchungsergebnisse visuokonstruktiver Aufgaben, ist die Diskriminierung visuokonstruktiver und exekutiver Anteile an der Aufgabenleistung (Watanabe et al., 2005). Daher ist die Verhaltensbeobachtung in diesem Kontext ebenfalls von großer Bedeutung.

2.4 Kognition im Kontext von CVI

Kognition und visuelle Wahrnehmung stehen in enger Verbindung zueinander. Dies zeigen zahlreiche Studien, die sich damit befassten, ob und in welcher Häufigkeit kognitive Beeinträchtigungen im Kontext von CVI auftreten (Cioni et al., 2000; Geldof et al., 2013; Jacobson et al., 1996; Nielsen et al., 2007; Soltirovska Salamon et al., 2014). Nielsen et al. (2007) untersuchten beispielsweise, wie die visuelle Wahrnehmung im Kontext von Entwicklungsverzögerungen charakterisiert ist. In ihrer Studie fanden die Autoren heraus, dass Kinder mit Entwicklungsverzögerungen auch ein erhöhtes Risiko für Sehbeeinträchtigungen aufwiesen. Cioni et al. (2000) untersuchten, wie sich die kognitive Entwicklung und die visuelle Wahrnehmung bei Kindern mit periventrikulärer Leukomalazie über einen Zeitraum von zwei Jahren gestaltete. Auch sie konnten den Zusammenhang von kognitiver Leistungsfähigkeit und visueller Wahrnehmung in mittlerer Höhe bestätigen. Dennoch ersetzt die Untersuchung der kognitiven Leistungsfähigkeit nicht die Überprüfung der visuellen Wahrnehmung bei Kindern mit Verdacht auf CVI. Eine Untersuchung von Stiers und Vandenbussche (2004) zeigt, dass Kinder, die Beeinträchtigungen der visuellen Wahrnehmung aufwiesen, von Kindern mit Hirnschädigung ohne CVI nicht signifikant in der Intelligenz voneinander unterscheiden. Daraus schlossen die Autoren, dass Intelligenztests zwar eine große Anzahl kognitiver Fähigkeiten erfassen, aber nicht geeignet sind, um die visuelle Wahrnehmung zu erfassen.

Es scheint also eine enge Verbindung von Kognition und visueller Wahrnehmung insbesondere im Kontext von CVI zu bestehen. Abgesehen von der direkten Verknüpfung von Kognition und visueller Wahrnehmung, können die mit CVI verbundenen Hirnschädigungen sich auch nachteilig auf die kognitive Entwicklung auswirken.

In den folgenden Teilkapiteln werden daher auf die psychischen Funktionen Aufmerksamkeit, Gedächtnis und exekutive Funktionen eingegangen. Hierbei findet eine Beschränkung der Darstellung auf diejenigen Teilleistungen statt, welche auch Eingang in die nachfolgende Untersuchung fanden. Ähnlich wie bei der Darstellung der visuellen Wahrnehmung wird dabei eine Definition der wesentlichen Teilleistungen versucht und die Entwicklung bei gesunden Kindern betrachtet. Sofern es die Evidenzlage erlaubt, wird auch auf Beeinträchtigungen der jeweiligen Funktionen im Kontext von CVI eingegangen und testdiagnostische Ansätze dieser Teilleistungen bei Kindern und Jugendlichen berichtet.

2.4.1 Aufmerksamkeit

Ausreichende Aufmerksamkeitskapazitäten sind Voraussetzung für alle weiteren kognitiven Leistungen. Ohne ausreichende Alertness und Aufmerksamkeit sind sekundär auch die anderen psychischen Funktionen wie visuelle Wahrnehmung, Gedächtnis und exekutive Funktionen beeinträchtigt. Ohne visuelle Aufmerksamkeit ist es nahezu unmöglich etwas visuell wahrzunehmen und andersherum. Das heißt, dass Aufmerksamkeitssystem und die visuelle Wahrnehmung eng miteinander verbunden und maßgeblich voneinander abhängig sind (Zihl & Dutton, 2015a). Zudem ist die Aufmerksamkeit für visuelle Teilleistungen wie die visuelle Suche (Amso & Johnson, 2006) oder das visuelle Erkennen (Rose, Feldman & Jankowski, 2001), aber auch für die soziale Interaktion bedeutsam (Elam, Carlson, Dilalla & Reinke, 2010). Im Kontext einer Sehbeeinträchtigung können die Aufmerksamkeitsentwicklung sowie der effektive Einsatz der visuellen Aufmerksamkeit beeinträchtigt sein. Bei CVI fanden Tadić, Pring und Dale (2009) Beeinträchtigungen der Aufmerksamkeitsaktivierung, der -aufrechterhaltung sowie der Aufmerksamkeitsverschiebung im Raum. Dies unterstreicht im Kontext einer Sehbeeinträchtigung die Wichtigkeit, auch immer die visuelle Aufmerksamkeit im Blick zu behalten (Zihl & Dutton, 2015a).

In der klinischen Neuropsychologie hat sich in Forschung und Praxis das Aufmerksamkeitsmodell von Zomeren und Brouwer (1994) besonders etabliert, da es sich am besten eignet um für die Diagnostik und Behandlungsplanung Hypothesen aufzustellen. Zomeren und Brouwer (1994) unterscheiden in ihrem Aufmerksamkeitsmodell zwischen den Dimensionen Intensität und Selektivität.

Zur Intensität zählen die kognitive Verarbeitungsgeschwindigkeit, die Aufmerksamkeitsaktivierung (Alertness) und die Daueraufmerksamkeit. Die kognitive Verarbeitungsgeschwindigkeit bezeichnet die Geschwindigkeit, mit der Aufgaben, bei denen Zeit ein kritisches Maß ist, bearbeitet werden können. Die Alertness bezeichnet die Fähigkeit zur Aktivierung der Aufmerksamkeit. Die Daueraufmerksamkeit bezeichnet die Aufrechterhaltung der Aufmerksamkeit für einen längeren Zeitraum. Der Selektivität werden die fokussierte Aufmerksamkeit, die selektive Aufmerksamkeit, die visuell-räumliche Aufmerksamkeit und die geteilte Aufmerksamkeit zugeschrieben. Die fokussierte Aufmerksamkeit wird im Volksmund meist als Konzentration bezeichnet und ist die Fähigkeit, die Aufmerksamkeit gezielt auf eine Aufgabe auszurichten und viele relevante Reize innerhalb einer begrenzten Zeit zu entdecken. Die selektive Aufmerksamkeit ist die Fähigkeit, sich auf relevante Reize zu fokussieren und sich dabei von irrelevanten abzuschirmen. Die visuell-räumliche Aufmerksamkeit dient der Verschiebung des Aufmerksamkeitsfokus zu einem anderen Reizort im Raum. Die geteilte Aufmerksamkeit bezeichnet das multi-tasking, d.h. die Fähigkeit, mehrere Aufgaben zur gleichen Zeit zu bearbeiten. Es gibt also nicht die eine Aufmerksamkeit, vielmehr setzt sich diese aus vielen einzelnen Teilleistungen zusammen.

Die Aufmerksamkeitsregulation und -steuerung kann sowohl als Bottom-up Prozess, als auch als Top-down Prozess geschehen. Bottom-up bedeutet, dass die Aufmerksamkeit durch einen interessanten oder neuartigen Stimulus angeregt wird. Der Top-down Prozess meint die willentliche Ausrichtung der Aufmerksamkeit auf einen Stimulus. Im Alltag lässt sich aber kaum unterscheiden, welcher der beiden Prozesse aktiv ist (Hunnius, 2007).

Die Entwicklung der Aufmerksamkeit kann im Rahmen dieser Arbeit im Gesamten nicht berichtet werden, da sie viele Teilleistungen umfasst. Es ist bekannt, dass die Aufmerksamkeit eine angeborene Funktion ist, deren Kapazität sich bis zum vierten Lebensmonat sprunghaft in ihrer Kapazität verbessert (Johnson, Posner & Rothbart, 1994; Johnson & Tucker, 1996). Die Aufmerksamkeitsintensität sowie basale Funktionen der Aufmerksamkeitsselektivität entwickeln sich schneller, als die Aufmerksamkeitsfunktionen, die einen hohen exekutiven Anteil haben (beispielsweise die Aufmerksamkeit im Raum). Letztere entwickeln sich erst ab dem dritten Lebensjahr (Colombo, 2001; Jones, Rothbart & Posner, 2003; Kannass, Oakes & Shaddy, 2006). Die Entwicklung der visuellen Aufmerksamkeit ist etwa mit dem 6. Lebensjahr, also dem Eintritt in die Schule abgeschlossen (Goldberg, Maurer & Lewis, 2001; Hunnius, 2007).

Aus Gründen der Übersichtlichkeit wird im Folgenden nicht auf alle Teilleistungen der Aufmerksamkeit eingegangen, sondern eine Beschränkung auf die für die spätere Untersuchung relevanten Aufmerksamkeitsfunktionen, also die fokussierte Aufmerksamkeit sowie die visuell-räumliche Aufmerksamkeit vorgenommen.

2.4.1.1 Fokussierte Aufmerksamkeit

Wie in 2.4.1 erwähnt, ist die fokussierte Aufmerksamkeit die Fähigkeit sich auf eine Aufgabe oder einen Reiz zu fokussieren und sich dabei von störenden Außenreizen abzuschirmen.

Ruff und Rothbart (2001) postulieren, dass der visuellen fokussierten Aufmerksamkeit zwei Prozesse zugrunde liegen. Zuerst entwickelt sich bei

Kindern das investigative System, d.h. die visuelle Aufmerksamkeit wird durch einen externen Reiz angeregt. So lange der Reiz exploriert wird und neuartig ist, richtet das Kind seine Aufmerksamkeit auf den Reiz. Diese frühe Form der visuellen fokussierten Aufmerksamkeit kann ca. 2 bis 3 Minuten aufrechterhalten werden und ist vor allem zwischen dem 5. und 12. Lebensmonat beobachtbar. Gegen Ende des ersten Lebensjahres nimmt die Planungsfähigkeit eines Kindes zu, sodass die fokussierte Aufmerksamkeit zunehmend bewusst ausgerichtet werden kann und das reizgesteuerte Aufmerksamkeitssystem weniger aktiv ist. Diese Kontrolle höherer Ordnung erlaubt die flexible Aufmerksamkeitssteuerung. Die Kapazität der fokussierten Aufmerksamkeit nimmt im Vorschulalter bedeutend zu. Die Entwicklung der fokussierten visuellen Aufmerksamkeit scheint schließlich im Alter von etwa zehn Jahren abgeschlossen zu sei (Klenberg et al., 2001). Da fokussierte Aufmerksamkeit auch bedeutet, sich von störenden Reizen abzuschirmen, ist auch die Bedeutung von Distraktoren hervorzuheben. Sind Distraktoren vorhanden, wirkt sich das bei Kindern - ähnlich wie bei Erwachsenen - positiv auf die Konzentrationsleistung aus (Ruff & Rothbart, 2001).

Bisher gibt es keine Studie, die sich im engeren Sinne mit der möglichen wechselseitigen Beeinflussung der visuellen Wahrnehmung mit der visuellen fokussierten Aufmerksamkeit befasst. Dennoch gibt es einige Studien, die die Aufmerksamkeitsentwicklung bei Frühgeburt oder geringem Geburtsgewicht thematisieren. So fanden Pasman, Rotteveel und Maassen (1998) signifikant schlechtere Leistungen in der fokussierten Aufmerksamkeit bei frühgeborenen Kindern im Alter von fünf Jahren, als bei gesunden Gleichaltrigen. Dem widersprechen die Studien von Taylor, Hack und Klein (1998) sowie Bayless und Stevenson (2007), die bei Kindern mit geringem Geburtsgewicht, bzw. Frühgeborenen im Alter von 5 bis 7, bzw. 6 bis 12 Jahren keine signifikanten Unterschiede in der fokussierten Aufmerksamkeit beim Vergleich der Patientengruppe mit gesunden Gleichaltrigen fanden. Es ist möglich, dass Kinder mit einem hirnorganischen Risikofaktor Beeinträchtigungen der fokussierten Aufmerksamkeit aufweisen, die sich aber mit steigendem Alter relativieren (Taylor, Klein, Minich & Hack, 2000).

Diagnostisch wird die fokussierte Aufmerksamkeit meist mittels Durchstreichtests erhoben. Aufgabe der Probanden ist es, einen bestimmten Zielreiz durchzustreichen. Die Bearbeitungsdauer ist begrenzt, sodass es nicht möglich ist, alle Zielreize durchzustreichen. Aus der Anzahl der korrekt bearbeiteten Zeichen lässt sich ein Konzentrationsleistungswert bestimmen. Derzeit empfohlene Tests (Petermann & Lepach, 2006) zur fokussierten Aufmerksamkeit sind das Frankfurter Aufmerksamkeits-Inventar (FAIR)

(Moosbrugger, Oehlschlägel & Steinwascher, 2011), das Inventar komplexer Aufmerksamkeit (INKA) (Heyde, 2000) und der Test d2-R (Brickenkamp, Schmidt-Atzert, Liepmann & Schmidt-Atzert, 2010).

2.4.1.2 Visuell-räumliche Aufmerksamkeit

Visuelle Aufmerksamkeit ist für die Verarbeitung visueller Informationen unerlässlich. Während das Gesichtsfeld die Erfassung und Verarbeitung globaler Merkmale erlaubt, beispielsweise das Verschaffen des Überblicks über eine Szene, ist die visuelle Aufmerksamkeit für die Verarbeitung visueller Informationen auf lokaler Ebene verantwortlich (Zihl & Dutton, 2015a). Um ein möglichst großes visuelles Verarbeitungsfeld zu erreichen, ist ein großes visuelles Aufmerksamkeitsfeld vonnöten. Während das Gesichtsfeld immer gleich groß ist, kann das Aufmerksamkeitsfeld auf das gesamte Gesichtsfeld ausgerichtet werden, aber auch auf kleine Bereiche fokussiert werden (Zihl & Dutton, 2015a). Die visuell-räumliche Aufmerksamkeit bezeichnet die Aufmerksamkeitsverschiebung im Raum. Sie ist dabei mit einem Lichtkegel vergleichbar, der durch einen dunklen Raum bewegt wird. Alles, was im Dunkeln liegt, wird demnach nicht beachtet. Nach Posner, Snyder und Davidson (1980) benötigt es dazu drei Teilschritte: das Lösen der Aufmerksamkeit, das Verschieben des Aufmerksamkeitsfokus und die anschließende erneute Fokussierung der Aufmerksamkeit auf den neuen Reizort (Fimm, 2007). Für die visuelle Wahrnehmung hat die visuell-räumliche Aufmerksamkeit besondere Bedeutung, da sie neben der Verteilung der Aufmerksamkeit im Raum auch für präzise Augen-, Kopf- und Greifbewegungen mitverantwortlich ist (Zihl & Dutton, 2015a). Neuroanatomisch ist die visuell-räumliche Aufmerksamkeit mit dem okzipitoparietalen Kortex assoziiert (Michel & Henaff, 2004).

Die Entwicklung der visuell-räumlichen Aufmerksamkeit beginnt ab der Geburt und schon im ersten Lebensmonat lassen sich Zuwendungsreaktionen auf visuelle Reize beobachten. Bereits ab dem vierten Lebensmonat gelingt die intentionale Verschiebung der Aufmerksamkeit zwischen verschiedenen Reizorten (Johnson et al., 1994; Johnson & Tucker, 1996), die nach sechs Monaten mit den Fähigkeiten eines Erwachsenen vergleichbar sind (Zihl & Dutton, 2015a).

Beeinträchtigungen der visuell-räumlichen Aufmerksamkeit können sich in ihrer schwersten Form als visueller Neglect oder als Balintsyndrom äußern. Beim visuellen Neglect ist das Aufmerksamkeitsfeld einseitig eingeengt, d.h. es fehlen alle visuellen Aktivitäten in dem betroffenen Halbfeld, einschließlich der visuellen Exploration mittels Sakkaden (Zihl & Dutton, 2015f). Der Vernachlässigung ist immer kontralateral zur Läsionsseite (eine Schädigung der rechten Hirnhälfte kann zu einem linksseitigen Neglect führen). Zudem verschiebt sich die subjektive Mitte in Richtung der geschädigten Hemisphäre. Interessanterweise gilt diese Vernachlässigung der Raumhälfte auch für die mentale Raumpräsentation von Szenen und Objekten. Dies äußert sich darin, dass in Beschreibungen und Zeichnungen von Objekten und Orten, die aus dem Gedächtnis erzählt, bzw. gezeichnet werden sollen die betroffene Raumhälfte nicht beschrieben, bzw. gezeichnet wird (Zihl & Dutton, 2015f). Die beidseitige Einengung des visuellen Aufmerksamkeitsfeldes wird als Balintsyndrom bezeichnet. Sie entsteht infolge einer bilateralen Schädigung des posterioren Parietallappens (Balint, 1909). Das Balintsyndrom ist neben der Einengung des visuellen Aufmerksamkeitsfeldes auf einen kleinen Bereich durch eine okulomotorische Apraxie, also die Unfähigkeit mittels effizienter Sakkaden Überblick über eine Szene zu gewinnen, charakterisiert. Hinzukommt eine visuomotorische Apraxie, also das Unvermögen beispielsweise zielgerichtet nach etwas zu greifen, charakterisiert. Entsprechend sind betroffene Kinder in vielen Bereichen beeinträchtigt, beim Lesen und Schreiben, beim Zeichnen, Anziehen, Greifen und anderen Handlungen und Körperbewegungen, die abhängig vom Sehen sind (Zihl & Dutton, 2015f). Ein Neglect lässt sich unter Umständen im Alltag nicht direkt von einer Hemianopsie abgrenzen. Es handelt sich dabei jedoch um grundverschiedene Störungsbilder.

Ein Neglect ist, genau wie CVI, immer mit einer Hirnschädigung assoziiert. Derzeit gibt es einige Einzelfallberichte, die sich der wichtigen Frage nach einem Neglect bei frühkindlicher Hirnschädigung stellen (Billingsley et al., 2002; Kleinman, Gailloud & Jordan, 2010; Laurent-Vannier, Pradat-Diehl, Chevignard, Abada & De Agostini, 2003; Trauner, 2003). Laurent-Vannier et al. (2006) untersuchten zwölf Kinder, die eine Hirnschädigung im Alter von 7 Monaten bis 14 Jahre erlitten hatten und bei denen ein visueller Neglect aufgetreten war. Bei acht der zwölf Kinder (67%) bestand komorbid außerdem ein Gesichtsfeldausfall, meist eine Hemianopsie. Während bei Erwachsenen ein Neglect meist linksseitig auftritt, fanden Trauner (2003) und Laurent-Vannier et al. (2003) auch rechtsseitige Einengungen des Aufmerksamkeitsfeldes. Qualitativ ist die Vernachlässigung bei einem linksseitigen Neglect jedoch ausgeprägter, als bei einem Rechtsseitigen. Auch bei früher Hirnschädigung persistierten die Beeinträchtigungen bis ins Kindergartenalter. Eine Besserung der Symptomatik ist jedoch zu erwarten (Trauner, 2003). Kleinman et al. (2010) berichten von einem Einzelfall, einem Jungen, der im Alter von neun Jahren einen Schlaganfall erlitt und infolgedessen einen linksseitigen Neglect zeigte. Dieser bildete sich nahezu vollständig zurück. Eine systematische Untersuchung der visuellen Suche bei Neglect nach frühkindlicher Hirnschädigung führten Thareja, Ballantyne und Trauner (2012) durch. Sie untersuchten die visuelle und taktile Exploration bei Kindern und Jugendlichen mit unilateralem Neglect und verglichen ihre Ergebnisse mit einer gesunden Kontrollgruppe. Insgesamt brauchten die ProbandInnen mit Neglect mehr Zeit für die visuelle Suche, unabhängig von der Seite der Schädigung. Dieser erhöhte Zeitbedarf war unabhängig von einem eventuellen Gesichtsfeldausfall. Ein zusätzlicher Gesichtsfeldausfall führte nicht zu einem verlangsamten Suchverhalten. Auch ergaben sich qualitative Unterschiede in der visuellen Suche. Besonders bei linkshemisphärischer Schädigung war der Suchstil desorganisiert. Zudem traten mehr Auslassungen sowohl im linken, als auch rechten Halbfeld auf, verglichen mit der Kontrollgruppe. Besonders im Falle einer linkshemisphärischen Schädigung scheinen bilaterale Beeinträchtigungen aufzutreten. Die Gruppe mit rechtshemisphärischer Schädigung benötigte erwartungsgemäß mehr Zeit für die visuelle Suche im linken Halbfeld als im rechten (Thareja et al., 2012).

Das Balintsyndrom bei Kindern wurde in der Forschung noch seltener thematisiert als der unilaterale Neglect. Dennoch gibt es wenige Studien, die Anhaltspunkte über dieses seltene Störungsbild liefern. Sie stammen von Gillen und Dutton (2003), Drummond und Dutton (2007), Dutton et al. (2004) und Saidkasimova et al. (2007). Bei einem Jungen, der im Alter von drei Jahren eine Hirnblutung erlitt, zeigten sich in der Folge die typischen Symptome eines Balint-Syndromes bei vollständig erhaltenem Gesichtsfeld. Dazu zählten Einbußen in der Okulomotorik, in der Visuomotorik sowie in der visuellräumlichen Aufmerksamkeit. Dies führte dazu, dass er im Alltag Beeinträchtigungen im Lesen und Schreiben (z.B. beim Einhalten der Linie, auf der er schrieb) sowie beim Suchen und Finden von Gegenständen, die vor ihm lagen, zeigte (Gillen & Dutton, 2003).

Die Operationalisierung der visuell-räumlichen Aufmerksamkeit kann, ähnlich wie bei der fokussierten Aufmerksamkeit durch Durchstreichtests operationalisiert werden. Im Gegensatz zur fokussierten Aufmerksamkeit handelt es sich hier oft um unstrukturierte Vorlagen, bei denen Zielreize und Distraktoren über ein gesamtes Blatt verteilt sind. Zusätzlich wird die gesamte Bearbeitungsdauer, bis der Proband alle Zielreize gefunden hat, genommen. Genauigkeit und Geschwindigkeit der Bearbeitung werden dabei protokolliert. Ein Beispiel für einen solchen Durchstreichtest ist der Teddy Bear Cancellation Test (Laurent-Vannier et al., 2006). Ein computergestütztes Paradigma zur Überprüfung der visuell-räumlichen Aufmerksamkeit ist das

Anzeigen eines Zielreizes in der linken oder rechten Bildschirmhälfte. Dem Probanden wird mittels eines Pfeils ein Hinweis gegeben, in welcher Hälfte der Reiz zu erwarten ist (in 80% korrekt). Kritisches Ergebnismaß ist die Reaktionszeit bis zum Entdecken des Zielreizes. Diese Form der Aufmerksamkeitsprüfung ist in der Testbatterie zur Aufmerksamkeitsprüfung (TAP) (Zimmermann & Fimm, 2009) als Untertest „Verdeckte Aufmerksamkeitsverschiebung" enthalten. Insgesamt ähnelt die diagnostische Erfassung der visuell-räumlichen Aufmerksamkeit der der visuellen Suche (Kapitel 2.3.2.1).

2.4.2 Gedächtnis

Eine wesentliche kognitive Leistung des Menschen ist das Gedächtnis, also die Fähigkeit Faktenwissen, Erlebnisse und Handlungsroutinen abzurufen. Wesentliche Grundlage des Gedächtnisses ist das Lernen. Nur Inhalte, die gespeichert wurden, können zu einem späteren Zeitpunkt abgerufen werden (Hartje & Sturm, 2006). CVI tritt oft in Kombination mit Lernstörungen auf, die Beziehung dieser beiden Störungen ist vermutlich wechselseitiger Natur. Ein kohärenter Seheindruck ist unerlässlich für das visuell-basierte Lernen und somit das visuelle Gedächtnis (Zihl & Dutton, 2015b). Umgekehrt ist der Abruf visuellen Wissens, z.B. von Formen wichtiger Teil des Erkennens von Formen, Objekten und Gesichtern. Lernen und Merken sind aber nur dann möglich, wenn ausreichende Aufmerksamkeitskapazitäten vorhanden sind, die die Hinwendung zu den einzuprägenden Reizen erlauben und die Aufmerksamkeit ausreichend aufrecht erhalten werden kann.

Folgende wesentliche Teilleistungen des Gedächtnisses werden in der klinischen Neuropsychologie unterschieden: das Kurzzeitgedächtnis, das Arbeitsgedächtnis, das Langzeitgedächtnis und das prozedurale Gedächtnis. Im Kurzzeitgedächtnis werden Informationen kurzfristig (weniges Sekunden), ohne weitere Verarbeitung gehalten. Im Arbeitsgedächtnis werden Informationen gleichzeitig gehalten und verarbeitet. Das Langzeitgedächtnis dient dem Abruf von Informationen, die bereits längere Zeit zurückliegen. Diese Informationen können an Erlebnisse gebunden sein (Episodisches Langzeitgedächtnis) oder Fakten betreffen (Semantisches Langzeitgedächtnis). Das prozedurale Gedächtnis ist das Routinengedächtnis. Hier sind hochüberlernte Handlungen und Routinen gespeichert, beispielsweise die Bewegungsabläufe beim Fahrradfahren oder Schwimmen (Hartje & Sturm, 2006).

Im Folgenden kann aus Gründen der Übersichtlichkeit leider nicht auf alle Teilfunktionen des Gedächtnisses im Kontext von CVI eingegangen werden, daher werden das Kurzzeitgedächtnis und das Arbeitsgedächtnis stellvertretend für das gesamte Gedächtnis genauer ausgeführt, da sie auch in die vorliegende Studie Eingang fanden.

2.4.2.1 Kurzzeitgedächtnis

Wie oben bereits erwähnt, dient das Kurzzeitgedächtnis dem kurzfristigen Halten von Informationen ohne diese mental zu verarbeiten (Baddeley, 2012).

Das Kurzzeitgedächtnis ist - wie die anderen Gedächtnisfunktionen auch - angeboren. Die Entwicklung findet also hauptsächlich auf Ebene der Kapazität statt. Mit steigendem Alter gelingt es Kindern eine zunehmende Anzahl an Informationen gleichzeitig zu halten. Crone, Wendelken, Donohue, van Leijenhorst und Bunge (2006) untersuchten, wie sich das reine Halten von Informationen über verschiedenen Altersgruppen hinweg entwickelt. Die 8 bis 12-Jährigen erzielten signifikant schlechtere Leistungen, als die älteren Altersgruppen. Die 13 bis 17-Jährigen Probanden erzielten hingegen vergleichbare Leistungen wie die 18 bis 25-Jährigen. Der Abschluss der Entwicklung des Kurzzeitgedächtnisses scheint also in der Adoleszenz einzutreten. Neuroanatomisch ist das Kurzzeitgedächtnis unter anderem mit dem ventrolateralen Präfrontalkortex assoziiert (Crone et al., 2006).

Im Vergleich zum Arbeitsgedächtnis ist über das Kurzzeitgedächtnis im Kontext von CVI wenig bekannt. Eine wegweisende Studie kann von Clark und Woodward (2010) berichtet werden. Hier wurden sechsjährige frühgeborene Kinder mit gesunden Kindern hinsichtlich ihres verbalen und visuellen Kurzzeitgedächtnisses verglichen. Im verbalen Kurzzeitgedächtnis erreichten die frühgeborenen Kinder vergleichbare Leistungen zu gesunden Kindern. Gleiches galt für das visuelle Kurzzeitgedächtnis. Die Befundlage über den Zusammenhang von Kurzzeitgedächtnis und CVI ist dennoch bisher noch weitestgehend unerforscht.

Diagnostisch wird das Kurzzeitgedächtnis meist visuell oder verbal erfasst. Ziel von Kurzzeitgedächtnisaufgaben ist es, die Kapazität der kurzfristigen Behaltensleistung ohne weitere mentale Verarbeitung zu ermitteln. Zu den verbalen Kurzzeitgedächtnistests zählt die Wiedergabe von Zahlenreihen oder Wortreihen bei zunehmender Länge in der gleichen Reihenfolge, in der sie dargeboten wurden. Für Kinder und Jugendliche normierte Aufgaben zum Zahlen nachsprechen finden sich beispielsweise im HAWIK-IV (Petermann et al., 2007). Aufgaben, bei denen das Nachsprechen von Wortfolgen zur

Untersuchung des Kurzzeitgedächtnisses eingesetzt wird, finden sich im SETK 3-5 (Grimm, Aktas & Frevert, 2010). Visuell wird das Kurzzeitgedächtnis durch Blockspannenaufgaben untersucht, bei der es Aufgabe der Untersuchten ist, Blöcke, die auf einem Brett angeordnet sind in der Reihenfolge anzutippen, wie es der Untersuchungsleiter vorführt (Schellig, Drechsler, Heinemann & Sturm, 2009). Auch hier wird mit kurzen Folgen begonnen und diese dann in ihrer Länge gesteigert. Diese Aufgabe ist beispielsweise in der Wechsler Nonverbal Scale of Ability (Petermann, 2013) und dem Neuropsychologischen Screening für 5- bis 11-jährige Kinder- Deutschsprachige Version (BVN/NPS 5-11) (Kaufmann et al., 2008).

2.4.2.2 Arbeitsgedächtnis

Im Arbeitsgedächtnis werden Informationen mental präsent gehalten und gleichzeitig verarbeitet (Baddeley, 2012). Baddeley und Hitch (1974) veröffentlichten ihr Arbeitsgedächtnismodell, das die Gedächtnisforschung in weiten Teilen revolutionierte. Baddeley und Hitch postulierten in ihrer Theorie, dass das Arbeitsgedächtnis aus mehreren Komponenten besteht: der phonologischen Schleife, dem visuell-räumlichen Notizblock und der zentralen Exekutive. Der wesentliche Unterschied zwischen phonologischer Schleife und visuell-räumlichen Notizblock ist, dass in ersterem verbale Informationen mental gehalten und verarbeitet werden, während in letzterem visuell-räumliche Informationen verarbeitet werden. Die Zentrale Exekutive hingegen ist für die Steuerung der Aufmerksamkeit, die Enkodierung sowie die Auswahl der zu enkodierenden Gedächtnisinhalte zuständig und hat eine steuernde und überwachende Funktion gegenüber der phonologischen Schleife und dem visuell-räumlichen Notizblock. Eine vierte Komponente ist der episodische Puffer. Er dient als Puffer zwischen den einzelnen Komponenten des Arbeitsgedächtnisses sowie als Verbindung des Arbeitsgedächtnisses mit der Wahrnehmung sowie dem Langzeitgedächtnis, indem hier ganze Episoden oder Teile davon präsent gehalten werden. Auf diese Weise werden die Informationen aus verschiedenen Komponenten integriert und in einen mehrdimensionalen Code umgesetzt. In einer überarbeiteten Form seines Modells ergänzt Baddeley (2012) sein Modell um die Interaktion von episodischem Puffer,

visuell-räumlichem Notizblock und phonologischer Schleife mit dem Langzeitgedächtnis. Die vier Teilkomponenten des Arbeitsgedächtnisses sind als fluide Systeme zu verstehen, die der aktiven Verarbeitung dienen, wohingegen das episodische Langzeitgedächtnis ein kristallines System ist. Sprache (die in enger Interaktion mit der phonologischen Schleife steht) sowie die visuelle Semantik (die in enger Interaktion mit dem visuell-räumlichen Notizblock stehen) sind Teil dieses kristallinen Systems und mit dem episodischen Langzeitgedächtnis verbunden (Baddeley, 2012), siehe Abbildung 2-3.

Das Arbeitsgedächtnis als solches ist zum Zeitpunkt der Geburt bereits vorhanden. Dennoch entwickelt sich die Kapazität des Arbeitsgedächtnisses weiter. Eine Studie von Crone et al. (2006) zeigte, dass 8 bis 12-Jährige eine signifikant geringere Arbeitsgedächtniskapazität haben, wohingegen die Arbeitsgedächtnisleistungen von 13 bis 17-Jährigen mit denen von jungen Erwachsenen (18 bis 25 Jahre) vergleichbar waren. Das Arbeitsgedächtnis entwickelt sich somit bis in die Adoleszenz hinein. Mit der Arbeitsgedächtnisleistung scheint eine Aktivierung des dorsolateralen Präfrontalkortex positiv assoziiert zu sein (Crone et al., 2006).

Abbildung 2-3: Arbeitsgedächtnismodell nach Baddeley (2012)

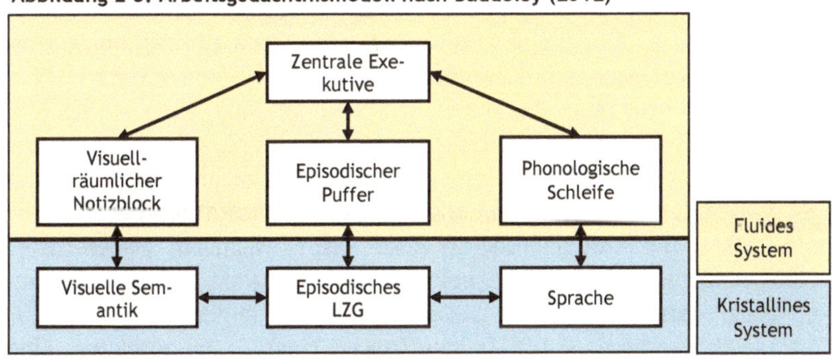

Anmerkungen: Darstellung in Anlehnung an Baddeley (2012); LZG = Langzeitgedächtnis

Betrachten wir nun das Arbeitsgedächtnis im Kontext von CVI. Sofern Beeinträchtigungen des Arbeitsgedächtnisses auftreten, scheint dies besonders im visuell-räumlichen Arbeitsgedächtnis der Fall zu sein. Haberecht et al. (2001) fanden bei Kindern und Jugendlichen mit Turner Syndrom im Alter von 7 bis18 Jahren Beeinträchtigungen des visuell-räumlichen Arbeitsgedächtnisses. Das Turner Syndrom gilt auch als Risikofaktor für CVI. Auch für frühgeborene Kinder im Alter von sechs bis sieben Jahren konnten Atkinson und Braddick (2007) diese Beeinträchtigungen finden. Barca et al. (2012) untersuchten einen Jungen im Alter von acht Jahren mit Zerebralparese und Beeinträchtigungen der visuellen Wahrnehmung. Auch hier konnten Beeinträchtigungen des visuell-räumlichen Arbeitsgedächtnisses beobachtet werden.

Im Vergleich von visuellem und verbalem Arbeitsgedächtnis gibt es im Kontext von CVI wenige vergleichende Studien. Clark und Woodward (2010) setzten Block- und Zahlenspannen bei extrem frühgeborenen Kindern im Alter von sechs Jahren zur Operationalisierung des Arbeitsgedächtnisses ein. Im verbalen Arbeitsgedächtnis (Zahlenspanne rückwärts) erreichten die Kinder vergleichbare Leistungen mit gesunden Kindern, jedoch mit einer Tendenz zum schlechteren Abschneiden. Im visuellen Arbeitsgedächtnis waren die Leistungen der Frühgeborenengruppe signifikant schlechter, als die der Kontrollgruppe. Es scheint also vor allem das visuelle Arbeitsgedächtnis von Beeinträchtigungen bei kindlicher Hirnschädigung betroffen zu sein. Die Autoren fanden zudem neuroanatomische Korrelate der Beeinträchtigungen. Moderate bis schwere Hirnschädigungen führten eher zu Beeinträchtigungen des verbalen Gedächtnisses, wohingegen visuelle Arbeitsgedächtniseinbußen schon bei leichten Hirnschädigungen zu beobachten waren (Clark & Woodward, 2010).

Das Arbeitsgedächtnis kann mittels sogenannter „n-back Aufgaben“ operationalisiert werden. Aufgabe der Probanden ist es dann zu reagieren, wenn zwei Reize hintereinander (1-back) bzw. ein Reiz sowie sein vorletzter Reiz (2-back) übereinstimmen. Diese Methode wird mithilfe eines Computers durchgeführt. Es werden eine verbale und eine visuell-räumliche Version der Aufgabe unterschieden. Es muss entweder auf Übereinstimmung von verbal dargebotenen Zahlen, Buchstaben oder Symbolen geachtet werden (verbal) oder auf identische Positionierung der Reize (visuell-räumlich). Haberecht et al. (2001) bedienten sich beispielsweise dieses Paradigmas. N-back Aufgaben sind beispielsweise als Untertest „Arbeitsgedächtnis“ in der Testbatterie zur Aufmerksamkeitsprüfung (TAP) (Zimmermann & Fimm, 2009) enthalten. Eine andere Aufgabe zum visuell-räumlichen Arbeitsgedächtnis sind die Blockspannen, z.B. der Corsi block-tapping test (Cornoldi et al., 1998; Milner, B., 1971). Hier werden den Probanden Würfel auf einem Brett gezeigt. Diese Würfel werden nacheinander angetippt, wobei sich die Anzahl der angetippten Würfel über die Durchgänge erhöht. Aufgabe der Probanden ist es, die Würfel in umgekehrter Reihenfolge anzutippen. Im Kontext der Untersuchung von Kindern mit CVI fand diese Methode bei Barca et al. (2012) Anwendung. Im deutschsprachigen Raum ist die Corsi-Blockspanne in der WNV(Petermann, 2013) sowie dem BVN/NPS 5-11 (Kaufmann et al., 2008) enthalten. Eine verbale Version dieser Aufgabe, die Zahlenspannen, sieht vor, dass den ProbandInnen in ihrer Länge ansteigende Zahlenfolgen vorgelesen werden, die in umgekehrter Reihenfolge wiedergegeben werden müssen. Beide Versionen fanden im Kontext von CVI bei Clark und Woodward (2010) Anwendung. Die deutsche Version dieser Aufgabe ist unter anderem im HAWIK-IV (Petermann et al., 2007) enthalten. Eine neue Aufgabenform zur Erfassung des nonverbalen Arbeitsgedächtnisses ist die Children Size-Ordering Task (CSOT) (McInerney, Hrabok & Kerns, 2005). Hier werden den Kindern Listen deren Items alltägliche Objekte sind, mit steigender Itemzahl vorgelesen. Aufgabe der Kinder ist es diese Objekte, geordnet nach ihrer Größe (klein zu groß) wiederzugeben.

2.4.3 Exekutive Funktionen

Unter den exekutiven Funktionen wird in der Neuropsychologie eine erhebliche Anzahl verschiedener Funktionen subsummiert. Die exekutiven Funktionen allgemein sind Funktionen höherer Ordnung und sind Teil der kognitiven Regulation (Initiierung, Aufmerksamkeitsverschiebung, Inhibition, Planen und Problemlösen, Monitoring, Arbeitsgedächtnis), der Aktivitätsregulation (Steuerung der Aufmerksamkeitsintensität und der selektiven Aufmerksamkeit), der Emotion (affektive Kontrolle) und der sozialen Funktionen (adäquates soziales Verhalten) (Smith, E. & Jonides, 1999; Zihl & Dutton, 2015b). Exekutive Funktionen, Gedächtnis und Aufmerksamkeit stehen in enger Verbindung zueinander. Integraler Bestandteil der Aufmerksamkeitsdimension „Selektivität", die in Kapitel 2.4.1 beschrieben wurde, ist die Selektion relevanter Reize unter Abschirmung irrelevanter Reize. Diese Fähigkeit ist zu einem erheblichen Anteil exekutiv geprägt. Auch das Arbeitsgedächtnis hat einen hohen exekutiven Anteil („Zentrale Exekutive") und die exekutiven Funktionen sind maßgeblich vom Arbeitsgedächtnis abhängig.

Wie aus der Aufzählung der verschiedenen Funktionen ersichtlich wird, sind die exekutiven Funktionen ein sehr komplexes Konstrukt. Zugunsten der Leserlichkeit sowie der Übersichtlichkeit dieser Arbeit, wird auf eine vollständige Darstellung der exekutiven Funktionen verzichtet und die folgenden Ausführungen auf das Planen und Problemlösen beschränkt. Die Relevanz der Darstellung dieser Funktionen ergibt sich aus dem nachfolgenden Untersuchungsaufbau, der auch die Untersuchung dieser Fähigkeiten umfasste.

Das Planen und Problemlösen im Kindesalter entwickelt sich kontinuierlich und die Leistungsfähigkeit steigt nahezu linear bis zur späten Kindheit an. Bereits im ersten Lebensjahr lassen sich erste Ansätze des Planen und Problemlösens bei Kindern beobachten (Sun, Mohay & O'Callaghan, 2009). Mit Schuleintritt zeigt sich ein bemerkenswerter Zuwachs an exekutiven Fähigkeiten (Romine & Reynolds, 2005). In der späten Kindheit erreicht die Planungs- und Problemlösefähigkeit einen vorläufigen Höhepunkt. Je nachdem, wie diese Fähigkeiten erfasst werden, schwankt dieser Zeitpunkt zwischen dem 8. und 12. Lebensjahr (Anderson, V. A., Anderson, Northam, Jacobs & Catroppa, 2001; De Luca et al., 2003; Klenberg et al., 2001; Korkman et al., 2001; Levin et al., 1991; Romine & Reynolds, 2005). Es gibt jedoch Hinweise darauf, dass die Entwicklung damit noch nicht vollständig abgeschlossen ist, sondern auch nach dem 12. Lebensjahr weitere Leistungssteigerungen im Planen und Problemlösen zu erwarten sind (De Luca et al., 2003; Welsh et al., 1991). Neuroanatomisch sind die exekutiven Funktionen vor allem im Frontallappen, insbesondere dem präfrontalen Kortex repräsentiert. Es ist jedoch ein ausgedehntes zerebrales Netzwerk für die exekutiven Funktionen verantwortlich, dass sich über kortikale und subkortikale Strukturen erstreckt (Jurado & Rosselli, 2007; Konrad, 2007). Aus der Reifung des Gehirns lässt sich erklären, weshalb gerade die exekutiven Funktionen relativ lange in der Entwicklung sind. Der präfrontale Kortex ist erst mit 12 Jahren ausdifferenziert (Jurado & Rosselli, 2007; Konrad, 2007).

Über die Verknüpfung von CVI und daraus resultierenden Beeinträchtigungen der exekutiven Funktionen gibt es zum Planen und Problemlösen bisher keine systematische Untersuchung. Stiers und Vandenbussche (2004) fanden bei Kindern mit Hirnschädigung bei Einteilung in Gruppen anhand ihrer visuellen Wahrnehmung (keine Beeinträchtigung; Beeinträchtigung in einer Teilleistung; Beeinträchtigung in mindestens zwei Teilleistungen) keine Unterschiede zwischen den drei Gruppen im Problemlösen. Dennoch gibt es einige Studien, die sich zumindest der Frage widmen, wie sich Frühgeburtlichkeit auf die Entwicklung des Planen und Problemlösens auswirkt. Auch wenn hier Kinder mit CVI nicht Schwerpunkt der Studien waren, sollen diese hier exemplarisch berichtet werden, da ein hoher Anteil an Kinder mit CVI aufgrund einer Frühgeburt von Beeinträchtigungen der visuellen Wahrnehmung betroffen sind. Im Alter von vier bis fünf Jahren konnten bei frühgeborenen Kindern Beeinträchtigungen beobachtet werden (Harvey, O'Callaghan & Mohay, 1999). Marlow et al. (2007) und Taylor et al. (2000) fanden bei frühgeborenen Kindern im Alter von sechs Jahren Beeinträchtigungen des Planen und Problemlösens, neben Beeinträchtigungen der Raumwahrnehmung. Luciana, Lindeke, Georgieff, Mills und Nelson (1999) und Anderson, P. und Doyle (2004) konnten Beeinträchtigungen des Planens und Problemlösens bei Kindern im Alter von 7 bis 9 Jahren bestätigen. Es waren nicht mehr Kinder der Frühgeborenengruppe im unterdurchschnittlichen Bereich. Luciana et al. (1999) fanden einen erhöhten Zeitbedarf beim Planen, also der Strategieentwicklung und Beeinträchtigungen erst bei hoher Aufgabenkomplexität. Im Alter von elf Jahren fanden sich keine Beeinträchtigungen des Planen und Problemlösens mehr (Curtis, Lindeke, Georgieff & Nelson, 2002).

Zusammenfassend kann davon ausgegangen werden, dass mit CVI unter Umständen auch Beeinträchtigungen des Planens und Problemlösens einhergehen. Da die oben genannten Forschungsergebnisse alle mithilfe visuellbasierter Aufgaben ermittelt wurden, lässt sich nicht ausschließen, dass visuelle Wahrnehmungsleistungen Einfluss auf die Aufgabenbearbeitung hatten. Im Alter von 11 Jahren scheinen diese Beeinträchtigungen jedoch eventuell nicht mehr zu bestehen. Dies könnte unter Umständen mit dem Eintritt der Pubertät und der damit verbundenen Reifung des präfrontalen Kortexes zusammenhängen.

Da unter dem Regenschirmbegriff „Exekutive Funktionen“ eine erhebliche Anzahl an Funktionen subsummiert wird, ist auch die Bandbreite an Aufgaben, die zu ihrer Untersuchung dieser Funktionen eingesetzt werden können, sehr umfangreich. Ein ausführlicher Überblick über die Operationalisierung der Exekutiven Funktionen kann Jurado und Rosselli (2007) entnommen werden. Da der Schwerpunkt der Darstellung der Exekutiven Funktionen bisher auf das Planen und Problemlösen eingeschränkt wurde, soll hier äquivalent verfahren werden. Im Wesentlichen werden beim Planen und Problemlösen vier Aufgabenformen unterschieden. Zum einen gibt es Aufgaben, bei denen mehrere Items vorgegeben werden und deren Ziel es ist, die Reihe sinnvoll fortzusetzen, z.B. im Brixton Spatial Anticipation Test (BSAT) (Burgess & Shallice, 1997) oder bei Matrizentests wie dem gleichnamigen Untertest im HAWIK-IV (Petermann et al., 2007), den Coloured Progressive Matrices (Raven, Bulheller & Häcker, 2001) oder den Standard Progressive Matrices (Raven, Court & Horn, 2009). Zum anderen gibt es Aufgaben, bei denen Karten nach bestimmten Regeln sortiert werden müssen. Aufgabe des Probanden ist es, die Sortierregel zu entdecken und flexibel auf angekündigte (Modified Wisconsin Card Sorting Test (M-WCST) (Schretlen, 2011)) oder unangekündigte Wechsel (Wisconsin Card Sorting Test (WCST) (Grant & Berg, 1993) der Sortierregeln zu reagieren. Ein letztes Aufgabenformat, zu dem der Turm von London (TL-D) (Tucha & Lange, 2004) sowie der Turm von Hanoi (TvH) (Gediga & Schöttke, 1994) zählen, sind Transformationsaufgaben, bei denen Holzkugeln oder Holzplatten, die auf einer von drei Holzstange gestapelt sind in möglichst wenigen Zügen in eine vorgegebene Reihenfolge umsortiert werden müssen.

2.5 Nicht-kognitive Aspekte im Kontext von CVI

Nicht-kognitive Aspekte spielen im Kontext von CVI ebenfalls eine Rolle. Sowohl mit der visuellen Wahrnehmung, als auch mit der Kognition können hier wechselseitige Einflüsse bestehen. Zu den nicht-kognitiven Aspekten, die in die vorliegende Untersuchung Eingang fanden und auf die deshalb im Folgenden näher eingegangen werden wird, sind die Lebensqualität, das Sozialverhalten, die Motivation und die Persönlichkeit. Zusätzlich wird die Evidenz zum Schulerfolg bei CVI betrachtet, da dieser für Kinder und Jugendliche von großer Bedeutung für ihre berufliche Zukunft ist.

2.5.1 Lebensqualität

Wie wirkt sich CVI auf den Alltag von betroffenen Kindern aus und erleben betroffene Kinder durch CVI eine Minderung ihrer Lebensqualität? Die Frage nach der Lebensqualität von Kindern mit CVI ist berechtigt, aber bisher leider nicht in der Forschung thematisiert worden. Zwar gibt es Fragebogenverfahren, die die Lebensqualität und die sehbezogene Lebensqualität von sehbehinderten Kindern untersuchen, doch wurden diese bisher nicht im Kontext von CVI berichtet. Stellvertretend werden hier daher Studien berichtet, die die Lebensqualität von Kindern und Jugendlichen mit Sehbehinderung im Allgemeinen untersuchten. In ihrer sehbezogenen Lebensqualität scheinen Kinder mit Sehbehinderung auch subjektiv beeinträchtigt zu sein (Chadha & Subramanian, 2011). Die Autoren untersuchten hier die folgenden Dimensionen: Distanzsehen, Mobilität und Beleuchtung, Anpassung, Lesen, Aktivitäten des täglichen Lebens sowie Low Vision Lebensqualität allgemein. In allen Dimensionen erreichten die ProbandInnen niedrigere Werte für die subjektive Lebensqualität. Insgesamt scheint sich die Beurteilung der Lebensqualität zwischen betroffenen Kindern und deren Eltern nur gering zu unterscheiden. In einzelnen Dimensionen wie der physischen Lebensqualität oder der psychosozialen Lebensqualität können aber erhebliche Unterschiede in der Wahrnehmung bestehen (Chak & Rahi, 2007).

Die Lebensqualität wird meist mittels Fragebögen erhoben. Im Zentrum des Interesses stehen hierbei die verschiedenen Dimensionen, die untersucht werden. Im KINDL-R (Fragebogen zur Lebensqualität von Kindern und Jugendlichen (Ravens-Sieberer & Bullinger, 1998; Ravens-Sieberer, Ellert & Erhart, 2007) sind dies: Körperliches Wohlbefinden, Emotionales Wohlbefinden, Selbstwert, Wohlbefinden in der Familie, Wohlbefinden mit Freunden,

Wohlbefinden in der Schule. Ein anderes Instrument ist das Inventar zur Erfassung der Lebensqualität bei Kindern und Jugendlichen (ILK) (Mattejat & Remschmidt, 2006), das folgende Dimensionen umfasst: Schule, Familie, soziale Kontakte zu Gleichaltrigen, Interessen und Freizeitgestaltung, Physische Gesundheit, Psychische Gesundheit sowie die Gesamtbeurteilung der Lebensqualität.

Die sehbezogene Lebensqualität wird ebenfalls meist mittels Fragebögen erhoben, die ebenfalls verschiedene Dimensionen aufweisen. Wolffsohn und Cochrane (2000) nutzen die Dimensionen Distanzsehen und Mobilität, psychosoziale Anpassung, Lesen und feingliedrige Arbeiten sowie Aktivitäten des täglichen Lebens. Der Children's Visual Function Life Questionnaire (CFVQ) (Birch, Cheng & Felius, 2007; Felius et al., 2004) sowie dessen deutsche Version, der Fragebogen zum kindlichen Sehvermögen (FKS) (Pieh et al., 2009) umfassen die Dimensionen Allgemeine Gesundheit, Sehvermögen, Fähigkeiten, Persönlichkeit, Familieneinfluss und Behandlung.

2.5.2 Motivation

Neugier ist ein angeborene frühe Form der Motivation und für die visuelle Wahrnehmung von Kindern von besonderer Bedeutung (Zihl & Dutton, 2015b). Nur neugierige Kinder suchen sich in ihrer Umwelt visuell neuartige Reize, visuelle Stimulation und erproben das Zusammenspiel von Auge und Hand. Neugier erlaubt es dem Menschen seine Umwelt mit Aufmerksamkeit und Interesse zu beobachten und physische und soziale Gegebenheiten zu explorieren und mit seiner Umwelt zu interagieren (Arnsten & Rubia, 2012; Zihl & Dutton, 2015b). Die Befriedigung der Neugierde ist dabei für sich genommen schon eine Belohnung (Zihl & Dutton, 2015b; Zihl, Mendius, Schuett & Priglinger, 2012c). Motivation ermöglicht zusätzlich zielgerichtete Handlungen auszuführen, sowie mentale Prozesse und Verhalten zu modulieren, um ein Bedürfnis zu befriedigen (Zihl & Dutton, 2015b). Ohne Motivation ist es dem Menschen nicht möglich intentionales Verhalten umzusetzen oder seine Umwelt vollständig wahrzunehmen (Larson & Rusk, 2011; Zihl et al., 2012c). Motivation und Neugierde sind also keine isolierten Funktionen, vielmehr sind sie Teil eines komplexen Netzwerkes (Zihl et al., 2012c). Mit steigendem Alter und der zunehmenden kognitiven Entwicklung entwickeln sich Neugierde und Motivation weiter und es kommt zu einer zunehmenden Differenzierung dieser Funktionen (Zihl et al., 2012c). Neuroanatomisch ist die Motivation mit dem ventralen und medialen Präfrontalkortex assoziiert. Diese Strukturen sind eng verknüpft mit den Arealen des Gehirns, die für

Emotionen verantwortlich sind (Amygdala, Hypothalamus, Nucleus acumbens und Nuclei des Hirnstamms) (Arnsten & Rubia, 2012).

Fehlen Neugierde und Motivation zur visuellen Exploration bei einem Kind, beeinträchtigt dies unter Umständen auch die Entwicklung der visuellen Wahrnehmung, die besonders in den ersten Lebensjahren stattfindet. Daher bildet eine visuell anregende Umwelt die Möglichkeit, die Neugierde von Kindern von außen anzuregen. Auch aus diesem Grunde wurde das Konzept der Sehfrühförderung für Kinder mit allen Arten von Sehstörungen etabliert. Den betroffenen Kindern wird hier eine visuell anregende Umwelt geboten (Lichtquellen in verschiedenen Farben, kontrastreiche Formen vor beleuchtetem Hintergrund etc.). Die von einer Sehbehinderung betroffenen Kinder sollen neben der Schulung ihrer visuellen Wahrnehmung dazu angeregt werden, ihr Sehvermögen gezielt einzusetzen und die visuelle Neugierde der Kinder anregen (Maritzen & Kamps, 2013).

Motivation und Sehbehinderung bei CVI wurden bisher in der Forschung noch nicht thematisiert. Auf die Darstellung von diesbezüglichen Forschungsergebnissen muss daher leider gänzlich verzichtet werden.

Die Operationalisierung der Motivation geschieht im Forschungskontext meist über Fragebogenverfahren, die den Eltern oder, sofern das Kind dazu in der Lage ist, den Kindern vorgelegt werden. Im Fokus von Fragebögen für die kindliche Lern- und Leistungsmotivation stehen meist verschiedene Dimensionen wie Lernmotivation, Leistungsmotivation, Anstrengungsvermeidung oder Arbeitsvermeidung und Ausdauer (Petermann & Winkel, 2007a, 2007b; Rollett & Bartram, 1998; Spinath, Stiensmeier-Pelster, Schöne & Dickhäuser, 2002). Im deutschsprachigen Raum verfügbare Fragebögen zur Motivation sind die Skalen zur Erfassung der Lern- und Leistungsmotivation (Spinath et al., 2002), sowie die Fragebögen zur Leistungsmotivation (Petermann & Winkel, 2007a, 2007b).

2.5.3 Verhalten und Persönlichkeit

Persönlichkeit ist ein überdauerndes Konstrukt, das alle Persönlichkeitseigenschaften einer Person in sich vereint und in dem Menschen sich individuell voneinander unterscheiden (Asendorpf, 2007). Das dynamisch-interaktionistische Paradigma der Persönlichkeitsentwicklung umfasst vier wesentliche Annahmen, wie sich die Persönlichkeit eines Menschen entwickelt. Zum einen beeinflusst der Mensch seine Umwelt, zum anderen wird er durch sie beeinflusst. Des Weiteren finden Veränderungsprozesse in der

Person selber sowie in der Umwelt statt, die wiederum Einfluss auf die Persönlichkeit bzw. die Umwelt nehmen (Asendorpf, 2007).

Kinder erwerben Verhaltensweisen zu einem erheblichen Anteil durch Modelllernen, d.h. sie beobachten ein Verhalten und die darauf folgenden Konsequenzen und imitieren dieses Verhalten, wenn es positiv verstärkt wird. Das Erlernen sozialer Kompetenz setzt voraus, dass Kinder Situationen wahrnehmen, Empathie empfinden und Interessen und Standpunkte ihres Gegenübers erkennen und interpretieren können. Dieser Lernprozess ist auch erheblich visuell geprägt (Roe, 2008).

Im Kontext von CVI kann das Sozialverhalten bei Kindern mit CVI im Vergleich zu gleichaltrigen Kindern auffällig sein, bedingt durch die fehlende visuelle soziale Erfahrung, infolge der beeinträchtigten visuellen Wahrnehmung, also beispielsweise die Fähigkeit Mimik wahrzunehmen und richtig zu interpretieren (Mundhenk, 2008). Entsprechend können soziale Reaktionen bei Kindern mit CVI eingeschränkt sein oder gänzlich fehlen.

Mit CVI gehen oft auch eigenartige Verhaltensweisen der betroffenen Kinder einher, wenn sie versuchen ihre Umwelt so anzupassen, dass sie für sie visuell zu bewältigen ist. Dazu zählen Manierismen (z.B. eigenartige Gesichtsausdrücke oder Kopfhaltungen) (Freeman, 2010), Stereotypien (z.B. Flatterbewegungen der Hände vor den Augen) (Freeman, 2010), Zwänge (Ordnungszwang) (Freeman, 2010), Vermeidungsverhalten (z.B. in überfüllten Einkaufszentren), aggressives Verhalten (Schreien und Wutanfälle) (Freeman, 2010; Philip & Dutton, 2014), scheinbarer Mangel an Motivation (Freeman, 2010), Impulsivität (Freeman, 2010) und soziales Desinteresse (fehlender Blickkontakt; Spielen mit dem Gesicht zur Wand) (Mundhenk, 2008). Diese Verhaltensweisen legen oft den Verdacht auf eine psychische Störung nahe und nicht selten werden bei Kindern mit CVI affektive Störungen und tiefgreifende Entwicklungsstörungen (Zihl & Dutton, 2015e) wie Angststörungen (Freeman, 2010) oder Depression (Freeman, 2010), Autismus-Spektrum-Störungen (Absoud, Parr, Salt & Dale, 2011; Chokron et al., 2010; Freeman, 2010) oder Tic und Tourette Syndrome (Freeman, 2010) fehldiagnostiziert. Oft gründen diese Verhaltensweisen aber nicht in einer bestehenden psychischen Störung, sondern sind Folge von visueller Selbststimulation oder dem Versuch der Kinder ihre visuelle Überforderung zu bewältigen. Dabei versuchen sie visuelle Information zu reduzieren, visuell anstrengender Situationen zu entgehen, sie zu kontrollieren und zu strukturieren oder sich körperlich so auszurichten, damit sie mehr auf einmal sehen können. Unabhängig von einer psychischen Störung birgt ein auffälliges Sozialverhalten das Risiko der sozialen Isolation der betroffenen Kinder (Philip & Dutton, 2014).

Leider gibt es bisher keine Studien, die sich systematisch mit Charakterisierungen des Sozialverhaltens und der Persönlichkeit von Kindern mit CVI befassten. Stellvertretend werden hier einige Studien erläutert, die sich im Schwerpunkt mit der Untersuchung von Kindern und Jugendlichen befassten, die von einer peripheren Sehschädigung betroffen waren. Laut Obiakor und Stile (1990) scheinen Jugendliche mit Sehbehinderung einen geringeren Selbstwert zu haben, als gesunde Jugendliche. Dem widerspricht eine Studie, in der ebenfalls Jugendliche mit angeborener peripherer Sehschädigung mit gesunden Jugendlichen verglichen wurden. Sie ergab, dass sich diese in ihrer subjektiven Einschätzung weder in der Stimmung, noch im Selbstkonzept signifikant unterscheiden. Lediglich die Ängstlichkeit war in der sehgeschädigten Gruppe signifikant höher ausgeprägt (Bolat, Dogangun, Yavuz, Demir & Kayaalp, 2011). Garaigordobil und Bernaras (2009) untersuchten, ob sich Selbstwert, Selbstkonzept und Persönlichkeit von sehbehinderten Jugendlichen im Alter von 12 bis 17 Jahren bedeutsam von gesunden Gleichaltrigen unterscheiden. Bezüglich des Selbstkonzeptes und des Selbstwertes fanden sich keine Unterschiede. Mädchen mit Sehbeeinträchtigung scheinen aber einen geringeren Selbstwert zu haben, als sehbeeinträchtigte Jungen. Insgesamt fand sich in der sehbeeinträchtigen Gruppe eine deutlich erhöhte Zahl an psychopathologischen Symptomen. In der Persönlichkeit (Big-Five) unterschieden sich die beiden Gruppen nur in der Dimension Verträglichkeit, die bei sehbeeinträchtigten Jugendlichen bedeutend höher ausgeprägt war (Garaigordobil & Bernaras, 2009). Auch Huurre und Aro (1998) und Garaigordobil und Bernaras (2009) konnten bestätigen, dass Mädchen mit Sehbehinderung subjektiv einen geringeren Selbstwert und geringere soziale Fertigkeiten hatten und daher besonderer psychosozialer Unterstützung bedürfen. Zudem folgerten die Autoren, dass Depressivität bei sehbehinderten Jugendlichen nicht häufiger als bei gesunden Jugendlichen auftritt und sie ein ähnlich gutes Verhältnis zu Eltern und Geschwistern haben. Dennoch haben sie subjektiv weniger gute Freunde und fühlen sich häufiger alleine. Die Arbeitsgruppe um Sonja Alimovic untersuchte außerdem, ob bei Kindern mit leichter Lernbehinderung und Sehbehinderung im Vergleich zu Kindern mit einer reinen Lernbehinderung oder Sehbehinderung bzw. zu gesunden Kindern mehr emotionale Probleme und Verhaltensprobleme auftraten (Alimovic, 2013). Die untersuchten Kinder waren 4 bis 11 Jahre alt, die Eltern füllten stellvertretend für ihre Kinder Fragebögen aus. Kinder mit Sehbehinderung zeigten insgesamt bedeutend mehr Probleme als gesunde Kinder, vor allem somatisch und sozial und in der Aufmerksamkeit. Hatten die Kinder zusätzlich eine Lernbehinderung, zeigten sich in allen emotionalen und behavioralen Dimensionen mehr Probleme, außer in der Depressivität und der Ängstlichkeit (Alimovic, 2013). Insgesamt scheint ein erhöhtes Risiko für soziale Kommunikationsprobleme sowie Autismus-Spektrum-Störungen bei Kindern und Jugendlichen mit Sehbehinderungen zu bestehen (Parr, Dale, Shaffer & Salt, 2010).

Alimovic und Mejaski-Bosnjak (2011) untersuchten zudem, wie sich visuelle Frühförderung von Kindern mit CVI im Alter von bis zu drei Jahren auf die visuelle Kommunikation auswirkt und folgerten aus ihrer Studie zur Frühförderung, dass diese einen positiven Effekt auf die visuelle Kommunikation von Kindern hatte.

Zusammenfassend lässt sich feststellen, dass auch Kinder mit CVI erschwerte Bedingungen bei der Entwicklung der visuellen Kommunikationen haben und durch ihr Verhalten einem erhöhten Risiko ausgesetzt sind, dass ihre visuelle Wahrnehmungsstörung nicht als solche erkannt wird, sondern aufgrund ihres Verhaltens als psychische Störung eingeordnet wird. Dabei ist die Entwicklung einer tatsächlichen psychischen Störung natürlich keineswegs ausgeschlossen. Es muss aber eine kritisch reflektierte Diagnostik vorgenommen werden und genau geprüft werden, welche Verhaltensweisen einem kompensatorischen Verhalten zugeschrieben werden müssen und welche Verhaltensanteile tatsächlich vom Verhalten gesunder Kinder abweichen, die nicht besser durch die Sehstörung erklärt werden können.

Generell gibt es vier verschiedene Ansätze zur Beurteilung des Verhaltens und der Persönlichkeit. Zum einen ist dies die Selbstbeurteilung, zum anderen die Beurteilung durch Beobachter, die Beurteilung durch einen Interaktionspartner sowie die direkte Messung des Verhaltens (Asendorpf, 2007). Verhalten und Persönlichkeit werden im klinischen Setting meist über Verhaltensbeobachtungen oder Fragebögen erhoben. Ab dem Alter von neun Jahren stehen Fragebögen zur Selbstbeurteilung für die zu untersuchenden Kinder bereit, davor werden stellvertretend Bezugspersonen zu den Kindern befragt. Die Untersuchung der Persönlichkeit gestaltet sich bis heute recht komplex, da sich eine Persönlichkeit aus vielen Facetten zusammensetzt, die entsprechend auch eine Vielzahl untersuchbarer Eigenschaften bedeutet. Bei Kindern und Jugendlichen kann beispielsweise das Junior Temperament und Charakter Inventar (JTCI) (Goth & Schmeck, 2009) eingesetzt werden, das Persönlichkeit als Zusammenspiel von Temperament (Neugierdeverhalten, Schadensvermeidung, Belohnungsabhängigkeit und Beharrungsvermögen) und Charakter (Selbstlenkungsfähigkeit, Kooperativität und Selbsttranszendenz) erfasst. Das Inventar zur integrativen Erfassung des Kind-Temperaments (IKT) (Zentner & Ihrig, 2011) hingegen erfasst die fünf Eigenschaften Frustrationsanfälligkeit, Gehemmtheit, Aktivität, Ausdauer und Aufmerksamkeit sowie sensorische Empfindlichkeit. Auf der anderen Seite erfassen Seitz und Rausche (2004) im Persönlichkeitsfragebogen für Kinder zwischen 9 bis 14 Jahren (PFK 9-14) Verhaltensstile, Motive, und Selbstbild-Aspekte. Diese drei Fragebogenverfahren sind hier lediglich exemplarisch aufgeführt und verdeutlichen die Vielfalt an Dimensionen, die in der Persönlichkeitsdiagnostik im Kindes- und Jugendalter untersucht werden können.

2.5.4 Schulerfolg

Bei Kindern und Jugendlichen sind die Schule und der Schulerfolg besonders kritische Faktoren. Einerseits ist der Schulbesuch Wegbereiter für den künftigen beruflichen Werdegang, auf der anderen Seite ist die Schule als Einrichtung ein Ort, an dem ein großer Teil der sozialen Interaktion von Kindern und Jugendlichen stattfindet, sodass sie gleichzeitig eine Plattform sozialen Lernens ist.

Einige Studien, die im Folgenden näher ausgeführt werden, befassten sich mit der Frage der Abhängigkeit des Schulerfolgs von der visuellen Wahrnehmung. Da Lesen integraler Bestandteil aller Schulfächer ist und wie in Kapitel 2.3.2.6 ausgeführt, mit verschiedenen Beeinträchtigungen der visuellen Wahrnehmung einhergeht, ist es möglich, dass Kinder mit CVI schlechtere schulische Leistungen aufweisen. Ein großangelegte Studie von Watson, C. et al. (2003) befasste sich mit der Frage nach sensorischen, kognitiven und sprachlichen Prädiktoren für Schulerfolg. Dafür untersuchten sie eine Gruppe von 470 Kindern der ersten Klasse im Verlauf, mittels eines Fragebogens in der zweiten Klasse. Vier Faktoren wurden identifiziert, die für Schulerfolg von Bedeutung sind: Lesefähigkeit, verbale Kognition, visuelle Kognition und Sprachverarbeitung. Die Aufgaben zur visuellen Kognition waren gängige Aufgaben zur visuellen Wahrnehmung wie sie auch zur CVI-Diagnostik herangezogen werden. Als Variablen für Schulerfolg nutzten sie die Leseleistung in der Schule, Mathematiknoten sowie die mittlere Schulleistung über alle Unterrichtsfächer als Schulerfolg. Den Autoren gelang es für die Leseleistung 73% der Varianz durch die vier eben genannten Faktoren aufzuklären. 32% entfielen auf das Lesen sowie 11% auf die visuelle Kognition. Die Varianz der Mathematiknote konnte zu 32% aufgeklärt werden. Lesen klärte dabei 18% der Varianz auf, visuelle Kognition 17%. Die Varianz des gesamten Schulerfolges konnte zu 72% mittels der vier Faktoren aufgeklärt werden. Auf das Lesen entfielen hier 42% und auf die visuelle Kognition wiederum 18%. Die anderen beiden Faktoren klärten in den drei Variablen 1 bis 10% der Varianz auf. Aus der Studie lässt sich schlussfolgern, dass die Leseleistung einen erheblichen Einfluss auf Schulerfolg hat. Sie ist stärkster Prädiktor für Schulerfolg. Der Faktor, der am zweitstärksten Schulerfolg vorauszusagen vermag, ist die visuelle Kognition. Auch sie hat erheblichen Einfluss auf den Schulerfolg. Im Kontext von CVI ließ sich dies ebenfalls bestätigen. Williams, C. et al. (2011) untersuchten in einer großen Kohortenstudie von Dreizehnjährigen, wie sich Beeinträchtigungen der visuellen Wahrnehmung mit und ohne komorbiden Entwicklungsstörungen auf Lesen und Mathematik im Vergleich zu gesunden Kindern auswirken. Die Autoren fanden signifikant schlechtere Leistungen bei Jugendlichen mit Beeinträchtigungen der visuellen Wahrnehmung. Zhang et al. (2013) konnten eben dieses Ergebnis in einer Kohortenstudie mit Neunjährigen, die ein geringes Geburtsgewicht hatten, bestätigen. Die visuomotorische Leistungsfähigkeit bestätigte sich hier zudem als Prädiktor für den allgemeinen Schulerfolg.

Daraus lässt sich schließen, dass Kinder mit visuellen Wahrnehmungsstörungen vermutlich ein höheres Risiko haben, schulische Misserfolge zu erleben als gesunde Kinder. Sie bedürfen daher besonderer Unterstützung. Generell lässt sich ein starker Trend beobachten, Kinder mit Sehbehinderung, unabhängig von ihrer Pathogenese, nach Möglichkeit wohnortnah in Regelschulen unterzubringen (Defebvre & Juzeau, 1999). Dies geschieht im Sinne der Inklusion. In der Folge sind es in der Hauptsache schwerer beeinträchtigte Kinder, die spezialisierte Einrichtungen für sehbehinderte und blinde Kinder besuchen (Defebvre & Juzeau, 1999). Der Schulbesuch stellt bei Kindern mit CVI, ähnlich wie bei peripher sehgeschädigten Kindern eine besondere Herausforderung an die Schule und die Kinder dar. Neben dem Lehrauftrag, hat die Schule auch im Besonderen einen Auftrag zur Vermittlung sozialer Kompetenzen (Roe, 2008). Für SchülerInnen mit CVI stellt der Schulalltag aus verschiedenen Gründen eine besondere Herausforderung dar. Die Vermittlung von Lehrinhalten ist maßgeblich visuell geprägt. Ist die visuelle Wahrnehmung also beeinträchtigt, ist entsprechend auch der tägliche Schulbesuch eine Hürde, die es für Kinder mit CVI zu meistern gilt. Für Kinder mit CVI und oder peripherer Sehschädigung gilt gleichermaßen, dass sie einen erhöhten Zeitbedarf für viele Aktivitäten haben und versuchen müssen, einer Unterrichtsgestaltung gerecht zu werden, die in Regelschulen auf gesunde Kinder im Vollbesitz ihrer Sehkraft ausgerichtet ist. Daraus resultiert, dass die Kinder einem erhöhten Druck sowohl zeitlich, als auch durch die Umgebungsbedingungen ausgesetzt sind, wenn sie am sozialen Leben in der Klasse und am Nachmittag teilnehmen wollen (Roe, 2008). Spezialeinrichtungen, die auf sehbehinderte und blinde SchülerInnen spezialisiert sind, haben mehr Förderkapazitäten und die SchülerInnen können dem Unterricht leichter folgen. Durch geeignete Hilfsmittel ist ein engmaschigeres Betreuungsverhältnis möglich, auch können durch eine geringere Klassengröße und Modifikationen der Unterrichtsdidaktik betroffene Kinder in ihrem Schulalltag unterstützt werden. Auch ist die soziale Komponente nicht zu unterschätzen. Brauchen alle Kinder einer Klasse mehr Zeit, fällt nicht eines alleine auf, sodass sich Kinder mit CVI auch besser in die Klasse integrieren können (Roe, 2008). Sehbehinderten- und Blindenschulen sind heute damit konfrontiert, dass periphere Sehbeeinträchtigungen glücklicherweise zunehmend behandelt werden können, was betroffenen Kindern den Besuch einer Regelschule ermöglicht. Auf der anderen Seite wächst die Zahl an Kindern mit der Diagnose CVI, die an spezialisierten Sehbehinderten- und Blindeneinrichtungen beschult werden und von der speziellen Förderung profitieren (Alagaratnam, Sharma, Lim & Fleck, 2002; McClelland et al., 2007). Gerade Kindern mit CVI kommt die Struktur von Förderzentren entgegen, da ein erheblicher Anteil auch andere körperliche oder kognitive Beeinträchtigungen aufweist, die der Förderung bedürfen.

2.6 Diagnostik im Kontext von CVI

In Kapitel 2.3 wurde umfassend auf einzelne Teilleistungen der visuellen Wahrnehmung sowie ihre diagnostische Operationalisierung eingegangen. Die Untersuchung einer Funktion alleine bringt aber gerade bei der Abklärung einer möglichen visuellen Wahrnehmungsstörung keinen ausreichenden Erkenntnisgewinn.

Diagnostische Empfehlungen der frühen CVI-Forschung waren noch stark auf die basalen visuellen Wahrnehmungsleistungen konzentriert. So standen Untersuchungen der Sehschärfe, des Gesichtsfeldes und der Okulomotorik im Zentrum der diagnostischen Abklärung von CVI (Birch & Bane, 1991; Fedrizzi et al., 1998; Good et al., 1994; Lanzi et al., 1998; Pike et al., 1994; Schenk-Rootlieb et al., 1992). Es zeigte sich jedoch, dass dies nicht ausreichte, sodass die ophthalmologische Untersuchung um die kognitiven Wahrnehmungsleistungen ergänzt wurde (Fazzi et al., 2007; Houliston et al., 1999; Jacobson, Ek, Ygge & Warburg, 2004; Stiers et al., 1998; Stiers et al., 2005; Stiers et al., 2001; van den Hout et al., 2004). Derzeit gibt es sowohl quantitative als auch qualitative diagnostische Ansätze. Es kristallisiert sich heraus, dass Arbeitsgruppen aus der Neuroophthalmologie, neben der ophthalmologischen Abklärung, qualitative Verfahren zur Überprüfung der kognitiven visuellen Wahrnehmung bevorzugen (Dutton, 2011; Dutton et al., 2010; McCulloch et al., 2007). Dies steht im Gegensatz zu Arbeitsgruppen aus der Klinischen Neuropsychologie, die ihre Diagnostik quantitativ, als psychometrische Diagnostik gestalten (Fazzi et al., 2007; Stiers & Fazzi, 2010; Stiers et al., 2001) und qualitative Diagnostik meist begleitend einsetzen. Während die Überprüfung der basalen Sehleistungen oft den Ophthalmologen übertragen wird, obliegt die Überprüfung der kognitiven Sehleistungen den Neuropsychologen. Vor diesem Hintergrund befassten sich die Arbeitsgruppe um Stiers und Ortibus (Ortibus et al., 2009; Stiers et al., 2001) sowie die Arbeitsgruppe um Elisa Fazzi (Fazzi et al., 2009) sowie Chokron et al. (2010) mit der ophthalmologischen und neuropsychologischen Diagnostik von CVI und präsentierten eigene Konzepte zum diagnostischen Vorgehen. Auf die Ansätze dieser Arbeitsgruppen wird später im Kapitel 2.6.4 eingegangen werden.

Der Einsatz standardisierter Testverfahren zur Diagnostik visueller Wahrnehmungsstörungen birgt besondere Herausforderungen. Dies liegt vor allem daran, dass es „das“ CVI in dem Sinne nicht gibt, sondern CVI durch eine Vielzahl verschiedener visueller Wahrnehmungsbeeinträchtigungen in unterschiedlichster Konstellation charakterisiert sein kann. Dies impliziert die

Notwendigkeit einer umfassenden Diagnostik der visuellen Wahrnehmung, die mit einer entsprechend großen Zahl an Tests verbunden ist. Des Weiteren treten bei Kindern mit Verdacht auf CVI oft komorbid ophthalmologische Erkrankungen, Entwicklungsstörungen oder neurologische Erkrankungen auf, durch die meist extensiven und diffusen Hirnschädigung (Stiers & Fazzi, 2010). Dies bedeutet für das Testmaterial, dass es auf diese speziellen Bedürfnisse angepasst sein muss, d.h. beispielsweise ausreichend groß sein muss, um den ophthalmologischen Erkrankungen Rechnung zu tragen. Zudem muss das Material möglichst isoliert für eine Funktion konzipiert sein, d.h. möglichst wenig andere Funktionen, als die die untersucht werden soll, beanspruchen (z.B. nach Möglichkeit unabhängig von Sprache und Motorik sein) um trotz Entwicklungsstörungen und neurologischen Erkrankungen verlässliche Untersuchungsergebnisse zu erhalten.

In einigen Fällen fanden Intelligenztest - meist nonverbale - als Maß für die visuelle Wahrnehmung Anwendung (Fedrizzi et al., 1993; Fedrizzi et al., 1996; Ito et al., 1996; Jacobson et al., 1996; Werpup-Stüwe et al., 2014). Diese erwiesen sich jedoch als gänzlich ungeeignet, da sie zu unspezifisch sind und weder aus dem Intelligenzquotient, noch aus den Testergebnissen einzelner Untertests verlässliche Informationen über ein eventuell bestehendes visuelles Wahrnehmungsproblem entnommen werden konnten (Stiers, De Cock & Vandenbussche, 1999; Stiers & Vandenbussche, 2004).

In den folgenden Teilkapiteln werden verschiedene diagnostische Ansätze von CVI und visuellen Wahrnehmungsstörungen beleuchtet, hierzu zählen Fragebögen und strukturierte klinische Anamnese, Verhaltensbeobachtung sowie neuropsychologische Testbatterien. Auch wird eine Zusammenfassung möglicher Zusammenstellungen der verschiedenen Untersuchungsverfahren anhand der Literatur gewagt und in der Zusammenfassung die wichtigsten Aspekte der Untersuchung von visuellen Wahrnehmungsstörungen hervorgehoben.

2.6.1 Fragebogenverfahren und Strukturierte klinische Anamnese

Fragebogenverfahren, die zur diagnostischen Abklärung von CVI entwickelt wurden, stammen von der Arbeitsgruppe um Gordon Dutton (Dutton et al., 2010), von van Genderen, Dekker, Pilon und Bals (2012), von McCulloch et al. (2007), und Houliston et al. (1999). Der Vollständigkeit halber sei darauf hingewiesen, dass es auch einen Fragebogen von Ferziger et al. (2011) für den diagnostischen Einsatz bei CVI gibt. Dieser ist allerdings für körperlich und geistig schwer beeinträchtigte Kinder konzipiert, die nicht Gegenstand dieser Untersuchung waren und daher hier nicht weiter berichtet wird. Allen Fragebogenverfahren ist gemein, dass sie das funktionelle Sehen im Alltag thematisieren. Die Fragebögen werden jeweils von Eltern oder betreuenden Bezugspersonen ausgefüllt.

Ein Fragebogenverfahren zu CVI stammt von McCulloch et al. (2007). Dieses wurde insbesondere für Kinder mit neurologischen Erkrankungen konzipiert, bei denen noch nicht zuverlässig festgestellt werden konnte, ob noch ein Sehrest besteht, oder nicht. Der Fragebogen umfasst 16 Fragen, die von den Eltern beantwortet werden und erfragt beispielsweise Reaktionen auf Licht, auf Bewegung und auf Gegenstände unterschiedlicher Größe im näheren Umfeld. Bis auf zwei Fragen waren alle Items mit „Ja“ oder „Nein“ zu beantworten. An der Untersuchung nahmen 76 Kindern im Alter von 7 Monaten bis 16 Jahren teil. Es konnten zwei Faktoren („Reaktion auf Objekte und Essen“ sowie „Reaktion auf Menschen“) identifiziert werden. Gerade bei Kindern mit neurologischen Erkrankungen ist die Überprüfung des funktionellen Sehens eine große Herausforderung. Die Autoren folgern aus ihrer Studie, dass durch den Fragebogen wichtige Erkenntnisse über das funktionelle Sehen körperlich behinderter Kinder im Alltag möglich ist, die mit den objektiven Befunden (Sehschärfenbestimmung und visuell evozierte Potentiale) übereinstimmen. Die deutsche Übersetzung des Fragebogens kann Dutton et al. (2013) entnommen werden.

Der Beobachtungsbogen von Dutton et al. (2010) umfasst 51 Fragen, die auf einer vierstufigen Likertskala in Bezug auf die Häufigkeit der erfragten Verhaltensweise auftreten („nie“, „selten“, „manchmal“, „oft“, „immer“ sowie zusätzlich „keine Angabe“). Die Häufigkeitsangabe „immer“ bezeichnet immer das Verhalten, das am weitesten von der Norm entfernt liegt. Der Fragebogen umfasst die acht Dimensionen „Gesichtsfeld und visuelle Aufmerksamkeit“ (13 Items), „Bewegungswahrnehmung“ (fünf Items), „Umgang mit komplexen visuellen Situationen“ (neun Items), „Visuell gesteuerte Körperbewegungen“ (acht Items), „Visuell gesteuerte Bewegungen der oberen Extremitäten“ (zwei Items), „Visuelle Aufmerksamkeit“ (vier Items), „Probleme in visuell komplexen Umgebungen“ (vier Items) sowie „Visuelles Erkennen“ (sieben Items). Im Normalfall beantworten die Eltern gesunder Kinder höchstens eine Frage nicht mit „Nie“. In acht Items bei 4- bis 6-Jährigen kann unter Umständen auch „Selten“ bei gesunden Kindern angekreuzt werden. Werden mehr als drei Items nicht mit „Nie“ oder „Selten“ beantwortet, ist dies ein Hinweis auf CVI. Maßgeblich für die korrekte Interpretation des

Fragebogens ist laut den Autoren, dass die Interpretation von geschultem Fachpersonal vorgenommen wird, damit das Ergebnis in den richtigen Kontext gesetzt werden kann. Eine Übersetzung des Fragebogens ist in deutscher Sprache verfügbar (siehe Dutton et al., 2013).

Houliston et al. (1999) konzipierten einen strukturierten Fragebogen zur Feststellung kognitiver visueller Beeinträchtigungen bei Hydrozephalus. Dieser umfasst 22 Fragen und wurde an 200 gesunden Kindern im Alter von 5 bis 12 Jahren normiert. Items des Fragebogens waren typische Symptome von CVI, in den Dimensionen „Gesichtserkennung“ (fünf Items), „Form- und Objekterkennung“ (zwei Items), „Farben benennen und zuordnen“ (zwei Items), „Orientierung“ (fünf Items), „Tiefenwahrnehmung“ (zwei Items), „Bewegungswahrnehmung“ (drei Items), „Visuelle Raumwahrnehmung“ (ein Item) sowie „Gesichtsfeldausfälle“ (zwei Items). Die Antwort erfolgt auf einer vierstufigen Likertskala („nie“ bis „immer“). „Nie“ ist die Antwort, bei der die Symptomatik am stärksten auftritt. Die meisten Kinder mit Hydrozephalus (59%) zeigten in mindestens einer der Dimensionen eine Beeinträchtigung, die sich weder durch ophthalmologische Beeinträchtigungen, noch durch den Hydrozephalus als solchen erklären lassen. Die Autoren leiten keine Cut-Off-Werte ab, ab denen eine CVI-Diagnose gestellt wird, das Verfahren dient vor allem als qualitative Information ob und in welchem Bereich Beeinträchtigungen des funktionellen Sehens im Alltag auftreten.

Maria van Genderen et al. (2012) konzipierten ebenfalls einen Fragebogen zum funktionellen Sehen. Dieser ist im Vergleich zum Fragebogen von Dutton et al. (2010) kürzer und umfasst lediglich zwölf Items. Konzipiert wurde der Fragebogen in Anlehnung an Houliston et al. (1999) als Screeningfragebogen für die Augenklinik der Autoren, anhand der am häufigsten berichteten Beeinträchtigungen im Kontext von CVI. Der Fragebogen beschränkt sich dabei auf zwei Dimensionen „Dorsale Route“ (sieben Items) und „Ventrale Route“ (fünf Items) nach den in Kapitel 2.2 erläuterten, dem Sehen zugrunde liegenden neuroanatomischen Sehbahnen. Die Fragen zur ventralen Route umfassen Items zum visuellen Erkennen, zur topographischen Orientierung und zum Lesen, die Fragen zur dorsalen Route die verbliebenen Wahrnehmungsleistungen, wie Figur-Grund-Unterscheidung oder das Entdecken visueller Reize. Die Fragen können jeweils mit „Ja“, „Nein“ oder „Manchmal“ beantwortet werden. Exemplarisch wurde der Fragebogen mit 30 Kindern mit CVI (diagnostiziert mittels ophthalmologischer Untersuchung und umfassender neuropsychologischer Testung) und 23 gesunden Kindern im Alter von 5 bis 16 Jahren durchgeführt. 95% der Kinder mit CVI sowie 90% der gesunden Kinder hatten mindestens drei positive Antworten in ihren Fragebögen.

Ein weiteres Fragebogenverfahren stammt von Ortibus, Laenen, et al. (2011). Die Autoren konzipierten hier einen Fragebogen aus 46 Items, basierend auf bereits veröffentlichten Fragebögen, dem Fragebogen von McCulloch et al. (2007) und einer Literatursuche über Symptome von CVI bei Kindern. Der Fragebogen verfügt über die sechs Dimensionen „Visuelles Verhalten“ (20 Items), „Funktionen der ventralen Route“ (5 Items), „Funktionen der dorsalen Route“ (10 Items), „Komplexe (visuomotorische) Fähigkeiten“ (2 Items), „Verwendung anderer Sinne“ (3 Items) und „Assoziierte CVI-Charakteristika“ (6 Items). Die Dimension „Visuelles Verhalten“ wurde zusätzlich in die vier Bereiche „Visuelle Fixation“ (4 Items), „Gesichtsfeld“ (4 Items), „Visuelle Aufmerksamkeit“ (9 Items) und „Einfluss der gewohnten Umgebung“ (3 Items) unterteilt. Das Antwortformat für den Fragebogen ist binär, d.h. es wird nur zwischen „Ja“ (beschriebenes Verhalten trifft zu) oder „Nein“ unterschieden. Die Items werden von den Eltern oder betreuenden Bezugspersonen beantwortet. Normiert wurde der Fragebogen an 91 Kindern und Jugendlichen im Alter von drei Jahren und fünf Monaten bis 17 Jahre. Als beste Auswertungsmethode wurde ein Dimensionsscore identifiziert, d.h. dass nicht jedes Item einzeln gewertet wurde, sondern das Beantworten mindestens eines Items einer Dimension mit „Ja“ zur Bewertung der gesamten Dimension mit einer Punktzahl von Eins führte. Daraus ergibt sich ein Dimensionsscore von 0 bis 6. Die Autoren folgern aus ihrer Studie, dass der Fragebogen über eine gute prognostische Validität verfügt. Das heißt bei einem Cut-Off-Wert von vier (d.h. in mindestens vier Dimensionen traf je mindestens eines der berichteten Symptome zu) beträgt die Sensitivität 83.3%, bei einer Spezifität von 29.4%.

2.6.2 Verhaltensbeobachtung

ABCDEFV

Eine Testsammlung, die zur Verhaltensbeobachtung bei Kindern mit Verdacht auf CVI entworfen wurde und für Kinder im Alter von 0 bis 36 Monaten vorgesehen ist, ist die „Test battery of child development for examining functional vision“ (ABCDEFV) von Atkinson, Anker, Rae, Hughes und Braddick (2002). Sie umfasst 22 Aufgaben und setzt sich aus Aufgaben zur strukturierten Verhaltensbeobachtung zusammen. Der Test ist in „Core Vision Tests“, „Core Vision Tests (Optional)“ und „Ergänzende Tests“ unterteilt. Die „Core Vision Tests“ überprüfen eher elementare Sehleistungen, d.h. beispielsweise Pupillenreflexe, Fixation, Augenfolgebewegungen etc. Die optionalen „Core

Vision Tests“ umfassen beispielsweise zusätzlich die Sehschärfenprüfung. Die „Ergänzenden Tests“ überprüfen die kognitive visuelle Wahrnehmung (Visuokonstruktion, Raumwahrnehmung Tiefenwahrnehmung, Objektkonstanz, Formwahrnehmung und Figur-Grund-Unterscheidung) und zur Visuomotorik.[1] Mit steigendem Alter werden immer mehr der Aufgaben der „Ergänzenden Test“ durchgeführt, die ab dem 4. Lebensmonat eingesetzt werden können. Für jedes Item wird bewertet, ob das in diesem Alter zu erwartende Verhalten zu beobachten war oder nicht. Dafür schildern die Autoren Bewertungskriterien.

Die Untersuchungsdauer wird bei Auslassen der optionalen Sehaufgaben mit 15 bis 30 Minuten beziffert. Die Aufgabensammlung ist angepasst an das jeweilige Untersuchungsalter des Kindes, da von der vierten Lebenswoche bis zum 3. Lebensjahr große Entwicklungssprünge stattfinden. Die Autoren empfehlen daher für die verschiedenen Altersstufen (0 bis 6 Wochen, 7 bis 12 Wochen, 13 bis 19 Wochen, 20 bis 29 Wochen, 30 bis 52 Wochen, 13 bis 18 Monate, 19 bis 24 Monate, 25 bis 30 Monate, 31 bis 36 Monate) jeweils eine eigene Auswahl an Aufgaben aus der gesamten Sammlung, inkl. altersbezogener Bewertungskriterien dieser Aufgaben.

Schleswiger Sehkiste

Die Schleswiger Sehkiste von Susanne Mundhenk (2008) ist ein Leitfaden zur diagnostischen Abklärung von CVI durch Verhaltensbeobachtung.

Das Testmaterial setzt sich aus Materialien, die gekauft werden können (z.B. Spielzeugautos, Bälle, Puzzles, Puppengeschirr) oder frei verfügbar im Internet sind zusammen. Diese Materialen können zu 15 verschiedenen Aufgaben zusammengestellt werden. Zum anderen besteht das Untersuchungsmaterial aus Materialien, die selber gebastelt werden müssen (z.B. durch das Sammeln gleichfarbige Gegenstände, Puzzles, Fotos von Angehörigen oder Farbkarten) für weitere neun Aufgaben. Weiterhin gibt es 13 Kopiervorlagen, die in der Broschüre enthalten sind.

Mithilfe dieser Materialien und eines in der Broschüre abgedruckten Beobachtungsbogens können folgende visuelle Teilleistungen überprüft werden: Formerkennung, Farbwahrnehmung, Crowding, Aufmerksamkeitsfeld, Visuel-

---

[1] Atkinson et al. (2002) bezeichnen diese Aufgaben als „more complex perceptual, visuomotor, visuospatial and visuocognitive abilities“ (S.249)

les Gedächtnis, Gesichtserkennung, Größenvergleich/ Längenwahrnehmung, Visuell gesteuerte Handfunktionen/ Räumliche Wahrnehmung, Bewegungswahrnehmung sowie visuelles Explorieren und weitere Beobachtungen.

Für jede visuelle Teilleistung gibt es Empfehlungen welche der oben genannten Materialien sich für die Untersuchung der jeweiligen Funktion eignen sowie Fragestellungen, in denen präzisiert wird, was die Aufgabe des Kindes in der jeweiligen Testaufgabe ist und worauf zu achten ist.

Die Fragestellungen sind dabei praxisgeleitet festgelegt worden. Eine Normierung der Schleswiger Sehkiste gibt es nicht. Die Anwendung wird für Kinder und Jugendliche empfohlen.

2.6.3 Neuropsychologische Testbatterien

Die folgenden Testbatterien wurden zur Überprüfung der visuellen Wahrnehmung im Allgemeinen entwickelt und sind oft Teil der CVI-Diagnostik. Hier haben sich besonders die ersten beiden Testbatterien etabliert, die nun folgen.

DTVP-2/ DTVP-A/ FEW-2/ FEW-JE

Der englischsprachige Developmental Test of Visual Perception - 2 (DTVP-2) (Hammill et al., 1993) wurde ins Deutsche übertragen und entspricht hier dem Frostigs Entwicklungstest der visuellen Wahrnehmung (FEW-2) (Büttner & Frostig, 2008). Während die englische Version für vier bis elf Jahre normiert ist, ist die deutsche Version nur bis zum 8. Lebensjahr einsetzbar. Ab dem 9. Lebensjahr wird der Frostigs Entwicklungstest der visuellen Wahrnehmung - Jugendliche und Erwachsene (FEW-JE) (Petermann et al., 2012) eingesetzt, der mit dem FEW-2 große Ähnlichkeiten aufweist und im Englischen dem Developmental Test of Visual Perception - Adolescent and Adult entspricht (DTVP-A) (Reynolds et al., 2002), der im englischsprachigen Raum ab dem elften Lebensjahr eingesetzt werden kann.

Im DTVP-2 bzw. FEW-2 sind motorikfreie Subtests („Motorik-reduzierte visuelle Wahrnehmung“) und visuomotorische Subtests („Visuo-motorische Integration“) enthalten. Zu den motorikfreien Subtests zählen „Figur-Grund-Unterscheidung“, „Lage im Raum“, „Formkonstanz“ und „Gestaltschließen“. Sie erfassen die Fähigkeit zur Figur-Grund-Unterscheidung, zur Formwahrnehmung, zur Raumwahrnehmung sowie die ganzheitliche Wahrnehmung. Die motorikbasierten Subtests sind „Auge-Hand-Koordination“, „Kopieren“,

„Räumliche Beziehungen“ sowie „Visuomotorische Geschwindigkeit“. Sie erfassen die Feinmotorik, die Visuokonstruktion, die Raumwahrnehmung und das Erfassen räumlicher Zusammenhänge sowie die visuomotorische Geschwindigkeit. Im FEW-JE bzw. DTVP-A wird ebenfalls zwischen motorikreduzierter visueller Wahrnehmung und visuo-motorischer Integration unterschieden. Wahrnehmungsaufgaben sind - ähnlich wie im FEW-2 bzw. DTVP-2 - „Figur-Grund-Unterscheidung“, „Formkonstanz“ und „Gestaltschließen“. Die motorikbasierten Subtests sind „Kopieren“, „Visuo-motorische Suche“ und „Visuo-motorische Geschwindigkeit“. Für alle vier Testbatterien gilt gleichermaßen, dass die Ergebnisse der Subtests zu Indizes zusammengefasst werden. Ein Index bildet die Motorik-reduzierte visuelle Wahrnehmung ab, ein anderer die Visuo-motorische Integration, zudem gibt es einen Globalen Index der visuellen Wahrnehmung. Die vier Testbatterien wurden im deutschsprachigen Raum, an jeweils 1436 bis 1972 Kindern bzw. Jugendlichen und Erwachsenen normiert. Es liegen altersspezifische Normen vor, die im FEW-2 zusätzlich nach Geschlechtern getrennt werden.

Zur CVI-Diagnostik wurden der DTVP-2/FEW-2/DTVP-A/DTVP-A beispielsweise in folgenden Studien eingesetzt: Bova et al. (2008); Fazzi et al. (2009); Fazzi et al. (2004); Fazzi et al. (2007); Ito et al. (1996); Werpup-Stüwe et al. (2014) und Valtonen et al. (2008).

VMI

Der amerikanische Developmental Test of Visual-Motor Integration (VMI) (Beery, 2004), ist mit dem Untertest „Kopieren“ aus dem FEW-2 und FEW-JE vergleichbar. Aufgabe des Untersuchten ist es, 24 geometrische Figuren abzuzeichnen. Die Untersuchungsdauer wird auf 10 bis 15 Minuten beziffert. Für die Untersuchung mit Kindern kann eine Kurzform des Tests eingesetzt werden. Zudem gibt es zwei ergänzende Aufgaben zur Untersuchung der visuelle Wahrnehmung sowie der motorischen Koordination. Es liegen altersbezogene Normen vom zweiten bis zum 100. Lebensjahr vor, unter anderem wurden 1737 Kinder und Jugendliche im Alter von 2 bis 18 Jahren für die Normierung untersucht.

Der VMI wurde in zahlreichen Studien als (Teil-)Maß für die visuelle Wahrnehmung eingesetzt (Amicuzi et al., 2006; Cooke, Foulder-Hughes, Newsham & Clarke, 2004; Ortibus, Laenen, et al., 2011; Ortibus et al., 2009; Ortibus et al., 2012; Stiers et al., 2001; Stiers & Vandenbussche, 2004; Stiers et al., 2002; van den Hout et al., 2004; van den Hout et al., 2000).

TVPS-3

Der Test of Visual Perceptual Skills (non-motor) (TVPS-3) (Martin, 2006) ist für Kinder und Jugendliche im Alter von 4 bis 18 Jahren geeignet. Subtests des TVPS-3 sind „Visuelles Diskriminieren“, „Visuelles Gedächtnis“, „Visuell-räumliche Beziehungen“, „Formkonstanz“, „Visuelles sequentielles Gedächtnis“, „Figur-Grund Unterscheidung“ sowie „Gestaltschließen“. Ähnlich zu den oben genannten Testbatterien erfasst dieses Instrumentarium daher die Fähigkeit zum visuellen Unterscheiden, das visuelle Gedächtnis, die Raumwahrnehmung und die Formkonstanz. Die Untersuchungsdaten von 2000 Kinder und Jugendlichen dienen als Vergleichsgruppe während der Auswertung. Die Vorgängerversion des TVPS-3, der TVPS - R fand des Öfteren im Kontext von CVI Anwendung (Amicuzi et al., 2006; Kiper et al., 2002; Simic et al., 2013).

MVPT-3 und MVPT-4

Der Motor-Free Visual Perception Test (MVPT-3) (Colarusso & Hammill, 2003) ist eine Testbatterie zur visuellen Wahrnehmung, der die folgenden fünf Untertests umfasst: „Räumliche Beziehungen“, „Gestaltschließen“, „Visuelles Diskriminieren“, „Visuelles Gedächtnis“ und „Figur-Grund-Unterscheidung“. Sie erfassen die Raumwahrnehmung, die ganzheitliche Wahrnehmung, die Formunterscheidung, die Figur-Grund-Unterscheidung sowie das visuelle Gedächtnis. Er eignet sich für den Einsatz vom vierten bis zum 40. Lebensjahr, die Durchführung dauert 20 bis 25 Minuten. Eine Neuauflage der Testbatterie (MVPT - 4) (Colarusso & Hammill, 2015) ist seit kurzem verfügbar, die die gleichen Funktionen untersucht, wie die Vorgängerversion, Normiert wurde die neue Testversion an 2 700 ProbandInnen im Alter von 4 bis 80 Jahren. Da der Test noch sehr neu ist, gibt es entsprechend noch keine Studien, in denen er im Kontext von CVI eingesetzt wurde.

L94

Eine Testsammlung stammt von der Arbeitsgruppe um Peter Stiers (Ortibus et al., 2009; Stiers et al., 2001) , die „L94“. Sie wurde eigens für Kinder mit Verdacht auf CVI in Anlehnung an das Vorgehen zur diagnostischen Abklärung bei Erwachsenen mit zerebraler Sehstörung zusammengestellt und an 327 Kindern im Alter 2.75 Jahren bis 6.5 Jahren normiert. Die Testsammlung umfasst acht Aufgaben. Die erste Aufgabe (VISM) dient als Maß der semantischen Kategorisierung von prototypischen Abbildungen von Gegenständen (Objektkonstanz). Zudem finden Aufgaben Anwendung, bei der Teile des abgebildeten Objektes fehlen und das Objekt korrekt identifiziert werden muss. In ähnlicher Form wurden drei weitere Tests konzipiert, bei denen Objekte, die sich überlappen, von Punkten überlagert sind oder aus ungewohnter Perspektive gezeigt werden, identifiziert werden müssen. Auch wurden zwei visuokonstruktive Aufgaben integriert. Zum einen der VMI , zum anderen eine adaptierte Version des Mosaiktests aus dem WPPSI (Wechsler Preschool and Primary Scale of Intelligence) (Wechsler, 1967) . Bei fünf der acht Aufgaben ist die Zeit ein kritisches Maß, dies gilt für die Bearbeitungsdauer im Mosaiktest sowie die Darbietungszeit bei den drei Aufgaben, die in Anlehnung an den De Vos Test konzipiert wurden. Bis auf die visuokonstruktiven Aufgaben werden alle Aufgaben am Computer durchgeführt. Normdaten wurden für alle Aufgaben, außer den VMI erhoben, da es für den Originaltest eigene Normdaten gibt. Als Cut-Off-Wert dient bei jeder Aufgabe der Wert, der das fünfte Perzentil der Verteilung darstellt, diese wurden für jede Altersgruppe gesondert bestimmt (eine Altersklasse entspricht einer Altersspanne von sechs Monaten). Für die Interpretation der Testsammlung von großer Bedeutung ist, dass die Beeinträchtigungen im Kontext von CVI selektiv auftreten. Das bedeutet, dass bei den meisten betroffenen Kindern höchstens zwei Aufgaben unterhalb des Durchschnitts liegen. Die Validierung der Testsammlung ergab, dass die verschiedenen Ursachen für eine Hirnschädigung nicht zu unterschiedlichen Testergebnissen führen, d.h. ein ätiologieübergreifender Einsatz möglich ist (Ortibus et al., 2009).

2.6.4 Neuropsychologische Untersuchungsplanung

Die oben genannten Testbatterien finden im Rahmen der diagnostischen Abklärung sehr häufig Anwendung. Dennoch werden sie teilweise im Rahmen der neuropsychologischen Untersuchungsplanung um weitere Aufgaben ergänzt. Im Folgenden wird nun exemplarisch auf einige Studien eingegangen, bei denen eine umfassende neuropsychologische Testung Schwerpunkt des diagnostischen Vorgehens zur Abklärung von CVI war.

Fazzi et al. (2009) untersuchten in ihrer Studie 22 Kinder und Jugendliche im Alter von sechs bis 15 Jahren. Die Intelligenz wurde mittels des WISC-R (Wechsler, 1974) oder des WPPSI (Wechsler, 1967) bestimmt. Zusätzlich untersuchten die Autoren die verbale und visuelle Lern- und Merkfähigkeit mittels des TOMAL (Test of Memory and Learning; Reynolds und Voress (2007)). Als Maß für die visuelle Aufmerksamkeit diente beispielsweise der Untertest „Zahlen-Symbol-Test“ aus dem WISC-R. Zusätzlich wurde die kognitive visuelle Wahrnehmung umfassend untersucht. Als Maß hierfür diente der DTVP, der um einige weitere Aufgaben ergänzt wurde. Diese Ergänzung war eine

Aufgabe zur Objekterkennung (Fotos von Objekten aus ungewohnter Perspektive), der Poppelreuter-Ghent Test (De Renzi, Scotti & Spinnler, 1966), der Street Completion Test (Street, 1931) als Maß der Gestaltwahrnehmung, die Gesichtererkennung mittels des Facial Memory Subtest (Untertest aus TOMAL) sowie die Buchstabenwahrnehmung. Die visuo-räumliche Überprüfung umfasste den VMI, den DTVP-Index „Visuo-motorische Integration" und das visuell-räumliche Arbeitsgedächtnis, operationalisiert mittels eines Subtests des TOMAL.

Für Kinder im Alter von 4 bis 6 Jahren schlagen Chokron et al. (2010) ein eigenes Vorgehen als Screening der visuellen Wahrnehmung vor. Diese sieht zum einen zwei Prätests (Sehschärfe und Händigkeit) sowie sechs Untersuchungsverfahren vor, die sie der kognitiven visuellen Wahrnehmung zuordnen. Zu letzteren zählt eine Überprüfung des Gesichtsfeldes mittels Konfrontationsperimetrie, der Okulomotorik mittels Augenfolgebewegungen, der selektiven visuellen Aufmerksamkeit mittels zweier Durchstreichtests, des visuellen Gedächtnisses für Formen, der Figur-Grund-Unterscheidung sowie der Formwahrnehmung. Für jede Aufgabe geben die Autoren Bewertungskriterien vor, anhand derer Punkte für die einzelnen Aufgaben vergeben werden. Alle Aufgaben, die eine Bearbeitung durch die Kinder erfordern, sind als Paper-Pencil Tests konzipiert. Die Testsammlung wurde an einer Gruppe von 267 gesunden Kindern, 34 peripher sehgeschädigten Kindern, 14 Kindern mit Verdacht auf CVI sowie 12 Kinder mit Dysphasie normiert. Die Untersuchung ergab, dass 80% der Gesamtstichprobe 5 von 6 Aufgaben fehlerfrei lösen konnten. Ab zwei nicht korrekt gelösten Aufgaben ist eine umfassende diagnostische Abklärung von CVI erforderlich. Kinder mit Dysphasie unterschieden sich nicht signifikant von den gesunden Kindern, wohingegen die Gruppe mit Verdacht auf CVI signifikant schlechtere Testergebnisse erreichte, als die gesunden Kinder und die Kinder mit Dysphasie. Laut den Autoren ist die Testsammlung daher ein sensitives und spezifisches Instrument zur Erstüberprüfung von Beeinträchtigungen der visuellen Wahrnehmung.

Ortibus, Laenen, et al. (2011) operationalisierten CVI in einer umfassenden Studie, in der sie verschiedene Ansätze der CVI-Diagnostik (Fragebogenverfahren vs. neuropsychologische Testung) miteinander verglichen. Auf das Fragebogenverfahren wurde in Kapitel 2.6.1 umfassend eingegangen. Die Autoren stellten eine Testsammlung aus neuroophthalmologischen Tests, aus Tests zur kognitiven Leistungsfähigkeit sowie aus Tests zur visuellen Wahrnehmung zusammen. Die neuroophthalmologische Untersuchung umfasste die Beobachtung des spontanen Sehverhaltens, die Messung des Gesichtsfeldes, die Bestimmung der Sehschärfe sowie die Untersuchung der ProbandInnen auf Nystagmus und Strabismus. Als Maß der kognitiven Leistungsfähigkeit führten die Autoren einen non-verbalen Intelligenztest durch. Die Untersuchung der visuellen Wahrnehmung geschah mithilfe der L94 bei ProbandInnen im Alter von 2.75 - 6.5 Jahren und bei älteren ProbandInnen mithilfe der TVPS-R. Anhand des Intelligenztests wurde das Altersäquivalent bestimmt und für die Bewertung der visuellen Wahrnehmung nicht das biologische Alter, sondern das mittels des Intelligenztests ermittelte geistige Alter, zugrunde gelegt. Dadurch soll einer Überschätzung von CVI entgegengewirkt werden, wenn die Beeinträchtigungen auch auf eine Entwicklungsverzögerung zurückgeführt werden können.

Als besonders umfassend darf die Testsammlung von Simic et al. (2013) gelten. Ziel der Studie war es, die visuelle Wahrnehmung bei 19 Kindern und Jugendlichen im Alter von 8.7 bis 15.7 Jahren mit einer angeborenen Schilddrüsenunterfunktion zu charakterisieren. Die Autoren wählten hierfür folgende Untersuchungsbereiche aus: Intelligenz, Aufmerksamkeit (visuell und auditiv), Arbeitsgedächtnis (verbal und visuell), Raumwahrnehmung (Linienorientierung und mentale Rotation), Visuokonstruktion (2-D und 3-D Visuokonstruktion mit Würfeln), elementare visuelle Wahrnehmung (Sehschärfe), kognitive visuelle Wahrnehmung (Visuelle Unterscheidung, Formunterscheidung, Formkonstanz, Figur-Grund-Unterscheidung, Gestaltwahrnehmung, Gesichtsunterscheidung und serielle visuelle Suche). Die Autoren griffen ausschließlich auf normierte Testverfahren zurück. Für die Aufgaben zur visuellen Wahrnehmung nutzen die Autoren v.a. die TVPS-R. Die genaue Zusammenstellung der eingesetzten Testverfahren können der Originalarbeit entnommen werden.

2.6.5 Zusammenfassung zur Diagnostik

Wie aus den vorherigen Kapiteln entnommen werden kann, ist die Diagnostik von CVI durchaus komplex. Meist werden neuroophthalmologische Parameter einbezogen, die Auskunft über die elementare visuelle Wahrnehmungsfähigkeit geben. Anders verhält es sich mit der kognitiven visuellen Wahrnehmung. Hier kommen zum einen qualitative Verfahren wie auch quantitative Verfahren zum Einsatz. Gerade bezüglich der neuropsychologischen Untersuchung, ist bisher kein einheitlicher Standard zu erkennen. Es lässt sich aber eine deutliche Präferenz für psychometrische Verfahren beobachten. Allen diesen Vorgehensweisen ist gemein, dass auf Aufgaben, die die visuelle Wahrnehmung erfassen, zurückgegriffen wird, jedoch sind erhebliche Unterschiede in der Auswahl der zu untersuchenden Funktionen zu beobachten. Erhebliche Unterschiede bestehen auch hinsichtlich des Einsatzes und der Auswahl von Verfahren, die die kognitive Leistungsfähigkeit erfassen. In wenigen Studien wurden zusätzlich die Aufmerksamkeit, das Gedächtnis und die Lernfähigkeit untersucht oder als globales Maß die Intelligenz herangezogen.

Zudem ist die Auswertung nicht einheitlich, d.h. in einigen Studien zur Diagnostik wird die tatsächliche Testleistung ausgewertet und mit altersspezifischen Normen verglichen, wohingegen die Arbeitsgruppe um Stiers (Ortibus, Laenen, et al., 2011; Ortibus et al., 2009; Stiers & Fazzi, 2010; Stiers et al., 2001) empfiehlt, zusätzlich einen nonverbalen Intelligenztest durchzuführen. Aus diesem können Altersäquivalente für die kognitive Leistungsfähigkeit entnommen werden. Die Bewertung der Leistung in den Aufgaben zur visuellen Wahrnehmung erfolgt dann nicht anhand des biologischen Alters, sondern anhand des Altersäquivalentes. Die Autoren wollen dadurch verhindern, dass die Diagnose CVI unnötig vergeben wird, wenn eine schwache Testleistung auch durch eine Intelligenzminderung zu erklären ist. Dies ist insofern kritisch zu bewerten, da die Testleistung von visueller Wahrnehmung und nonverbaler Intelligenz hoch korreliert sind, da die Untersuchung beider Funktionen stark visuell geprägt ist (Ito et al., 1996) und daher nicht ausgeschlossen werden kann, dass die visuelle Wahrnehmung bereits das Ergebnis des Intelligenztests maßgeblich beeinflusste.

Neben der wichtigen Frage, welche Vorgehensweise zur CVI-Diagnostik innerhalb der klinischen Neuropsychologie die beste ist, stellt sich auch die Frage, inwiefern qualitative und quantitative CVI-Diagnostik zu vergleichbaren Ergebnissen führen. Ortibus, Laenen, et al. (2011) befassten sich mit dieser wichtigen Fragen und untersuchten hierfür 91 Kinder und Jugendliche im Alter von drei Jahren und fünf Monaten bis 17 Jahre. Die Autoren konzipierten hierfür einen Fragebogen mit 46 Items, der in Kapitel 2.6.1 bereits ausführlich dargestellt wurde. Zusätzlich wurde eine umfassende neuropsychologische Diagnostik durchgeführt, die in Kapitel 2.6.4 beschrieben wurde. Die Autoren folgern aus ihrem Vergleich der beiden Vorgehensweisen, dass ihr Fragebogen als Screeningverfahren geeignet ist, um beispielsweise bei Kinder- oder Augenärzten oder in Förderschulen auf potentielle Auffälligkeiten in der visuellen Wahrnehmung aufmerksam zu machen. Sie ersetzen jedoch nicht die neuropsychologische Untersuchung.

Van Genderen et al. (2012) folgern dies ebenfalls aus ihrer Fragebogenstudie und berichten, dass CVI-Fragebögen zwar geeignet sind um CVI-Symptome bei Kindern mit einer relevanten medizinischen Vorgeschichte zu entdecken, sich aber nicht als Untersuchungsverfahren für die

Diagnosestellung eignen. Der ausschließliche Einsatz von Fragebögen würde zu einer Überschätzung der Anzahl von CVI-Fällen führen, da die Fragen alltagsbezogen und daher zu unspezifisch sind um daraus zuverlässig eine Sehstörung festzustellen. Ähnliches geht aus der Studie von Ortibus, Laenen, et al. (2011) hervor, die in Betracht ziehen, dass aufgrund des von ihnen konzipierten Fragebogens 52.9% der Kinder mit einem auffälligen Ergebnis im CVI-Fragebogen ohne weitere diagnostische Abklärung fälschlicherweise eine CVI-Diagnose erhalten hätten.

2.7 Zielsetzung und Fragestellungen

Aus der oben dargestellten Fachliteratur zur Thematik der visuellen Wahrnehmungsstörungen bei Kindern und Jugendlichen, lassen sich neue wissenschaftliche Fragestellungen ableiten, deren Beantwortung Ziel der vorliegenden Arbeit ist und somit ein maßgeblicher Beitrag zum Verständnis von CVI geleistet werden soll.

Dazu wurde eine Stichprobe von 66 Kindern und Jugendlichen mit Risiko für eine zerebrale Sehstörung oder einer peripheren Sehstörung erhoben sowie eine Stichprobe von 44 normalsichtigen Kindern. Untersucht wurden die Kinder und Jugendlichen mit einer Testsammlung, die Aufgaben zur visuellen Wahrnehmung, zur Kognition und zu nicht-kognitiven Aspekten umfasste.

Wie aus Kapitel 2.6 deutlich hervorging, ist bisher ungeklärt, welche Verfahren sich zur Diagnostik visueller Wahrnehmungsstörungen eignen. Zwar wurden bereits viele verschiedene Ansätze im Kontext von CVI gewagt, jedoch stand dabei meist das Untersuchungsergebnis selbst im Mittelpunkt, die methodische Herangehensweise wurde nicht kritisch reflektiert und auch nicht überprüft, ob die eingesetzten Verfahren überhaupt für die Diagnostik visueller Wahrnehmungsstörungen geeignet sind. Art und Anzahl der untersuchten visuellen und kognitiven Teilleistungen können im Rahmen einer CVI-Untersuchung erheblich variieren. Dies erschwert die Vergleichbarkeit der Studien untereinander, vor allem aber auch die Vergleichbarkeit der Diagnosen zwischen den betroffenen Kindern. Dies führt unmittelbar zur ersten Zielsetzung und Fragestellung dieser Arbeit. Für die vorliegende Studie wurden gezielt Aufgaben zu visuellen Teilleistungen, zur kognitiven Leistungsfähigkeit und nicht-kognitiven Aspekten ausgewählt und in einer Testsammlung zusammengestellt, mit dem Ziel kritisch zu prüfen, welche Verfahren in der Diagnostik visueller Wahrnehmungsstörungen in der Lage sind, zwischen gesunden Kindern, Kindern mit CVI und Kindern mit peripherer Sehbeeinträchtigung (aber gegebenenfalls dadurch sekundär verursachter visueller Wahrnehmungsstörungen) zu diskriminieren. Erstes Ziel der Studie ist es somit, die folgende Frage zu beantworten:

Lässt sich aus der vorliegenden Untersuchung ein diagnostischer Standard ableiten, mit dem CVI zuverlässig erfasst und diagnostiziert werden kann?

Neben der Frage, welche Verfahren geeignet sind um eine Vermutung auf eine visuelle Wahrnehmungsstörung zu untersuchen, stellt sich auch die Frage, wie Kinder mit CVI-Risiko charakterisiert sind. Sind die visuellen

Teilleistungen miteinander assoziiert, sodass Beeinträchtigungen einer Funktion auch mit Beeinträchtigungen anderer Funktionen assoziiert sind? Steht die visuelle Wahrnehmung in enger Verbindung mit der kognitiven Leistungsfähigkeit? Wie sind Kinder mit CVI-Risiko hinsichtlich ihres Sozialverhaltens, ihrer Persönlichkeit oder ihrer Lebensqualität charakterisiert? Stehen auch diese Funktionen in enger Verbindung mit der visuellen Wahrnehmung? Es ist wenig darüber bekannt, wie sich die visuelle Wahrnehmung, Kognition und weitere Faktoren wie Persönlichkeit und Sozialverhalten sich wechselseitig beeinflussen. Für das Verständnis von CVI ist es aber wichtig, darüber Bescheid zu wissen in welcher Beziehung die einzelnen Funktionen und Dimensionen zueinander stehen. Durch eine umfassende, systematische Untersuchung soll folgende zentrale Frage beantwortet werden:

Wie sind Kinder und Jugendliche mit CVI-Risiko hinsichtlich ihrer visuellen Wahrnehmungsleistungen, ihrer kognitiven Leistungsfähigkeit und in Bezug auf weitere Variablen wie Lebensqualität, Sozialverhalten und Persönlichkeit charakterisiert?

Ziel jeder Diagnostik ist es, Sicherheit über das Vorhandensein eines eventuell bestehenden Krankheitsbildes zu erlangen. Konkretisiert sich der Verdacht auf ein Störungsbild, muss in einem weiteren Schritt festgestellt werden, in welchen Bereichen im Alltag sich die Beeinträchtigung äußert und wo entsprechend Handlungs- und Behandlungsbedarf besteht und das betroffene Kind Unterstützung benötigt. Bisher wurden zwar Bemühungen unternommen, betroffene Kinder durch Fördermaßnahmen zu unterstützen, dennoch ist aus den zahlreichen Studien, die es zu CVI gibt, bisher keine Richtlinie abgeleitet worden, die sich mit der Frage befasst, wie ein eventueller Förderbedarf festgestellt werden kann. Für die visuelle Suche, Exploration und das Lesen liegen in unserer Arbeitsgruppe standardisierte Rehabilitationsprogramme für eben diese Funktionen aus dem Erwachsenenbereich vor, die für die Rehabilitation bei Hirnschädigung konzipiert wurden. Aus diesem Grunde wurde ein Fragebogen für Lehrkräfte entwickelt, um zu überprüfen, ob ein Fragebogen den objektiven Förderbedarf adäquat abbildet und zur Entscheidung, welches Kind unterstützender Maßnahmen bedarf, ausreicht. Ziel ist daher auch die Beantwortung der folgenden Frage:

Wie kann der Förderbedarf in der ganzheitlichen Wahrnehmung und dem Lesen bei Kindern mit CVI zuverlässig erfasst werden?

3 Methode

Dieses Kapitel dient der umfassenden Beschreibung des methodischen Vorgehens dieser wissenschaftlichen Arbeit. Berichtet werden das Untersuchungsdesign, Charakteristika der Stichprobe, die eingesetzten Untersuchungsverfahren sowie der Untersuchungsablauf, die statistischen Hypothesen sowie das damit verbundene Vorgehen bei der statistischen Auswertung.

3.1 Untersuchungsdesign

Bei der vorliegenden Studie handelt es sich um eine Querschnittsuntersuchung im quasi-experimentellen Versuchsdesign. Es wurden Kinder eines Sehbehinderten- und Blindenzentrums als klinische Stichprobe untersucht sowie gesunde Kinder im gleichen Alter als Vergleichsgruppe. Nach der Datenerhebung wurde auf Basis der medizinischen Befundlage und anhand festgelegter Kriterien eine Teilung der klinischen Stichprobe in eine CVI-Risikogruppe sowie eine periphere Sehschädigungsgruppe vorgenommen. Die Ein- und Ausschlusskriterien sowie die Kriterien für die Gruppeneinteilung können den Kapiteln 3.2.1 bzw. 3.2.2 entnommen werden. Die Daten wurden in zwei Einzelsitzungen mit den Probanden erhoben. Pro SchülerIn bedurfte es zweier Sitzungen à 90 Minuten, insgesamt also einer Untersuchungszeitraums von drei Stunden, für deren Dauer die SchülerInnen des Sehbehinderten- und Blindenzentrums vom Unterricht befreit wurden. Um möglichst verlässliche Untersuchungsergebnisse zu erreichen, wurden die Kinder und Jugendlichen vormittags während der Schulzeit getestet. Insbesondere Grundschulkinder sind, was die Belastbarkeit anbelangt, stundenplanbedingt nicht daran gewöhnt bis zum Mittag konzentriert arbeiten zu müssen, sodass die Klassenstufen 1 bis 4 möglichst früh und nie außerhalb ihrer regulären Unterrichtszeit untersucht wurden. Die gesunde Vergleichsgruppe wurde in den Ferien bzw. am Nachmittag untersucht.

3.2 Stichprobe

In diesem Teilkapitel werden die drei Untersuchungsgruppen, die im Rahmen dieser Studie untersucht wurden, umfassend beschrieben.

3.2.1 Klinische Stichprobe

Für die vorliegende Studie wurden 66 Kinder und Jugendliche rekrutiert. Bis auf einen Schüler wurden alle Probanden aus dem Sehbehinderten- und Blindenzentrum Südbayern e.V. angeworben. Diese besuchen dort die Grundschul-, Förder-, Mittel- oder Realschule.

Nach einer Vorsichtung der Klassenlisten, wurden die Eltern der Schülerinnen und Schüler, die die Einschlusskriterien erfüllten, per Elternbrief kontaktiert.

Die Einschlusskriterien wurden bewusst weit gefasst, um möglichst vielen Kindern die Teilnahme zu ermöglichen. Die Nahsehschärfe in 40 cm Entfernung musste mindestens 10% betragen, es durften weder eine Epilepsie noch eine akute depressive Episode bestehen. Um an der Studie teilnehmen zu können, mussten die Schülerinnen und Schüler zudem zwischen 6 und 14 Jahren alt sein.

Elternbriefe wurden im Mai 2013 sowie im September 2013 ausgegeben. Den Eltern wurde dabei Ablauf und Ziele der Untersuchung erklärt und um die Teilnahme der Kinder geworben. Dem Elternbrief war eine Einverständniserklärung beigefügt, die die Eltern ausgefüllt an die Schule zurückleiten konnten, wo sie der Versuchsleiterin von den Klassenleitungen übergeben wurden. Die Elternbriefe wurden an 123 SchülerInnen ausgegeben. Aufgrund der Elternbriefe erfolgte das Einverständnis von 69 Familien zur Teilnahme an der Studie.

Die Durchführung der Untersuchung mit allen angemeldeten SchülerInnen erstreckte sich von Mai 2013 bis Januar 2014. Die deskriptive Statistik der Stichprobe kann Kapitel 4.1 entnommen werden. Insgesamt wurden 69 SchülerInnen untersucht. 3 Schüler (alle männlich) mussten nach der Untersuchung ausgeschlossen werden, da sie die Einschlusskriterien nicht erfüllten. Sechs SchülerInnen erreichten einen auffälligen Testwert im Depressionsscreening und hätten auf Basis dieses Ergebnisses ausgeschlossen werden müssen. Nach Rücksprache mit den betreuenden Psychologinnen der betroffenen ProbandInnen erhärtete sich bei keinem Kind der Verdacht auf eine depressive Episode, sodass sie in der Stichprobe belassen wurden.

Um die Daten für die vorliegenden Fragestellungen und Hypothesen statistisch nutzbar zu machen, mussten vorab einige Vorbereitungen getroffen werden. So musste die klinische Stichprobe in Kinder mit CVI-Risiko und Kinder ohne CVI-Risiko (Periphere Sehschädigung) eingeteilt werden um festzustellen, ob es mithilfe der Testsammlung möglich ist, zwischen Kindern mit peripherer Sehbeeinträchtigung und Kindern mit visueller Wahrnehmungsstörung auf Basis der Untersuchungsergebnisse zu unterscheiden. Kinder, die die folgenden Kriterien erfüllten, wurden in die CVI-Risikogruppe aufgenommen: Vorliegen eines einschlägigen medizinischen Befundes, der Hinweis auf eine Hirnentwicklungsstörung (z.B. Mikrozephalie), eine perinatale Hirnschädigung (z.B. Geburtsasphyxie) oder postnatale Hirnschädigung (z.B. Schädel-Hirn-Trauma) enthielt, oder ein bestehender Strabismus oder Nystagmus zentraler Genese. Die erforderlichen Daten hierfür wurden den Schülerakten entnommen. Alle ProbandInnen, die den Einschlusskriterien für die CVI-Risikogruppe nicht genügten, wurden der Gruppe „Periphere Sehschädigung" zugeordnet.

So ergaben sich drei Untersuchungsgruppen: CVI-Risikogruppe mit 28 Probanden, Periphere Sehschädigungsgruppe mit 38 Probanden und die Vergleichsgruppe mit 44 Probanden, auf die im Folgenden eingegangen wird. Die deskriptive Statistik kann Kapitel 4.1 entnommen werden.

3.2.2 Vergleichsstichprobe

Im Rahmen des Projektes, in dem auch die vorliegende Dissertationsarbeit verfasst wurde, entstanden weitere experimentelle Abschlussarbeiten. Für die Auswertung dieser Studie von besonderer Bedeutung sind die erhobenen Daten der Bachelorarbeiten von Sonja Schneider (2014) und Lisa Ziernwald (2014). Für die beiden Abschlussarbeiten erhoben die Studentinnen gemeinsam einen Datensatz von 44 gesunden Kindern. Die Kinder wurden aus dem integrativen Hort des Sehbehinderten- und Blindenzentrums in Unterschleißheim, in dem Kinder aus den umliegenden Grundschulen nachmittags betreut werden sowie aus dem familiären und freundschaftlichen Umfeld der Studentinnen rekrutiert.

Um an der Studie teilnehmen zu können, musste die ProbandInnen zwischen 6 und 14 Jahren alt sein. Es musste ein Mindestvisus von 0.80 in 65 cm Entfernung bestehen und es durften keine neurologischen Auffälligkeiten oder psychischen Störungen bekannt sein. Die Ein- und Ausschlusskriterien wurden durch Elterngespräche abgefragt.

Die hier erwähnte Normstichprobe dient als Vergleichsgruppe für die Testleistungen der klinischen Stichprobe bei den nicht-normierten Testverfahren. Ihre deskriptive Statistik kann ebenfalls Kapitel 4.1 entnommen werden.

3.3 Messinstrumente

Im Folgenden werden die eingesetzten Messinstrumente, aufgeteilt nach visueller Wahrnehmung, Kognition und nicht-kognitiven Aspekten berichtet.

3.3.1 Messinstrumente zur Erfassung der visuellen Teilleistungen

Zunächst werden die eingesetzten Testverfahren zur Überprüfung der visuellen Wahrnehmung berichtet.

3.3.1.1 Sehschärfenprüfung mit Binoptometer

Die Sehschärfe der klinischen Stichprobe wurde anhand eines handelsüblichen Binoptometers festgestellt. Es handelte sich dabei um das Binoptometer I der Firma Oculus.

Als Optotypen wurden Landoltringe verwendet, die einzeln dargeboten wurden (Einzeloptotypen). Diese sind auf Testscheiben abgebildet. Landoltringe sind dadurch charakterisiert, dass es sich um Kreise mit schwarzer Randlinie handelt. Diese Rahmenlinie ist an einer Stelle durchbrochen. Durch Drehen der Testscheibe kann die Orientierung des Landoltringes verändert werden. Aufgabe der Probanden ist es, die Position der Lücke zu nennen (z.B. links unten) oder die Öffnungsrichtung mit dem Zeigefinger zu zeigen.

Das Binoptometer diente der Feststellung des binokulären Nahvisus in einer Entfernung von 40 Zentimetern. Folgende Visusstufen konnten mithilfe des Binoptometer erfasst werden: 0.1, 0.125, 0.2, 0.25, 0.32, 0.4, 0.5, 0.63, 0.8, 1.00, 1.25, 1.4, 1.6.

3.3.1.2 Kreise durchstreichen (Überblick/Exploration)

Der visuelle Überblick bzw. die Exploration wurden mithilfe des einfachen Durchstreichtests „Kreise durchstreichen“ (KD) erfasst. Die Aufgabe umfasst 20 Kreise mit je 13 Millimetern Durchmesser, die in zufälliger Anordnung auf einem Din A4 Blatt angeordnet sind. Bei der Konzeption wurde auf die gleichmäßige Verteilung der Zielreize auf alle vier Quadranten geachtet. Die Kreise mussten von den Probanden in möglichst kurzer Zeit mithilfe eines

Bleistiftes einmal durchgestrichen werden. Anwendung fand der KD bei allen Probanden.

Protokolliert wurden die Bearbeitungszeit und die Anzahl an Auslassungen. Die Zeit wurde gestoppt, wenn das letzte Zeichen durchgestrichen war oder ein Kind vor Durchstreichen des letzten Kreises „Stopp!“ sagte. Aus den so gewonnenen Messdaten konnte zusätzlich ein Effektivitätsscore (EffSc) berechnet werden, der die Anzahl korrekt bearbeiteter Zeichen pro Sekunde abbildet und auf die Herangehensweise von Klenberg et al. (2001) zurückgeht (siehe Formel 1):

$$EffSc\,(KD) = \frac{20 - Anzahl\ Auslassungen}{Bearbeitungszeit\ in\ Sek.} \quad (1)$$

Aufgrund des hohen Maßes der Standardisierung in der Durchführung sowie der genauen Vorgabe der Ergebnismaße kann von einem hohen Objektivitätsstandard ausgegangen werden. Zu Reliabilität und Validität liegen aufgrund der Neuentwicklung der Aufgabe keine Angaben vor. Da der KD zu Beginn jeder Sitzung in der klinischen Stichprobe durchgeführt wurde, konnte die Retestreliabilität berechnet werden, mit einem Retestintervall von einem bis 14 Tagen. Dabei ergibt sich ein Koeffizient aus den Leistungsquotienten von $r_{tt} = .79$ bei den 9 bis 14-Jährigen und $r_{tt} = .63$ bei der Gruppe der 6 bis 8-Jährigen. Diese kann als hoch bewertet werden.

3.3.1.3 Modifikation Teddy Bear Cancellation Test (Visuelle Suche)

Anhand des vorhandenen Teddy Bear Cancellation Tests (Laurent-Vannier et al., 2006) wurde eine Adaptation des Tests für sehbehinderte Kinder entworfen (mTBCT). Ursprünglich für die Neglect-Diagnostik entwickelt, ist der mTBCT hier ein Maß für die visuelle Suche. Der mTBCT zeichnet sich im Vergleich zum Original durch visuell weniger komplexe Reize aus, die zusätzlich grau eingefärbt wurden. Auch wurden größere Zeichen verwendet, um auch Kindern mit einer Visusminderung gleiche Untersuchungsbedingungen zu ermöglichen. Über ein Din A4 Blatt wurden so 65 Reize verteilt, davon 15 Targets. Die Anordnung der Teddybären wurde dabei der Originalvorlage entsprechend beibehalten, wonach das Blatt vertikal in vier gleich große Bereiche eingeteilt wurde um in jedem Viertel gleich viele Bären zu verteilen.

Wie in der Originalversion auch, diente die Zeichnung eines Teddybären als Vorlage, hier wurde die Zeichnung einer frei verfügbaren Vorlage aus dem Internet verwendet (She knows, 2010). Als Distraktoren dienten verschiedene andere Objekte, ein Schuh, ein Bonbon, ein Regenschirm, ein Vogel, ein Auto und ein Handschuh. Die Vorlagen dafür entstammten dem Differentiellen Leistungstest - KE (Kleber & Kleber, 1974) sowie den Bildervorlagen von Snodgrass und Vanderwart (1980) und aus dem Internet (Cathy Créatif, 2005). Alle Vorlagen wurden grau eingefärbt.

Die Aufgabe der Kinder und Jugendlichen war es, wie beim KD, so schnell wie möglich alle Teddybären zu finden und einmal durchzustreichen und nach Möglichkeit keinen zu übersehen. Waren alle 15 Bären gefunden, wurde die Zeit gestoppt, andernfalls wenn das Kind vor Durchstreichen des letzten Bären „Stopp“ sagte.

Als Ergebnismaße dienten die Bearbeitungszeit, die Anzahl an Auslassungen sowie die Anzahl an Verwechslungsfehlern (Falsch Positive). Aus den so gewonnenen Leistungsmaßen konnte äquivalent zum KD ein Effektivitätsscore (EffSc) berechnet werden (Klenberg et al., 2001) (siehe Formel 2):

$$EffSc\,(mTBCT) = \frac{15 - (Anzahl\,Auslassungen + Anzahl\,Verwechslungsfehler)}{Bearbeitungszeit\;in\;Sek.} \qquad (2)$$

Die Durchführung und Auswertung sind in hohem Maße standardisiert, sodass von einem hohen Maß an Objektivität ausgegangen werden kann. Da es sich um eine Modifikation des TBCT handelt, liegen für den mTBCT keine Informationen über Reliabilität und Validität des Tests vor. Auch die Autoren der Originalversion (Laurent-Vannier et al., 2006) machen hierzu keine Angaben. Aufgrund fehlender Referenzwerte vor Beginn der Untersuchung, kann zur Interpretationsobjektivität keine Angabe gemacht werden.

3.3.1.4 Größenwahrnehmung

Auch der Test „Größenwahrnehmung“ ist eine Neukonstruktion, die sich an die „Size Match Task“ der Birmingham Object Recognition Battery (BORB) (Riddoch & Humphreys, 1993) anlehnt.

Die Aufgabe bestand aus 20 Items, ohne Übungsitem. Auf 20 Din A6 Blättern waren je zwei schwarze Kreise (zehn Items) oder zwei schwarze Quadrate (zehn Items) nebeneinander abgebildet. Diese Kreise und Quadrate waren zwischen 0.4 und 3.0 cm groß. 10 Items zeigten gleich große Kreise bzw. Quadrate (Durchmesser: 0.4 cm; 0.7 cm; 1.3 cm; 1.8 cm; 2.5 cm). Zudem gab es zehn Items, die nicht den gleichen Durchmesser hatten (Durchmesser: 1.8 x 2.0 cm; 1.3 x 1.6 cm; 0.4 x 0.8 cm; 0.7 x 0.8 cm; 2.5 x 3.0 cm). Die Durchmesserunterschiede gingen dabei von 0.1 bis 0.5 cm in Schritten von

0.1 cm. So wurde für jeden Durchmesser ein kreisförmiges und ein quadratisches Item erstellt. Es wurden weitere zehn Items konzipiert, von denen fünf kreisförmig und fünf weitere quadratisch waren. Insgesamt entstanden so zwei gleiche Itemsets, einmal in runder und einmal in quadratischer Form à zehn Items, von denen je fünf zwei Objekte gleichen Durchmessers zeigten und die anderen fünf Items Objekte mit verschiedenen Durchmessern. Die zwanzig Items wurden anschließend in eine zufällige Reihenfolge gebracht. Aufgabe der Probanden war es zu entscheiden, ob die beiden dargebotenen Kreise bzw. Quadrate gleich groß waren, oder nicht. Für jede korrekte Einschätzung wurde ein Punkt vergeben, sodass sich eine Höchstpunktzahl von 20 Punkten ergab.

Da dieser Test, wie viele andere Aufgaben der vorliegenden Untersuchung auch, stark modifiziert wurde, liegen keine Vergleichswerte gesunder Kinder und Jugendlicher vor, zudem können keine Angaben zu den Testgütekriterien gemacht werden. Die Objektivität in Durchführung und Auswertung kann hier dennoch angenommen werden, da sowohl Durchführung, als auch Auswertung im Vorfeld, inklusive der Instruktion, exakt festgelegt wurden.

3.3.1.5 FEW-2/ FEW-JE: Formkonstanz

Zur Operationalisierung der Fähigkeit zur Erkennung gleicher Formen wurden, Frostigs Entwicklungstest der visuellen Wahrnehmung - 2 (FEW-2) (Büttner & Frostig, 2008) und der Frostigs Entwicklungstest der visuellen Wahrnehmung - Jugendliche und Erwachsene (FEW-JE) (Petermann et al., 2012)herangezogen, hier allerdings der Subtest „Formkonstanz". Für die 6 bis 8 Jahre alten ProbandInnen wurde der Subtest aus dem FEW-2 eingesetzt, für alle älteren Probanden wurde der FEW-JE verwendet.

Bei diesen Aufgaben wird dem Probanden jeweils ein Blatt mit einer geometrischen Figur vorgelegt. Diese Form muss mit anderen Figuren und Formen aus der unteren Blatthälfte verglichen werden und die gleiche geometrische Form, wie oben abgebildet, genau zweimal gefunden werden. Die zu findenden Figuren können aber im Vergleich zur Originalfigur eine andere Färbung, Größe oder Orientierung haben oder als Teilfigur in eine andere Form integriert sein. Für jede korrekte Antwort, wird insgesamt ein Punkt vergeben. Im FEW-2 umfasst der Subtest 20 Aufgaben, im FEW-JE 19 Aufgaben, sodass sich eine Höchstpunktzahl von 20 bzw. 19 Punkten ergibt.

Wie auch bei der Figur-Grund-Unterscheidung wird der Untertest diese Aufgabe im FEW-2 bei 3 von 5 falsch oder nicht beantworteten Aufgaben nacheinander abgebrochen. Ähnlich verhält es sich mit der Version der Formkonstanz im FEW-JE, bei der nach vier aufeinanderfolgenden falschen Antworten die Aufgabe beendet wird.

Der FEW-2 ist für Kinder im Alter von 4 bis einschließlich 8 Jahren normiert. Die Normstichprobe umfasst 1436 Kinder, die nach Alter in neun Vergleichsgruppen eingeteilt wurden (in Schritten von sechs Monaten). Der FEW-JE ist eine Weiterentwicklung des FEW-2 für Jugendliche und Erwachsene. Daher ist die Normstichprobe entsprechend älter als beim FEW-2 und im Alter von neun bis 90 Jahren normiert. Als Vergleichswerte liegen die Daten von 1440 Kindern, Jugendlichen und Erwachsenen vor. Auch hier sind die Vergleichswerte nach Altersgruppen unterteilt. Die Rohwerte können so in Wertpunkte transformiert werden und anschließend in Prozentränge übertragen werden.

Auch in der Formkonstanz kann aufgrund des hohen Grades der Standardisierung, durch standardisierte Testvorgabe und Instruktion sowie einer genauen Definition der richtigen Antworten durch die Autoren von einem hohen Maß an Objektivität ausgegangen werden.

Die Überprüfung der Reliabilität, hier der internen Konsistenz im FEW-2 anhand von Cronbachs Alpha ergab einen Koeffizienten von $\alpha = .80$. Laut den Autoren ist dies ein akzeptabler Wert. Bei der erneuten Untersuchung mit dem FEW-2 von 90 Kindern nach vier bis fünf Wochen ergab sich für die Formkonstanz ein Retestreliabilitätskoeffizient von $r_{tt} = .69$. Im FEW-JE lag die Retestreliabilität nach einer erneuten Untersuchung von 66 Probanden nach 10 bis 60 Tagen bei $r_{tt} = 0.73$. Daher ist nur begrenzt von zeitlicher Stabilität der Untersuchungsergebnisse auszugehen.

Die inhaltliche Validität wurde unter anderem mittels der Untersuchung der Trennschärfe der der Items der Formkonstanz untersucht und ergab im FEW-2 Werte zwischen .35 und .40 über die Altersgruppen hinweg und überschreiten so den Minimalwert von .30, sodass die Analyse als quantitativer Hinweis auf die inhaltliche Validität des Tests betrachtet werden kann. Die Trennschärfen der Formkonstanz lagen im FEW-JE über alle Altersgruppen hinweg zwischen .38 und .64. Diese sind daher als mittelmäßig bis hoch einzuschätzen.

Die Konstruktvalidität, untersucht anhand der Interkorrelationen der FEW-2 Subtests ergab für die Formkonstanz Korrelationskoeffizienten von $r = .13$ bis $r = .28$, die alle hochsignifikant waren. Daher ist anzunehmen, dass bei der Formkonstanz andere Aspekte der visuellen Wahrnehmung untersucht werden, als bei den anderen Subtests. Die kriteriumsbezogene Validität wurde anhand des Grades der Übereinstimmung von FEW-2 und FEW erfasst. Die zusätzliche Vorgabe der Originalversion (FEW) bei 104 Kindern ergab einen Korrelationskoeffizienten für den Untertest Formkonstanz von r = .49 und war hoch signifikant. Die kriteriumsbezogene Übereinstimmungsvalidität ist somit gegeben. Weiterhin machen die Autoren Angaben zur Übereinstimmungsvalidität mit anderen Tests.

3.3.1.6 FEW-2/ FEW-JE: Figur-Grund-Unterscheidung

Als Maß der Fähigkeit zur Figur-Grund-Unterscheidung wurde der Untertest „Figur-Grund-Unterscheidung" aus dem FEW-2 (Büttner & Frostig, 2008) und aus dem FEW-JE (Petermann et al., 2012) herangezogen. Er erfasst die „Diskriminationsfähigkeit auf hohem Niveau" (Büttner & Frostig, 2008). Dabei müssen wichtige Linien, die eine Form miteinander bilden, erkannt und zusätzlich unwichtige ignoriert werden. Je nach Altersgruppe wurden der FEW-2 (6 bis 8 Jahre) oder die Version für Jugendliche und Erwachsene, der FEW-JE (9 bis 14 Jahre) verwendet.

Der FEW-2 umfasst 18 Items, bei denen den Probanden jeweils eine Zeichnung vorgelegt wird, in der verschiedene geometrische Formen ineinander verschränkt, oder von Störlinien überlagert sind. Aufgabe des Probanden ist es, die versteckten Formen zu entdecken und aus einer Zusammenstellung verschiedener geometrischer Formen auf der unteren Hälfte des Blattes auszuwählen. Die Aufgabenstellung bei FEW-JE ist identisch, umfasst jedoch nur 14 Aufgaben. Die Probanden erhalten keine Information darüber, wie viele Figuren in der Zeichnung verborgen sind und auch keine Rückmeldung über die Richtigkeit ihrer Angaben. Das Abbruchkriterium sieht im FEW-2 das nicht- oder fehlerhafte Lösen von 3 von 5 Items nacheinander vor, im FEW-JE das nicht- bzw. fehlerhafte Lösen von vier Aufgaben nacheinander. Wenn alle Figuren einer Aufgabe richtig identifiziert wurden, wird ein Punkt pro Aufgabe vergeben, die Punkte werden anschließend aufsummiert (Höchstpunktzahl 18, bzw. 14 Punkte).

Die Normierung des Untertests im FEW-2 ist identisch mit der der Formkonstanz des FEW-2, gleiches gilt für den FEW-JE, daher sei auf Kapitel.3.3.1.5 verwiesen. Auch in dieser Aufgabe können die Rohwerte in alterskorrigierte Wertpunkte transformiert werden und diese dann in Prozentränge umgerechnet werden.

Hinsichtlich der Testgütekriterien berichten die Autoren für den FEW-2 über die Objektivität der gesamten Testbatterie, dass diese für Durchführung und Auswertung hoch sei, da es sich um eine Aufgabe handelt, bei der genau vorgegeben ist, welche Antworten korrekt sind und standardisierte Instruktionen vorliegen. Die Durchführungsobjektivität kann ebenfalls beim FEW-JE als gegeben betrachtet werden. Auch die Auswertungsobjektivität ist hoch, da die Bewertung der Antworten standardisiert nach richtig und falsch erfolgt. Da vorgegeben ist, welche Antworten falsch und richtig sind, ist der Spielraum für den Testleiter gering und die Auswertung somit objektiv. Die Interpretationsobjektivität ist dank der Einordnung der Rohwerte in Wertpunkte und Prozentränge ebenfalls hoch.

In der Reliabilität weist der FEW-2 in der Figur-Grund-Unterscheidung eine interne Konsistenz von $\alpha = .78$ (Cronbachs Alpha) auf. Die Retestreliabilität betrug bei wiederholter Testung 90 Kindern nach einem Monat von $r_{tt} = .47$ und wird von den Autoren als unzureichend bewertet. Zur Überprüfung der Retestreliabilität im FEW-JE wurden 66 Probanden der Normstichprobe nach 10 bis 60 Tagen ein weiteres Mal untersucht. Die Korrelation der beiden Testwerte führte zu einem Korrelationskoeffizienten $r_{tt} = .72$.

Zur Absicherung der inhaltlichen Validität führen die Autoren an, dass das Aufgabenprinzip der Figur-Grund-Unterscheidung von der Originalversion des Tests übernommen wurde und diese, sowie die Vorlage des FEW-2, von anderen Autoren in ihren Tests zur Konzeption von Aufgaben zur Erfassung der Figur-Grund-Unterscheidung herangezogen wurden. Die Konstruktvalidität von FEW-2 und FEW-JE wurde mittels Trennschärfenanalysen berechnet. Beim FEW-2 ergaben sich Trennschärfen über .30 und .38 über die Altersgruppen hinweg, die als gering bis mittelmäßig einzustufen sind. Im FEW-JE lagen diese über die Altersgruppen hinweg zwischen .37 und .54. Diese sind als mittelmäßig zu bewerten. Zusätzlich wurde bei Erstellung des FEW-JE eine Überprüfung der Konstruktvalidität vorgenommen. Diese wurde mithilfe von Interkorrelationen der Subtests vorgenommen. Hier lagen die Korrelationskoeffizienten zwischen $r = .13$ und .40, diese waren alle auf einem Signifikanzniveau von $\alpha = 0.01$ signifikant. Dies kann als Hinweis auf einen mäßigen Zusammenhang zwischen den Subtests und als vorhandene Konstruktvalidität verstanden werden. Die Kriteriumsvalidität wurde anhand einer Korrelation von Subtests der aktuellen FEW-2 Version mit der FEW-Originalversion (Frostig & Lockowandt, 1972) ermittelt. Für die Figur-Grund-Unterscheidung ergab sich ein Korrelationskoeffizient von $r = .64$ über alle Altersgruppen hinweg. Daher gehen die Autoren davon aus, dass kriteriumsbezogene Übereinstimmungsvalidität vorliegt.

3.3.1.7 Objekterkennung mit Fotos und schwarz-weiß Abbildungen

Zur Untersuchung der Objekterkennung wurden zwei Sets à 12 Bilder erstellt. Zum einen waren dies 12 Fotografien aus der Zusammenstellung von Moreno-Martínez und Montoro (2012) sowie 12 schwarz-weiß Zeichnungen aus Snodgrass und Vanderwart (1980).

Für die Auswahl der Bilder wurde die Studie von Snodgrass und Vanderwart (1980) herangezogen, in der auch die visuelle Komplexität der einzelnen Objekte bewertet wurde. Aus jeder Komplexitätsstufe (insgesamt sechs), außer der schwierigsten, wurden jeweils zwei Bilder ausgewählt, sodass sich ein Set mit zwölf Bildern ergab. Für die Fotografien wurde ähnlich verfahren. Da hier keine Angaben zur visuellen Komplexität der einzelnen Items vorlagen, wurde ersatzweise auf die Bewertung der schwarz/weiß Abbildungen zurückgegriffen und ebenfalls zu jeder Schwierigkeitsstufe zwei Fotografien ausgewählt.

Um das Stimulusmaterial auch bei einer Visusminderung problemlos einsetzen zu können, wurden die 24 Abbildungen einzeln auf je einer Din A4 Seite abgebildet und entsprechend auf die Seitengröße vergrößert. Zusätzlich wurden die schwarz-weiß Abbildungen nachbearbeitet, die Auflösung erhöht und Linien mit einer Linienstärke von 6pt nachgezogen. Die Reihenfolge der Abbildungen innerhalb der beiden Aufgaben wurde zufällig, unabhängig von der Komplexität, festgelegt.

Beide Aufgaben wurden getrennt voneinander durchgeführt und bewertet. Den ProbandInnen wurden die Abbildungen einzeln gezeigt und für jedes korrekt benannte Objekt ein Punkt vergeben. So ergab sich jeweils eine Höchstpunktzahl von 12 Punkten. Konnte ein Objekt nicht benannt werden, konnte das Kind alternativ das Objekt beschreiben, z.B. wofür oder wie es verwendet wird. Die Beschreibung musste jedoch so differenziert erfolgen, dass die eindeutig auf das abgebildete Objekt geschlossen werden konnte (z.B. war statt Klavier „Musikinstrument“ nicht ausreichend, dafür aber „ein großes Musikinstrument, bei dem man Tasten drücken muss“).

Über Testgütekriterien kann hier nur zur Objektivität eine Aussage getroffen werden. Die Durchführung war dank standardisierter Instruktionen und standardisierten Testmaterials hoch. Auch die Auswertungskriterien wurden vor Untersuchungsbeginn eindeutig festgelegt. Zur Interpretationsobjektivität können keine Angaben gemacht werden, da keine Referenzdaten von gesunden Kindern und Jugendlichen zu Untersuchungsbeginn vorlagen, ebenso wenig für die Reliabilität und Validität.

3.3.1.8 Worttafeln (Visuelle Textverarbeitung)

Um die visuelle Textverarbeitung zu erfassen, wurden drei Worttafeln nach der Vorlage von Worttafeln aus einer unveröffentlichten Diplomarbeit (Vogel, 2012) entwickelt. Dazu wurden, äquivalent zur vorliegenden Diplomarbeit, Wörter aus den „Korpusbasierten Wortlisten" des Institutes für Deutsche Sprache (DeReWo, 2013) ausgewählt. Der Vorteil der Wortlisten ist, dass diese nach der Häufigkeit in der sie im deutschen Sprachgebrauch vorkommen, sortiert sind. Die vorkommenden Wörter in der Liste sind nach Häufigkeitsstufen von 1 bis 29 eingeteilt. Um einen mittleren Häufigkeitsgrad zu erreichen, wurden Wörter der Stufe 13 verwendet. Damit lagen die Wörter in ihrer Häufigkeit knapp über dem Durchschnitt. Grund für die Wahl dieser Häufigkeitsstufe war, dass sich viele Probanden noch im Leselernprozess befinden und häufigere Wörter den Probanden besser bekannt sind.

Aus den Wörtern wurden drei Wortlisten à 8 Wörtern mit drei, sechs bzw. neun Buchstaben extrahiert. Aus der hohen Anzahl an Wörtern mit Häufigkeit 13 (n = 2661 Wörter) mit 2 bis 24 Buchstaben, wurde Wörter der eben genannten Länge extrahiert und aus den verbliebenen 707 Wörtern drei Wortlisten in zufälliger Reihenfolge gebildet. Anschließend wurden für jede Wortlänge die ersten acht Wörter ausgewählt, deren Rechtschreibung lautgetreu zur Aussprache ist. Die acht selektierten Wörter der drei Wortlängen wurden anschließend auf drei Din A4 Blättern (Querformat; für jede Wortlänge wurde eine Seite erstellt) in zwei Spalten zu je vier Wörtern angeordnet. Dabei wurde die Schriftart Century Gothic in Größe 55 im Fettdruck verwendet. Der Buchstabenabstand wurde auf „Erweitert" festgesetzt. Der Abstand zwischen den Zeilen betrug 2 cm.

Aufgabe der Probanden war es, die Wörter so schnell und so richtig wie möglich laut und deutlich vorzulesen. Während die Probanden lasen, wurde für jede Worttafel einzeln die Zeit genommen. Für jedes korrekt vorgelesene Wort wurde ein Punkt vergeben. Dies galt auch für Wörter, die zuerst mit Fehler vorgelesen wurde, dann aber selbstständig korrigiert wurden. Fehlerhaft vorgelesene Wörter ohne eigenständige Korrektur wurden mit null Punkten bewertet, unabhängig von der Fehlerzahl. Die Worttafeln wurden ab dem zweiten Schulbesuchsjahr in der klinischen Stichprobe, bzw. nach einem halben Jahr des Schulbesuchs bei der gesunden Vergleichsgruppe dargeboten.

Als Ergebnismaße diente zum einen die Lesezeit, für jede Worttafel einzeln genommen. Zum anderen wurde die Fehleranzahl protokolliert. Daraus ließ sich ein eigener Quotient berechnen, nämlich die Anzahl korrekt gelesener Wörter pro Sekunde. Für jede Worttafel wurde ein eigener Quotient berechnet, in Anlehnung an Klenberg et al. (2001) (siehe Formel 3):

$$Wörter\ pro\ Sekunde\ (WpS) = \frac{8 - Anzahl\ Lesefehler}{Lesezeit\ in\ Sekunden} \quad (3)$$

Da es sich bei den Worttafeln ebenfalls um neu entwickelte nicht-normierte Testverfahren handelt, kann zu Testgütekriterien keine Aussage getroffen werden. Um eine hohe Durchführungsobjektivität zu gewährleisten, wurde eine standardisierte Instruktion entwickelt und auch die Auswertungskriterien eindeutig festgelegt. Zusätzlich wurden die Stimmen der ProbandInnen während des Vorlesens auf ein handelsübliches Diktiergerät aufgenommen, um die (qualitative) Auswertung zu einem späteren Zeitpunkt durchführen zu können und das Gelesene gegebenenfalls mehrfach anhören zu können. Aufgrund der fehlenden Referenzwerte kann eine Einordnung der Leseleistung nicht erfolgen.

3.3.1.9 Zahlentafeln (Visuelle Zahlenverarbeitung)

Äquivalent zur visuellen Textverarbeitung wurde auch die visuelle Zahlenverarbeitung überprüft. Dies geschah mithilfe von Zahlentafeln. Es wurden drei Zahlentafeln erstellt, die jeweils fünf Zahlen umfassten. Die Länge der Zahlen stieg dabei von einer Zahlentafel mit einer Ziffer auf der ersten Worttafel, über zwei Ziffern in der zweiten Worttafel auf drei Ziffern in der dritten Worttafel an.

Für die erste Zifferntafel wurden die Ziffern 1 bis 9 in zufälliger Reihenfolge angeordnet und die ersten fünf Ziffern für die Zahlentafel ausgewählt. Äquivalent wurde für die zweite und dritte Zahlentafel verfahren, bei denen Zufallszahlen zwischen 10 und 99, bzw. 100 und 999 generiert wurden. Die Zahlen wurden in Schriftgröße 55, im Fettdruck in der Schriftart „Century Gothic“ auf Din A4 Blättern abgebildet. Die Ziffern hatten erweiterten Zeichenabstand und zwischen den Zeilen 2 cm Zwischenraum. Genau wie auch bei den Worttafeln wurden die Zahlen in zwei Spalten angeordnet.

Aufgabe der ProbandInnen war es auch hier, die Zahlen so schnell wie möglich, aber auch fehlerfrei vorzulesen. Vor Durchführung der Aufgabe wurden die ProbandInnen befragt, welcher Zahlenraum ihnen in der Schule bereits vermittelt wurde und dann individuell nach Kenntnisstand entschieden, ob nur die erste, oder auch die zweite und gegebenenfalls die dritte Zahlentafel vorgelegt wurden.

Die Ergebnismaße waren identisch zu denen der Worttafeln. Es wurde für jede Zahlentafel die Zeit genommen und zusätzlich die Fehleranzahl protokolliert. Auch hier wurden die Probanden mittels eines handelsüblichen Diktiergerätes aufgenommen um die Fehlerauswertung in Ruhe nach der Untersuchung vornehmen zu können. Aus den beiden Ergebnismaßen konnte ein neuer Quotient für jede Zahlentafel errechnet werden, die Leseleistung wurde als korrekt gelesene Zahlen pro Sekunde definiert und wie bei Klenberg et al. (2001) berichtet (siehe Formel 4).

$$Zahlen\ pro\ Sekunde\ (WpS) = \frac{5 - Anzahl\ Lesefehler}{Lesezeit\ in\ Sekunden} \qquad (4)$$

3.3.1.10 FEW-2/ FEW-JE: Gestaltschließen (Gestaltwahrnehmung)

Die Fähigkeit zur ganzheitlichen visuellen Wahrnehmung wurde mithilfe des Untertests „Gestaltschließen" aus FEW-2 und FEW-JE (Büttner & Frostig, 2008; Petermann et al., 2012) operationalisiert. Für die 6 bis 8 Jahre alten ProbandInnen wurde der Subtest aus dem FEW-2 eingesetzt, die 9 bis 14-Jährigen bearbeiteten den Subtest des FEW-JE.

Den Probanden wird in dieser Aufgabe eine Zeichnung vorgelegt, auf der eine Figur befindet. Aufgabe der Probanden ist es, aus 4 bis 6 Alternativen diejenige Zeichnung auszusuchen, die identisch mit der Vorlage ist. Erschwert wird die Aufgabe dadurch, dass die Auswahlalternativen gestrichelt, also fragmentarisch gezeichnet sind und daher die Figur als Ganzes erfasst werden muss, um die richtige Antwortalternative auszuwählen. Der Subtest Gestaltschließen umfasst im FEW-2 20 Aufgaben, im FEW-JE 16. Für jede korrekte Antwort wird ein Punkt vergeben, wodurch sich eine Höchstpunktzahl von 20 (FEW-2) bzw. 16 (FEW-JE ergibt). Als Abbruchkriterium gelten im FEW-2 3 von 5 falsch oder nicht-gelösten Aufgaben in Folge sowie vier aufeinanderfolgende nicht oder falsch gelöste Aufgaben im FEW-JE.

Die Normierung des Untertests im FEW-2 ist identisch mit der der Figur-Grund-Unterscheidung des FEW-2, gleiches gilt für den FEW-JE, daher sei erneut auf Kapitel 3.3.1.6 verwiesen.

Die Überprüfung der Testgütekriterien des FEW-2 ergab für die Objektivität aufgrund der hohen Standardisierung auch hier ein hohes Maß an Durchführungs-, Auswertungs- und Interpretationsobjektivität.

Die interne Konsistenz des Gestaltschließens liegt im FEW-2 bei $\alpha = .84$ (Cronbachs Alpha) und ist somit als reliables Testverfahren einzuschätzen. Auch die Retestreliabilität, deren Errechnung identisch zu der in der

Figur-Grund-Unterscheidung und der Formkonstanz erfolgte, liegt im FEW-2 bei r_{tt} = .73 und im FEW-JE r_{tt} = 0.57.

Die inhaltliche Validität des Tests begründen die Autoren der Tests damit, dass die Aufgabe in ihrer Konzeption und ihrem Aufgabenformat anderen aktuellen Tests zum Gestaltschließen ähnelt, sodass von inhaltlicher Validität des vorliegenden Tests ausgegangen werden darf. Die Trennschärfe diente als Indikator für die Konstruktvalidität. Die mittleren Trennschärfen lagen im FEW-2 über die Altersgruppen hinweg zwischen .28 und .51. Diese sind somit als gering bis mittel einzuschätzen. Im FEW-JE lagen die Itemtrennschärfen über alle Altersgruppen hinweg zwischen .21 und .57. und sind daher als gering bis hoch einzuschätzen. Die Autoren des FEW-2 untersuchen die Kriteriumsvalidität mittels Korrelationen mit verwandten Tests, die Autoren sehen sie dabei insgesamt bestätigt. Die Konstruktvalidität wurde im FEW-2 durch Korrelationen der Subtests miteinander überprüft. Die Koeffizienten lagen zwischen r = .17 und r = .42. Diese waren alle hoch signifikant. Den Daten darf man entnehmen, dass im Gestaltschließen teilweise andere Aspekte der visuellen Wahrnehmung erfasst werden. Die klinische Validität des FEW-JE wurde durch Vergleich der Eichstichprobe mit 42 neurologischen Patienten ermittelt. Obwohl die Patienten schlechter abschnitten als die gesunden Probanden, konnte kein Unterschied abhängig vom Läsionsort im Gehirn gefunden werden.

3.3.1.11 Positionsschätzung (Raumwahrnehmung)

Die Aufgabe Positionswahrnehmung wurde in Anlehnung an den Untertest „Zahlen lokalisieren“ aus der Testbatterie für visuelle Objekt- und Raumwahrnehmung (VOSP) (Warrington, James & Beckers, 1991) und den Subtest „Versteckter Wurmling“ aus dem BASIC-Preschool (Daseking et al., 2008) erstellt.

Es wurden eine Übungsaufgabe und 14 Testaufgaben erstellt. Die einzelnen Items zeichneten sich dadurch aus, dass zwei Quadrate gleicher Größe (9,3 cm x 9,3 cm) nebeneinander auf einem Din A4 Blatt abgebildet wurden. In sieben Items waren die Quadrate horizontal nebeneinander, in den anderen sieben Items untereinander abgebildet. In dem linken, bzw. oberen Kästchen war immer eine graue Regenwolke an unterschiedlichen Stellen abgebildet. In dem anderen Kästchen waren in steigender Anzahl drei bis neun Sonnen verschiedener Farbe eingezeichnet.

Aufgabe der Probanden war es, sich vorzustellen, dass beide Kästchen übereinander geschoben würden und dann abzuschätzen, welche der Sonnen hinter der Regenwolke verschwinden würde. Jede Regenwolke verdeckte bei jedem Item genau eine Sonne. Dargeboten wurden zuerst die sieben Items zur horizontalen Positionsschätzung und anschließend die sieben Items zur vertikalen Positionsschätzung. Protokolliert wurde, auf welche Sonne gezeigt worden war. Wurde auf die richtige Sonne gezeigt, wurde ein Punkt vergeben. Wurde die falsche Sonne gezeigt, wurde die Farbe der gezeigten Sonne notiert, um später eventuelle systematische Verschiebungen der Position zu identifizieren und null Punkte vergeben. So konnte eine Höchstpunktzahl von 14 Punkten erreicht werden.

Da es sich bei der vorliegenden Aufgabe um eine neue Testkonstruktion handelt, können keine Überprüfungen der Testgütekriterien berichtet werden. Es wurde eine standardisierte Instruktion in Anlehnung an Daseking et al. (2008) entwickelt und auch die Auswertung standardisiert. Es ist also von einer hohen Objektivität in Durchführung und Auswertung auszugehen. Dennoch ist die Interpretationsobjektivität noch gering, da nach Altersgruppen berichtete Normwerte fehlen.

3.3.1.12 HAWIK-III: Labyrinthtest (Topographische Orientierung)

In der Vorgängerversion des HAWIK-IV, dem Hamburg-Wechsler-Intelligenztest für Kinder 3. Auflage (Tewes, Rossmann & Schallberger, 2000), kurz HAWIK-III, war der Labyrinthtest als Untertest enthalten, der als optionaler Untertest während einer Intelligenztestung eingesetzt werden konnte. In der vorliegenden Untersuchung wurde eine Modifikation des Labyrinth-Tests eingesetzt, um die Fähigkeit zur topographischen Orientierung zu erfassen.

Der Original-Subtest sieht zehn Labyrinthe steigender Größe und Komplexität vor, die nacheinander bearbeitet werden. Auch eine Übungsaufgabe liegt vor, anhand derer die Aufgabe geübt werden kann. Aufgabe der Probanden ist es in der Originalversion, zehn Labyrinthe steigender Größe zu lösen, indem jeweils eine Linie von Zentrum zum Ausgang gezogen wird, ohne dabei Wände zu durchkreuzen oder sich zu verlaufen. Dabei wird die Zeit genommen. Für jedes Labyrinth wird eine vorgegebene Anzahl von Punkten (2 bis 5) vergeben. Für jeden Fehler wird ein Punkt abgezogen. Bei Überschreiten der vorgegebenen Zeitgrenze wird das Labyrinth mit null Punkten bewertet. Werden zwei Aufgaben in Folge mit null Punkten beendet, wird die Aufgabe abgebrochen.

Eine Modifikation des Labyrinth-Tests war erforderlich, um das Testmaterial auch für sehbehinderte Kinder verlässlich einsetzen zu können. Daher wurden die Testvorlagen eingescannt und im Vergleich zur Originalvorlage um den Faktor 1.25 vergrößert. Auch wurden nicht mehr mehrere Labyrinthe auf einer Din A4 Seite abgebildet, wie im Original, sondern jedes Labyrinth auf eine eigene Seite gedruckt, um die Dichte an visuellen Informationen auf dem Blatt zu reduzieren. Auch wurde die Linien mit einer Liniendicke von 6pt nachgezogen, um die Labyrinthwände besser sichtbar zu machen. Nach der Umkehrregel des HAWIK-III wird bei Kindern ab acht Jahren mit der vierten Aufgabe begonnen und nur im Falle des Nicht-Lösens die Labyrinthe 1 bis 3 vorgegeben. Da das Labyrinth 4 noch wenig komplex aufgebaut ist, wurde auf die Vorgabe von Labyrinth 1 bis 3 gänzlich verzichtet und die Punkte hierfür (3 x 2 Punkte) pauschal vergeben. In der Modifikation kamen so nur Labyrinth 4 bis 10 und die Übungsaufgabe zum Einsatz.

Die Bewertung der Labyrinthe erfolgte entsprechend der Vorgaben aus der Originalversion aus dem HAWIK-III. So konnten zwischen 2 und 5 Punkten pro Labyrinth erreicht werden. Für jeden Fehler wurde ein Punkt abgezogen. Genaue Vorgaben ob ein Fehler vorliegt, der eines Punktabzuges bedarf, sind im Testmanual ausgeführt und wurden auch in der Modifikation angewendet. Anschließend wurden die Punkte aufsummiert. Die Höchstpunktzahl lag bei 22 Punkten. In der Originalversion werden Aufgaben, bei denen ein vorgegebenes Zeitkriterium überschritten wurde mit null Punkten bewertet, in der Modifikation wurde darauf verzichtet, da sehbehinderte Kinder aufgrund ihrer Beeinträchtigung unter Umständen einen erhöhten Zeitbedarf haben, aber dennoch in der Lage sind, die Aufgabe korrekt zu lösen. Im Fokus des Interesses stand die Frage, ob die Probanden die Aufgabe lösen können, unabhängig vom Zeitbedarf. Als Nebenmaß, das nicht in die allgemeine Bewertung einging, wurde die Zeit dennoch erfasst. Auch wurde auf das Abbruchkriterium, das den Aufgabenabbruch nach zwei mit null Punkten bewerteten Labyrinthen vorsah, verzichtet und alle Labyrinthe 4 bis 10 durchgeführt. Aufgrund dieser Modifikationen konnte die Normierung der Labyrinthaufgabe aus dem Originaltest nicht verwendet werden.

Da für die Modifikation keine Angaben zu den Testgütekriterien getroffen werden können, wird hier stellvertretend der Originaltest herangezogen. Den HAWIK-III zeichnen präzise Angaben zur Durchführung aus. Die Objektivität ist dank der standardisierten Durchführung und Auswertung sowie der Angabe von Normwerten als hoch anzusehen. Für jeden Untertest des HAWIK-III wurden Split-Half-Reliabilitäten berechnet. Im Untertest „Labyrinth-Test" lag die mittlere Reliabilität über alle Altersstufen hinweg bei r = .69. Der

HAWIK-III unterscheidet zwischen Verbal- und Handlungs-IQ. Die Kriteriumsvalidität wurde zusätzlich von den Autoren betrachtet. Im Gesamt-IQ unterscheiden sich die Kinder der Schweizerischen, österreichischen und deutschen Normstichprobe nicht signifikant voneinander. Daher kann von Kulturneutralität des HAWIK-III im deutschen Sprachraum ausgegangen werden. Die Kriteriumsvalidität wurde auch hinsichtlich der Unterschiede in den Testleistungen über verschiedene Schulformen hinweg betrachtet. Erwartungsgemäß schnitten lernbehinderte Kinder signifikant schlechter im HAWIK-III ab. Bei 41 hyperaktiven Kindern wurde ein Fragebogen als Screening für psychische Störungen durch die Eltern ausgefüllt und zusätzlich zum HAWIK-III erhoben. Es ergaben sich keine signifikanten Korrelationen des Labyrinth-Tests mit dem Fragebogen. Daher ist davon auszugehen, dass sich Hyperaktivität nicht auf die Testleistung auswirkt.

3.3.1.13 SLP (Visuokonstruktion)

Die standardisierte Link'sche Probe (SLP) (Metzler, 2011) ist ein Würfel-Konstruktions-Test, der der Beurteilung exekutiver Funktionen dient. Der Test wurde hier mit der Intention der Erfassung der visuokonstruktiven Fähigkeiten von Kindern und Jugendlichen eingesetzt, wobei aufgrund der Aufgabenkonzeption auch ein hoher exekutiver Anteil die Testleistung bestimmt.

In der Originalversion erhalten die Probanden 27 Holzwürfel mit 3 cm Kantenlänge, die keine bis drei weiß eingefärbte Seiten haben. Aufgabe der Probanden ist es, ohne Vorlage einen großen Würfel aus den kleinen zu bauen, dessen Außenwände alle weiß sind.

Die Aufgabe wurde für sehbehinderte Kinder und Jugendliche adaptiert (SLP 2x2x2), indem ein eigener Würfelsatz erstellt wurde, dessen Seiten blau statt weiß eingefärbt waren, um den Kontrast zu den nicht eingefärbten Seiten zu erhöhen. Die Kantenlänge blieb mit 3 cm gleich. Zusätzlich wurden den Kindern nur die acht Eckwürfel, mit drei blauen Seiten gegeben, sodass sich eine einfachere Aufgabe ergab. In der Modifikation sollten die Probanden aus den acht kleinen Würfeln einen großen Würfel bauen. Die Probanden erhielten - wie in der Originalversion auch - keine Vorlage, sondern nur die Instruktion einen Würfel zu bauen, der an allen Seiten außen blau ist.

Die Bewertung der Aufgabe wurde an den Auswertungsbogen der Original-SLP angelehnt. Während die Originalversion zehn Bewertungsdimensionen (Exploration, Teilzielbildung, Handlungsorganisation, Mentaler räumlicher

Bauplan, Kontrolliertes Handeln, Korrekturausführung, Kantenlänge, Endzustand des Würfels, Hilfen, Zeitbedarf) vorsieht, wurden in der SLP 2x2x2 die Bewertungskriterien auf acht Dimensionen verkürzt (Exploration, Teilzielbildung, Handlungsorganisation, Mentaler räumlicher Bauplan, Korrekturausführung, Kantenlänge, Endzustand des Würfels, Hilfen). Zudem wurden die Bewertungskriterien vereinfacht, sodass pro Dimension 0 bis 2 Punkte vergeben werden konnten, bzw. 0 (Hilfe erhalten) bis 1 (keine Hilfe) Punkte in der Kategorie „Hilfen", anstelle der ursprünglichen 0 bis 3 Punkte. Insgesamt konnten so nach Aufsummieren aller Punkte höchstens 15 Punkte erreicht werden.

Ursprünglich wurde die SLP für die Diagnostik exekutiver Leistungen bei Patienten mit neurologischen oder psychiatrischen Erkrankungen entwickelt. Die Eichstichprobe des Originaltests bestand aus 220 gesunden Probanden im Alter von 14 bis 60 Jahren, die neurologisch und psychiatrisch unauffällig waren. Die Größe der Stichprobe erlaubt keine differenzierte Betrachtung der Leistungen im Kontext von Alter, Bildungsgrad oder Geschlecht. Zusätzlich wurde eine Stichprobe von 69 Patienten mit präfrontaler Hirnschädigung erhoben.

Da die Probanden der vorliegenden Studie zwischen 6 und 14 Jahren alt waren und eine Modifikation der SLP verwendet wurde, lagen keine adäquaten Normen für diese Altersgruppe vor. Daher konnten die Normwerte nicht zur Leistungseinschätzung herangezogen werden. Die Objektivität im Originaltest betrachten die Autoren für die Durchführung als gegeben, sofern man sich an die Durchführungsregeln und Instruktion hält. Als Hauptfehlerquelle in der Objektivität geben die Autoren eine Ratingskala an, deren Beurteilung versuchsleiterabhängig ist. Die Interraterreliabilität lag bei $r = .98$ für die Gesamtskala, schwankte in den einzelnen Bewertungsdimensionen jedoch zwischen $r = .64$ und $r = 1.00$. Da die Aufgabe dem Probanden viele Freiheitsgrade hinsichtlich der Aufgabendurchführung erlaubt, ist mit Einbußen in der Objektivität zu rechnen, jedoch gewinnt die Aufgabe dadurch an qualitativer Güte. Zur Überprüfung der Reliabilität wurde Cronbachs Alpha als Maß der internen Konsistenz berechnet. Dieses lag bei $\alpha = .93$ für die Gesamtstichprobe ($n = 327$), bzw. bei $\alpha = .84$ in der gesunden Stichprobe. Die Überprüfung der Validität, genauer der Kriteriumsvalidität wurde mittels empirischer Untersuchungen von 69 Patienten mit präfrontalen Läsionen vorgenommen. Dabei erreichten 84% der Patienten in der SLP ein auffälliges Testergebnis. Die Original-SLP konnte Gruppen hinsichtlich einer links-, rechts- oder bifrontalen Schädigung anhand der erreichten Testwerte diskriminieren. Weiterhin wurden korrelative Zusammenhänge mit anderen testpsychologischen Aufgaben untersucht, die für die Untersuchung exekutiver Funktionen eingesetzt werden.

3.3.2 Messinstrumente zur Erfassung der kognitiven Leistungsfähigkeit

Neben der visuellen Wahrnehmung wurde auch die Kognition umfassend untersucht. Die dabei verwendeten Testverfahren werden im Folgenden erläutert.

3.3.2.1 FokAT-KJ (Fokussierte Aufmerksamkeit)

In Anlehnung an den „Aufmerksamkeits- und Konzentrationstest - d2-R" (Brickenkamp et al., 2010) wurde ein für sehbehinderte Kinder und Jugendliche modifizierter Test zur fokussierten Aufmerksamkeit entwickelt. Der fokussierte Aufmerksamkeitstest für Kinder und Jugendliche (FokAT-KJ) ersetzt die für sehbehinderte Kinder schlecht erkennbaren Buchstaben mit Serifen durch besser erkennbare, kontrastreichere Symbole. Alle Items mit „d" wurden durch Kreise ersetzt, alle Items mit „p" durch Quadrate. Je nachdem wie viele Striche die d's umgaben, wurden diese Kreise durch angefügte Striche erweitert. Zielreiz (d mit zwei Strichen) war ein Kreis mit einem senkrechten Strich oben und unten. Zusätzlich wurde jede Zeile um 10 Zeichen erweitert, um Deckeneffekte zu vermeiden. Um den Kindern und Jugendlichen die Bearbeitung zu erleichtern, wurde der Test auf Din A3 Bögen kopiert. Ansonsten ist der Aufbau identisch zum d2-R. Der Test besteht aus 14 Zeilen. In jeder Zeile befinden sich 67 bis 68 Zeichen. Das Verhältnis Target zu Distraktor beträgt 1:1.18. Zur Übung wurde in Anlehnung an das Übungsblatt des d2-R ein Übungsblatt mit zwei Zeilen zum Ausprobieren der Aufgabe konzipiert.

Als Ergebnismaße können die Gesamtzahl der bearbeiteten Zeichen, der BZO, (d.h. gewertet werden alle Targets bis zum letzten korrekt angestrichenen Target) herangezogen werden. Zudem können die Anzahl an Verwechslungsfehlern (VF) und Auslassungsfehlern (AF) errechnet werden. Durch Subtraktion der Fehler vom BZO erhält man den Konzentrationsleistungswert (KL). Die Maße BZO, AF, VF und KL werden über die Zeilen 2 bis 13 addiert und eine Gesamtsumme für jedes Maß gebildet. Die erste und letzte Zeile werden in der Auswertung nicht berücksichtigt. Durch die Berechnung des relativen Anteils der Fehler am BZO, multipliziert mit 100 ergibt sich zusätzlich der Fehlerprozentwert (F%).

Ziel der Aufgabe ist es, den Test zeilenweise zu bearbeiten und dabei so viele Targets wie möglich durchzustreichen. Auf Anweisung des Testleiters wechselt der Proband alle 20 Sekunden die Zeile und geht zur nächsten über. Die Probanden werden angewiesen so schnell und so genau wie möglich zu arbeiten. So ergibt sich eine Gesamtbearbeitungsdauer von 4 Minuten und 40 Sekunden. Um die Bearbeitung zu erleichtern wird vor Aufgabenbeginn ein Übungsblatt mit zwei Übungszeilen bearbeitet. Erreichte ein Kind unter 20 Sekunden das Ende einer Zeile, wurde die Bearbeitungszeit notiert und die Ergebnismaße auf eine Bearbeitungszeit von 20 Sekunden extrapoliert.

Zu Testgütekriterien können hier nur wenige Angaben gemacht werden. Die Durchführungs- und Auswertungsobjektivität sind dank standardisierter Instruktionen sowie genauer Vorgaben zur Auswertung als hoch anzusehen. Eine Interpretation der Testergebnisse kann nicht vorgenommen werden, da keine Vergleichswerte für gesunde Kinder zu Untersuchungsbeginn vorlagen, somit sind auch keine Angaben zur Interpretationsobjektivität möglich.

3.3.2.2 HAWIK-IV: Zahlen nachsprechen vorwärts (Kurzzeitgedächtnis)

Die Operationalisierung des Kurzzeitgedächtnisses erfolgte, im Gegensatz zu den meist visuell geprägten Aufgaben, über die auditive Modalität. Dadurch konnten Konfundierungseffekte mit einer eventuell bestehenden Sehminderung vermieden werden. Hierfür liegt ein standardisierter Test vor, das Zahlen nachsprechen vorwärts aus dem Hamburg-Wechsler-Intelligenztest für Kinder IV (HAWIK-IV) (Petermann et al., 2007). Die Zahlenspanne vorwärts ist Teil des Untertests „Zahlen-nachsprechen“. Der andere Teil des Subtests sind die Zahlenspannen rückwärts.

Die Zahlenspannen vorwärts bestehen aus acht Aufgaben. Dem Probanden werden Zahlenspannen vorgelesen. Die Darbietungszeit pro Zahl beträgt eine Sekunde. Sobald der Versuchsleiter eine Zahlenspanne fertig vorgelesen hat, soll der Proband die Zahlen in der gleichen Reihenfolge wiederholen. Die Zahlenspannen beginnen mit einer kurzen Folge von zwei Zahlen und steigern sich dann bis zu einer Länge von neun Ziffern. Jede Aufgabe besteht aus zwei Zahlenfolgen gleicher Länge, mit jeder weiteren Aufgabe werden die Spannen eine Ziffer länger. Kann ein Proband keine der beiden Zahlenfolgen einer Aufgabe korrekt wiedergeben, wird die Aufgabe beendet. Für jede korrekt wiedergegebene Zahlenfolge wird ein Punkt vergeben. So ergibt sich eine Höchstpunktzahl von 16 Punkten. Als Ergebnismaß ergibt sich daraus die Gesamtanzahl der Punkte. Zusätzlich kann auch die Länge der zuletzt korrekt wiedergegebenen Zahlenspanne als Ergebnismaß genutzt werden.

Der HAWIK-IV ist normiert für Kinder im Alter von 6 bis 16 Jahren, dank einer Eichstichprobe von 1650 Kinder und Jugendlichen Deutschland, Österreich und der Schweiz. Dank standardisierter Instruktionen, klarer Auswertungsvorgaben sowie Referenzwerten von gesunden Kindern und Jugendlichen kann die Objektivität dieses Untertests als hoch angesehen werden, sofern die Darbietungszeit von einer Ziffer pro Sekunde genau eingehalten wird.

Über die Reliabilität berichten die Autoren, dass Split-Half-Reliabilitäten für jeden Untertest und jedes Lebensjahr bestimmt wurden. Die Split-Half-Reliabilität des Zahlen nachsprechen vorwärts lag bei r = .76 (.54 bis .83).

Zur Überprüfung der Validität können Interkorrelationen der Untertest mit den verschiedenen Indizes des HAWIK-IV herangezogen werden. Die Kriteriumsvalidität wurde mithilfe des Vergleichs des HAWIK-IV mit dem HAWIK-III durchgeführt. Dabei ergab sich eine Korrelation von r = .77. Für klinische Validierungsstudien wurden kleinere Stichproben mit hochbegabten Kindern, Kindern mit einer leichten oder mittelgradigen Intelligenzminderung, Kindern mit Lernstörungen, Kindern mit ADHS oder Kinder mit nicht-deutschem sprachlichen und kulturellen Hintergrund erhoben. Im Zahlen nachsprechen unterschieden sich die hochbegabten Kinder, die Kinder mit leichter oder mittelgradiger Intelligenzminderung und die Kinder mit Lernstörung signifikant von der Kontrollgruppe. Kinder mit Aufmerksamkeitsdefizit-/Hyperaktivitätsstörung sowie mit einem anderen sprachlichen und kulturellen Hintergrund unterschieden sich nicht signifikant von der Kontrollgruppe.

3.3.2.3 HAWIK IV: Zahlen nachsprechen rückwärts (Arbeitsgedächtnis)

Äquivalent zur Erfassung des Kurzzeitgedächtnisses, bei dem auf die auditive Modalität ausgewichen wurde, wurden zur Operationalisierung die Zahlenspannen rückwärts aus dem HAWIK-IV (Petermann et al., 2007), Untertest „Zahlen nachsprechen" zurückgegriffen.

Genau wie bei den Zahlenspannen vorwärts, bestehen die Zahlenspannen rückwärts aus acht Aufgaben, mit je zwei Zahlenfolgen. Zusätzlich werden vor Beginn zwei Übungsaufgaben durchgeführt. Die Zahlenfolgen beginnen mit einer Länge von zwei Ziffern und steigern sich ab Aufgabe 3 mit jeder Aufgabe um eine Ziffer, sodass die längste Folge acht Ziffern umfasst. Jede

Aufgabe umfasst zwei Zahlenfolgen gleicher Länge. Aufgabe der Probanden ist es, die Zahlenfolgen, nachdem sie der Versuchsleiter in der Geschwindigkeit von einer Ziffer pro Sekunde vorgelesen hat, in umgekehrter Reihenfolge wiederzugeben. Wird innerhalb einer Aufgabe keine Zahlenfolge korrekt wiederholt, wird die Aufgabe beendet. Korrekt wiedergegebene Ziffernfolgen werden mit je einem Punkt bewertet und schließlich aufsummiert. Es ergibt sich eine Höchstpunktzahl von 16 Punkten. Analog zu den Zahlenspannen vorwärts sind die Ergebnismaße die Gesamtsumme der Punkte sowie die Zifferzahl der letzten korrekt wiedergegebenen Zahlenfolge.

Für diese Aufgabe sind, äquivalent zum Zahlen nachsprechen vorwärts, altersgruppenbasierte Normdaten vorhanden, die die Einordnung der Messwerte im Vergleich zu anderen gesunden Gleichaltrigen ermöglicht. Wie auch beim Zahlen nachsprechen vorwärts, ist die Objektivität gewährleistet, wenn die Darbietungszeit genau eingehalten wird und auf die standardisierte Instruktion zurückgegriffen wird. Auswertung und Interpretation sind dank Auswertungsvorgaben und Normwerte ebenfalls objektiv. Die Reliabilität für diesen Teilsubtest lag für die Split-Half-Reliabilität bei $r = .78$ ($r = .71$ bis $r = .85$) über alle Altersgruppen hinweg. Die Überprüfung der Validität wurde in 3.3.2.2 bereits berichtet und kann diesem Kapitel entnommen werden.

3.3.2.4 HAWIK-IV: Matrizentest (Visuelles Problemlösen)

Der Matrizentest des HAWIK-IV (Petermann et al., 2007) wurde als Maß zum visuellen Problemlösen herangezogen. Im Matrizentest werden den Probanden unvollständige Muster vorgelegt, bei denen ein Teil fehlt, das aus fünf möglichen Alternativen ausgewählt werden muss. Das Auswahlkriterium ist dabei, dass das zu suchende Teilstück logisch zu den anderen Teilen der Vorlage passt.

Je nach Altersstufe beginnen die Kinder und Jugendlichen mit Aufgabe 4 (6 bis 8 Jahre), Aufgabe 7 (9 bis 11 Jahre) oder Aufgabe 11 (12 bis 16 Jahre). Die darunterliegenden Aufgaben werden nur im Falle des Nichtlösens der Einstiegsaufgabe vorgelegt. Zudem gibt es drei Übungsaufgaben, anhand derer die Testaufgabe vermittelt wird. Insgesamt umfasst der Matrizentest 35 Items. Es werden aber nicht zwangsläufig alle Aufgaben vorgegeben, aufgrund eines Abbruchkriteriums. Dieses sieht die Beendigung nach 4 aufeinanderfolgenden nicht bzw. falsch gelösten bzw. 4 von 5 nicht oder falsch gelösten Aufgaben vor. Für jede korrekte Antwort wird ein Punkt vergeben, sodass insgesamt maximal 35 Punkte erreicht werden können. Wurde die

Einstiegsaufgabe korrekt beantwortet, werden alle vorhergehenden Aufgaben automatisch mit einem Punkt bewertet.

Die Normierung des Matrizentests erfolgte mithilfe der gleichen Stichprobe wie auch das Zahlen nachsprechen vorwärts und rückwärts aus dem HAWIK-IV. Es liegen Normwerte zur Einordnung der Leistung nach Altersgruppen gegliedert vor. Die Objektivität kann in dieser Aufgabe als hoch angesehen werden, da die Aufgabe in Durchführung, Auswertung und Interpretation dank des hohen Standardisierungsgrades gegeben ist.

Über die Reliabilität berichten die Testautoren, dass eine Berechnung der Split-Half-Reliabilität eine Reliabilitätskoeffizienten von r = .89 für die Gesamtstichprobe ergab. Unterteil nach Lebensjahren ergaben sich Koeffizienten von r = .85 bis r = .92. Die Kriteriumsvalidität wurde mittels des Vergleichs von HAWIVA-III (Ricken & Wechsler, 2007) und HAWIK-IV vorgenommen. Die jeweils erreichten Testscores in beiden Matrizentests korrelierten zu r = .68 miteinander. Zusätzlich wurden klinische Validierungsstudien durchgeführt. Hochbegabte Kinder unterschieden sich signifikant von der Kontrollgruppe, ebenso wie Kinder mit leichter und mittelgradiger Intelligenzminderung. Nicht signifikant unterschiedliche Testergebnisse erreichten Kinder mit Lernstörungen im Vergleich zur Kontrollgruppe sowie Kinder mit Aufmerksamkeitsdefizit-/Hyperaktivitätsstörungen oder nicht-deutschem sprachlichen und kulturellen Hintergrund.

3.3.3 Messinstrumente für nicht-kognitive Aspekte

Als dritter Untersuchungsbereich, neben der visuellen Wahrnehmung und der Kognition, wurden auch nicht-kognitive Aspekte bei den Kindern und Jugendlichen untersucht. Auch diese Untersuchungsverfahren werden im Folgenden ausführlich berichtet.

3.3.3.1 Depressionsscreening

In der neuropsychologischen Diagnostik ist es besonders wichtig auch ein Depressionsscreening zu machen, da Depressionen das kognitive Leistungsbild von Kindern und Jugendlichen maßgeblich beeinflussen können.

Da es kein einheitliches Screeninginstrument über alle Altersgruppen hinweg gibt, wurde drei Verfahren ausgewählt, bei denen ein Depressionsscreening im Selbsteinschätzungsverfahren durchgeführt werden kann.

Depressionstest für Kinder im Grundschulalter (DTGA)

Der Depressionstest für Kinder im Grundschulalter (DTGA) (Esser, Laucht, Drew und Ihle (2013); DTGA) ist ein neues Instrument zur screeninghaften Überprüfung, ob Hinweise auf eine Depression im Kindesalter vorliegen.

Als Testmaterial dienen drei würfelförmige Spardosen in den Farben rot, gelb und grün. Rot steht für die Aussage „Stimmt gar nicht", gelb für „Stimmt ein bisschen" und grün für „Stimmt genau". Den Kindern werden zwölf Fragen zu ihrer Stimmung vorgelesen. Nachdem die Aussage vorgelesen wurde, erhält das Kind eine Plastikmünze auf der die Nummer der Frage steht und wirft diese dann in eine der drei Spardosen, je nachdem wie gut diese Aussage für sie selber zutreffend ist. In dieser Studie wurde der DTGA für die ProbandInnen im Alter von 6 bis 8 Jahren eingesetzt.

Als Eichstichprobe dienten 195 Kinder im Alter von 7;7 bis 11;9 Jahren. Da die Autoren nicht von einer wesentlichen Änderung der Normwerte im Alter von 6;0 bis 7;6 Jahren ausgehen, ist die vorsichtige Anwendung auch in jüngeren Jahren erlaubt. Diese wurden im Rahmen eines Promotionsvorhabens erhoben. Die Vergleichsnormen sind über alle Lebensjahre gleich, es gibt keine Unterteilung nach Altersstufen. Auch eine Beurteilung der Testgütekriterien liegt vor. Die Objektivität kann als hoch angesehen werden, da die Durchführung stark standardisiert ist. Auch haben Kinder die Möglichkeit nachzufragen, sodass das Instruktionsverständnis abgesichert werden kann. Dank der einfachen Auswertung und der vorliegenden Normen ist von hoher Objektivität auszugehen. Zur Überprüfung der internen Konsistenz wurde Cronbachs Alpha berechnet. Mit einem Wert von $\alpha = .66$ ist diese akzeptabel. Die Itemvalidität wurde anhand von Trennschärfenanalysen quantifiziert. Die Trennschärfen von .17 bis .46 für die einzelnen Items können als gering bis gut moderat eingeschätzt werden. Die Inhaltsvalidität begründen die Autoren mit der Anlehnung der Testitems an die Diagnosekriterien für depressive Störungen im ICD-10 (World Health Organization - WHO, 1998) und die Beachtung der typischen Symptomatik von Depressionen bei Kindern im Schulalter.

Children's Depression Screener (ChilD-S)

Der Children's Depression Screener (ChilD-S) (Frühe et al. (2012) kann - wie der DTGA - als Screeninginstrument in der Depressionsdiagnostik eingesetzt werden. Bei diesem Screeningverfahren handelt es sich um einen Fragebogen mit acht Items, der für Kinder im Alter von neun bis zwölf Jahre eingesetzt wird. Die Kinder erhalten ein Blatt, auf dem die acht Fragen zu ihrer Stimmung stehen. Sie schätzen dabei selber ein, wie sehr diese

Aussagen auf sie zutreffen, indem sie zwischen den Dimensionen „Stimmt" (3 Punkte), „Stimmt eher" (2 Punkte), „Stimmt eher nicht" (1 Punkt), „Stimmt nicht" (0 Punkte) wählen können. Dadurch entsteht ein Antwortformat in Form einer vierstufigen Likertskala mit forced-choice. Zwei Items sind invers kodiert. Zur Errechnung des Gesamtscores werden die Punkte über alle Items aufaddiert. Der Cut-Off-Wert liegt bei ≥ 11 Punkten.

Laut Instruktion füllen die Kinder alleine den Fragebogen aus. Da jedoch für einige sehbehinderte Kinder die Fragebogenvorlage zu klein gedruckt war, wurde der Fragebogen auf Wunsch von der Testleiterin vorgelesen. Wenn die Kinder alleine den Fragebogen ausfüllten, lasen sie die Aussagen laut vor um sicherzustellen, dass sie die Aussagen korrekt lasen und verstanden. Der ChilD-S wurde von den ProbandInnen dieser Studie im Alter von 9 bis 12 Jahren ausgefüllt.

Die Testgütekriterien wurden anhand einer Eichstichprobe von 246 Kindern im Alter von 9 bis 12 Jahren überprüft. Aufgrund der kurzen, gut verständlichen Instruktion, dass man angeben solle wie sehr die Aussagen unten in den letzten beiden und der einfachen, intuitiven Durchführbarkeit für die Kinder, kann von hoher Objektivität ausgegangen werden, nicht zuletzt auch dank der genauen Vorgaben über die Auswertung des Fragebogens. Die interne Konsistenz wurde mittels Cronbachs Alpha überprüft. Bei einem Wert von α = .81 kann die interne Konsistenz als akzeptabel betrachtet werden. Um die inhaltliche Validität zu sichern, diente der Kinder-DIPS (Unnewehr, Schneider & Margraf, 1995) als Goldstandard, anhand dessen die inhaltliche Überprüfung des ChilD-S und die Festlegung des Cut-Off-Wertes von ≥ 11 stattfand. Eine Überprüfung der Sensitivität des Cut-Offs ergab einen Wert von 0.91, die Spezifität lag bei 0.89. Bei einem Cut-Off-Wert von ≥ 11 liegt der positive Vorhersagewert bei 0.29, das ist der Anteil an Kindern, die im ChilD-S auffällig sind und bei denen tatsächlich eine depressive Störung vorliegt. Der negative Vorhersagewert liegt hingegen bei 1.00, d.h. dass Kinder, die im ChilD-S unauffällig sind auch tatsächlich keine Diagnose einer depressiven Störung gestellt wird. Beim ChilD-S handelt es sich um ein Depressionsscreeninginstrument, das von einer Forschungsgruppe der Klinik und Poliklinik für Kinder- und Jugendpsychiatrie, Psychosomatik und Psychotherapie um Schulte-Körne entwickelt wurde. Mit freundlicher Genehmigung der Arbeitsgruppe wurde das Screeninginstrument für die vorliegende Studie eingesetzt.

Depressionsscreener für Teenager (DesTeen)

Der Depressionsscreener für Teenager (DesTeen) (Pietsch et al., 2011) ist ebenso wie DTGA und ChilD-S ein Screeningverfahren, mit dem überprüft werden kann, ob ein Verdacht auf eine depressive Störung im Jugendalter vorliegt.

Der DesTeen ist ein Depressionsfragebogen mit 14 Items, in dem Jugendliche mittels Selbsteinschätzung entscheiden, inwiefern die angegeben Aussagen auf sie zutreffen. Entgegen des oft üblichen Fragebogenformates mit Fragen im Multiple-Choice-Format, besteht jedes Item des DesTeen aus vier Aussagen, die unterschiedliche Häufigkeiten oder Intensitäten einer Emotion schildern und eine der Aussagen angekreuzt werden muss. Zur besseren Verständlichkeit hier ein Beispiel: „1. Ich bin fast immer gut gelaunt; 2. Ich bin häufig gut gelaunt; 3. Ich bin selten gut gelaunt; 4. Ich bin fast nie gelaunt.“. Die Probanden sind gehalten die Aussage bei jedem Item anzukreuzen, die in den letzten zwei Wochen am besten auf sie zutraf. Sieben Items steigern sich in der Intensität der depressiven Symptomatik, entsprechend werden 0 bis 3 Punkte vergeben (3 Punkte entsprechen der stärksten Intensität). Sieben Items nehmen in Ihrer Intensität ab (entsprechend wurden 3 bis 0 Punkte vergeben). Anschließend werden die Punkte über alle Items aufsummiert. Der Cut-Off-Wert ab dem man von einem Verdacht auf eine depressive Störung sprechen kann, liegt bei einem Summenwert ≥ 14. Der DesTeen diente in dieser Studie als Depressionsscreener für die ProbandInnen im Alter von 13 bis 14 Jahren.

Die Testgütekriterien wurden auch bei diesem Verfahren genau anhand einer Eichstichprobe mit 326 Probanden im Alter von 13 bis 16 Jahren untersucht. Aufgrund der standardisierten Durchführung und den klaren und einfachen Richtlinien zur Auswertung kann von einem hohen Maß an Objektivität ausgegangen werden. Eine Überprüfung der internen Konsistenz mittels Cronbachs Alpha ergab einen Wert von $\alpha = .87$ und ist als hoch zu bewerten. Die inhaltliche Validität wurde mittels des Vergleichs mit dem Goldstandard, dem Kinder-Dips (Unnewehr et al., 1995) abgesichert. Ein Cut-Off-Wert von ≥ 12 ergab eine Sensitivität von .90 und eine Spezifität von .80. Dabei wird der positive Vorhersagewert mit .40 angegeben, der negative Vorhersagewert mit .98.

Auch der DesTeen ist ein Depressionsscreeninginstrument, das von einer Forschungsgruppe der Klinik und Poliklinik für Kinder- und Jugendpsychiatrie, Psychosomatik und Psychotherapie um Schulte-Körne entwickelt wurde und mit freundlicher Genehmigung der Arbeitsgruppe genutzt wurde.

3.3.3.2 Inventar zur Erfassung der Lebensqualität bei Kindern und Jugendlichen (ILK)

Auch die Lebensqualität wurde im Rahmen unserer Datenerhebung erfasst. Als Messinstrument wurde das Inventar zur Erfassung der Lebensqualität bei Kindern und Jugendlichen (Mattejat und Remschmidt (2006); ILK) herangezogen.

Das ILK ist ein Fragebogen mit sieben Items zur Lebensqualität, die auf einer fünfstufigen Likertskala (1 = sehr gut bis 5 = sehr schlecht) im Multiple-Choice-Format in Selbsteinschätzung zu beantworten sind.

Jedes Item dient der Erfassung der Lebensqualität in einem anderen Bereich (Schule, Familie, Soziale Kontakte zu Gleichaltrigen, Interessen und Freizeitgestaltung, Körperliche Gesundheit, Psychische Gesundheit sowie die Gesamtbeurteilung der Lebensqualität). Es gibt eine Version für Kinder im Alter von 6 bis 11 Jahren und eine Version für Jugendliche von 12 bis 18 Jahren. Die beiden Versionen unterscheiden sich nicht in Inhalt und Reihenfolge der Items. Die einzelnen Fragen werden in der Jugendlichenversion weniger konkretistisch erklärt und sind knapper gefasst. Auch ist die Antwortskala der Kinderversion in „Smileys“ von sehr gut (stark lächelnder Smiley) bis sehr schlecht (sehr trauriger Smiley) symbolisch abgebildet. Bei den Jugendlichen werden die Antwortdimensionen ausgeschrieben. Laut Instruktion bearbeiten die Kinder und Jugendlichen eigenständig den Fragebogen. Da auch bei diesem Fragebogen die Schrift für einige der sehbehinderten Probanden nur mit Mühe lesbar war, wurde bei Bedarf der Fragebogen vorgelesen. Anschließend wurden die Punkte der einzelnen Items aufsummiert (1 = sehr gut; 5 = sehr schlecht). Als Ergebnismaße kann der Lebensqualitätsscore ermittelt werden (35 - Gesamtpunktzahl), der Lebensqualitätsscore (Angabe der Lebensqualität in Prozent) sowie der Problemscore (Jedes Item, dessen Punktzahl ≥ 3 beträgt, erhalt den Wert 1, jedes Item mit Punktzahl ≤ 2 den Wert 0; diese dichotomisierten Werte werden addiert). In dieser Studie wurde die Gesamtpunktzahl des Tests als Ergebnismaß verwendet.

Eine kurze Zusammenfassung der testtheoretischen Güte des Fragebogens soll hier versucht werden. Aufgrund der eigenständigen Durchführung, die ohne Testleiter möglich ist, kann die Durchführungsobjektivität als hoch angesehen werden. Auch die Auswertung ist, dank des Bepunktungssystems, standardisiert möglich. Vergleichsnormen gewährleisten die Interpretationsobjektivität. Die Reliabilität, ermittelt anhand der internen Konsistenz des Ergebnismaßes Lebensqualitätsscore über Cronbachs Alpha, ergab für die Eichstichprobe von 13903 Schülern einen Koeffizienten α = .63. Die

Retestreliabilität wurde nach einem Retestintervall von 35 Tagen überprüft und lag bei r_{tt} = .72. Die Kriteriumsvalidität wurde mittels des Vergleichs mit anderen Testverfahren zur Lebensqualität überprüft, mit zufriedenstellenden Ergebnissen. Die klinische Validität wurde mittels eines gematchten Vergleichs von 410 Probandenpaaren (gesund gegen psychisch krank) überprüft. Sowohl auf Einzelitemebene, als auch im Gesamtscore war die subjektive Lebensqualität der psychisch kranken Kinder hoch signifikant geringer.

3.3.3.3 Interview zum subjektiven Seherleben (InSerl)

Um das subjektive Seherleben der Probanden zu erfassen, wurde ein eigener Sehfragebogen das „Interview zum subjektiven Seherleben“, kurz InSerl entwickelt. Dieser orientierte sich inhaltlich an den Fragebogenvorlagen zur visuellen Wahrnehmung von Dutton et al. (2010, 2013) sowie Wolffsohn und Cochrane (2000).

Zu den Bereichen Gesichtsfeld (6 Items), Räumliche Orientierung (2 Items), Bewegungswahrnehmung (3 Items), Überblick und visuelle Suche (6 Items), Visuell gesteuerte Körperbewegungen (2 Items), Visuelle Aufmerksamkeit (1 Item), Verhalten bei visueller Anstrengung (3 Items), Visuelles Erkennen (5 Items), Allgemeines Befinden (7 Items), Sehschärfe (4 Items) und Aktivitäten des täglichen Lebens (4 Items) wurden insgesamt 43 Fragen konzipiert. Dabei wurde darauf geachtet, dass die Fragen möglichst präzise, konkretistisch und einfach verständlich für Kinder sind. Auf die Fragen konnten die Kinder jeweils mit „Ja“ oder „Nein“ antworten. Wurde eine Frage mit „Ja“ beantwortet, wurden die Probanden gefragt, wie oft ihnen das passiere (Selten, Manchmal, Oft) und was ihnen daran schwer falle. Zudem wurde der subjektive Seheindruck auf einer fünfstufigen Skala (sehr schlecht bis sehr gut) erfragt. Für jede mit „Ja“ beantwortete Frage wurde ein Punkt vergeben, ansonsten 0 Punkte. 13 Items waren invers kodiert. Über die verschiedenen Dimensionen wurde anschließend eine Summe für jede Dimension des Fragebogens gebildet.

Da es sich um ein nicht-normiertes Verfahren handelt, können keine Angaben zu den Testgütekriterien gemacht werden. Die Objektivität in Durchführung in Durchführung und Auswertung kann, dank präziser Fragen, die allen Probanden auf die gleiche Art dargeboten werden, als hoch betrachtet werden. Auch die präzisen Vorgaben zur Auswertung sind von Vorteil. Da keine Referenzwerte vorliegen, anhand derer die Testergebnisse eingeordnet werden können, ist die individuelle Interpretation der Testwerte derzeit nicht möglich.

3.3.3.4 Strengths and Difficulties Questionnaire (SDQ-E/SDQ-L)

Der Strengths and Difficulties Questionnaire (Goodman, 1997) (SDQ), ins Deutsche übertragen von Woerner et al. (2002), ist ein Fragebogen für Kinder und Jugendliche, der sowohl als Selbsteinschätzungsfragebogen, als auch zur Fremdeinschätzung durch Lehrer (SDQ-L) und Eltern (SDQ-E) bei Kindern und Jugendlichen im Alter von vier bis sechzehn Jahren eingesetzt werden kann. Der Fragebogen erfasst sowohl Verhaltensstärken, als auch Verhaltensschwächen der Kinder und Jugendlichen durch 25 Items. Die dabei abgebildeten Konstrukte sind Emotionale Probleme, Verhaltensprobleme, Hyperaktivität, Verhaltensprobleme mit Gleichaltrigen und Prosoziales Verhalten. Der SDQ ist ein kostenloses Messinstrument, das in viele Sprachen übersetzt wurde und weltweiten Einsatz findet. In dieser Studie wurden die Fremdbeurteilungsskalen für Eltern und Lehrer angewandt.

Auf kurze Aussagen (z.B. „Rücksichtsvoll") kann in einer dreistufigen Likertskala („Eindeutig zutreffend", „Teilweise zutreffend", „Nicht zutreffend") die für das zu beurteilende Kind passende Antwort angekreuzt werden. Für die Antworten werden 0 („Nicht zutreffend") bis 2 Punkte („Eindeutig zutreffend") vergeben. Fünf Items sind invers kodiert. Es können Punktsummen für jede Skala oder die Gesamtsumme als Ergebnismaße verwendet werden.

Ursprünglich stammt der Fragebogen aus Großbritannien. Aus Gründen der Relevanz wird aber die in Deutschland durchgeführte Normierung von Woerner et al. (2002) berichtet. Die Fragebögen von 390 Eltern gingen in die Eichstichprobe ein. Die Objektivität kann in jeder ihrer drei Dimensionen als hoch angesehen werden, da die Testbögen ohne das Beisein eines Testleiters korrekt ausgefüllt werden können. Dank genauer Vorgabe wie die Antworten zu bewerten sind und den Vergleich mit Normwerten ist auch hier die Objektivität groß. Cronbachs Alpha zur Überprüfungen der internen Konsistenz ergab für den Gesamtproblemwert $\alpha = .82$, für die einzelnen Subskalen ergaben sich Werte von $\alpha = .58$ bis .76. Die Validität wurde unter anderem mittels konfirmatorischer Faktorenanalysen bestimmt. Sie zeigten, dass die Items tatsächlich den definierten Subskalen eindeutig zugeordnet werden können.

3.3.3.5 Fragebogen zum Förderbedarf in der visuellen Exploration und Suche sowie dem Lesen (FÜL-KJ)

Neben dem Sozialverhalten der Schüler, war auch der Eindruck der Klassenleitungen von Interesse, inwiefern die Schülerinnen und Schüler Schwierigkeiten mit der visuellen Exploration und Suche, bzw. dem Lesen haben.

Aus diesem Grunde wurde ein Fragebogen, der Fragebogen zum Förderbedarf im Überblick und Lesen für Kinder und Jugendliche (FÜL-KJ) entwickelt, der in 17 Items diese beiden Bereiche erfragt. Dabei entfielen sieben Fragen auf den visuellen Überblick und 10 Fragen auf das Lesen. Erfragt wurden dabei auf einer dreistufigen Skala (0 = „Nicht zutreffend", 1 = „Teilweise zutreffend", 2 = „Eindeutig zutreffend") verschiedene Teilfunktionen des Überblicks (z.B. „Übersieht der Schüler/die Schülerin Informationen, Aufgaben oder Zeilen auf Arbeitsblättern?") und des Lesens (z.B. „Kann der Schüler/ die Schülerin alle Buchstaben sicher erkennen?"). Für jede Dimension wurde aus den angekreuzten Antworten ein Gesamtscore berechnet.

Zusätzlich wurden die Förderwünsche der Lehrer erfragt, indem die letzte Frage jeder Dimension lautete, ob ein spezifisches Training in der visuellen Exploration bzw. im Lesen gewünscht sei. Diese Fragen konnten mit Ja oder Nein beantwortet werden und wurden zusätzlich zu den beiden Scores als Ergebnismaße erfasst.

Da es sich bei dem Fragebogen um eine eigene Konstruktion handelt, können keine Angaben zu Testgütekriterien gemacht werden. Einzig die Objektivität ist aufgrund der standardisierten Durchführung und der genauen Bewertung der einzelnen Antworten als hoch zu bewerten. Es liegen keine Normwerte vor, daher kann zur Interpretationsobjektivität keine Aussage getroffen werden.

3.3.3.6 Persönlichkeit

Inventar zur integrativen Erfassung des Kinds-Temperaments (IKT)

Das Inventar zur integrativen Erfassung des Kinds-Temperaments (IKT) (Zentner und Ihrig (2011) ist ein Fragebogen, der der Erfassung der kindlichen Persönlichkeit mittels einer Fremdbeurteilung durch die Eltern bzw. Erzieher oder Lehrer zum Ziel hat.

Das IKT besteht aus 30 Items, wobei diese gleichmäßig auf fünf Dimensionen verteilt sind. Die Dimensionen sind Frustrationsanfälligkeit, Gehemmtheit, Aktivität, Ausdauer und Aufmerksamkeit sowie sensorisches Empfinden. Die 30 Items sind kurze Fragen zu den o.g. Dimensionen, die von den Eltern über ihre 2 bis 8 Jahre alten Kinder beantwortet werden. Die Antworten erfolgen im Multiple-Choice-Format auf einer sechsstufigen Likertskala (1 = nie oder fast nie zutreffend; 6 = immer oder fast immer zutreffend) Nach Testdurchführung wird für jede einzelne Dimension ein Gesamtscore aus den Punkten der dazugehörigen Items gebildet.

Der Fragebogen wurde anhand einer Eichstichprobe von 4409 Kindern normiert. Wie die meisten anderen Fragebögen auch, ist der IKT ein hoch standardisiertes Instrument, das einen hohen Grad an Objektivität aufweist. Über die interne Konsistenz berichten die Autoren, dass über alle Rater hinweg (Mütter, Väter, Lehrer oder Erzieher Cronbachs Alpha über die fünf Dimensionen hinweg zwischen $\alpha = .70$ und $\alpha = .85$ und insgesamt bei $\alpha = .79$ lag. Diese waren zufriedenstellend. Die Retestreliabilität wurde mit einem Retestintervall von zwei Wochen überprüft. Die Retestreliabilitäten lagen über die fünf Dimensionen hinweg zwischen $r_{tt} = .78$ und $r_{tt} = .86$. Im Durchschnitt lag die Retestreliabilität über alle Dimensionen hinweg bei $r_{tt} = .81$. Es wurde auch die Interraterreliabilität, in Form der Vergleichbarkeit der Antworten von Müttern und Vätern überprüft. Diese lag über die fünf Dimensionen hinweg bei $r = .57$, mit Koeffizienten in den einzelnen Dimensionen von $r = .52$ und $r = .73$. Die gefundenen Übereinstimmungen sind daher als durchschnittlich bis leicht überdurchschnittlich einzustufen. Die konvergente Validität wurde mittels des Vergleichs des IKT mit ähnlichen Verfahren ermittelt, mit zufriedenstellenden Ergebnissen.

Persönlichkeitsfragebogen für Kinder zwischen 9 und 14 Jahren

Der Persönlichkeitsfragebogen für Kinder zwischen 9 und 14 Jahren (Seitz und Rausche (2004); PFK 9-14), umfasst die Bereiche Verhaltensstile, Motive und Selbstbild-Aspekte. Für die vorliegende Untersuchung wurde nur der Bereich „Verhaltensstile“ herangezogen, der sich aus den Dimensionen „Emotionale Erregbarkeit (PFK-EE; 22 Items); „Fehlende Willenskontrolle“ (PFK-FW; 22 Items); „Extravertierte Aktivität“ (PFK-EA; 13 Items) sowie „Zurückhaltung und Scheu im Sozialkontakt“ (PFK-ZS; 13 Items) zusammensetzt.

Der PFK 9-14 ist ein Fragebogen, der Unterfragebogen „Verhaltensstile“ umfasst 80 Items, in dem sich Kinder und Jugendliche im Alter von 9 bis 14 Jahren selber einschätzen können. Dazu werden verschiedene Aussagen formuliert (z.B. „Einen Ausflug oder etwas ähnliches zu planen, macht mir Spaß“), die auf einer zweistufigen Skala mit „Stimmt“, bzw. „Stimmt nicht“ beantwortet werden können. Mithilfe einer Auswertungsschablone wird anschließend für jede der vier Dimensionen eine eigene Summe gebildet, indem für jedes mit „Stimmt“ angekreuzte Item ein Punkt vergeben wird. Für normalsichtige Kinder bereitet es keine Probleme, den Fragebogen eigenständig ausfüllen. Da in der vorliegenden Stichprobe jedoch viele sehbehinderte Kinder und Jugendliche an der Untersuchung teilnahmen, wurden die Items bei Bedarf von der Testleiterin vorgelesen.

Die eigenständige Durchführung des Fragebogens durch die Probanden, die genauen Anweisungen zur Auswertung sowie die Auswertungsschablone lassen den PFK 9-14 zu einem hochobjektiven Verfahren werden. Zudem sind Normwerte für jedes Lebensjahr sowie getrennt nach Geschlecht aufgeführt, sodass auch die Interpretationsobjektivität hoch ist. Dass die Autoren zusätzlich ausführlich beschreiben mit welchen Charaktereigenschaften die einzelnen Dimensionen in Verbindung gebracht werden, steigert die Interpretationsobjektivität deutlich. Die Trennschärfe-Indizes der vier Dimensionen der Verhaltensstile liegen für die Emotionale Erregbarkeit (PFK-EE) zwischen r = .43 und r = .62. In der fehlenden Willenskontrolle (PFK-FW) wurden Werte zwischen r = .43 und r = .52 erreicht. Die Trennschärfe der Extravertierten Aktivität (PFK-EA) liegt zwischen r = .36 und r = .58. Auch die Dimension Zurückhaltung und Scheu im Sozialkontakt erreicht Trennschärfeindizes von r = .34 bis r = .53.

Die Überprüfung der internen Konsistenz (Cronbachs Alpha) ergab Reliabilitäten für die vier Verhaltensdimensionen von α = .65 (PFK-EA), α = .75 (PFK-EE), α = .72 (PFK-FW) und α = .67 (PFK-ZS). Über den gesamten PFK 9-14 lässt sich bei dem Fragebogen eine zugrunde liegende Struktur mit vier Faktoren erkennen. Die zur inhaltlichen Validität berichteten Angaben beziehen sich auf die Vorversion der hier genutzten PFK-Version. Aufgrund der hohen Übereinstimmung zwischen den beiden Versionen gehen die Autoren aber nicht von maßgeblichen Änderungen aus. Um die interne Validität weiter zu untermauern, führen die Autoren zahlreiche weitere Studien an, in denen die Faktorenstruktur des PFK 9-14 an verschiedenen Stichproben repliziert wurde. Zur Überprüfung der externen Validität ziehen die Autoren ebenfalls eine umfangreiche Menge an Literatur heran. So korrelierten die Extravertierte Aktivität mit allgemeiner Ängstlichkeit sowie die Fehlende Willenskontrolle mit Aggressivität und Verhaltensproblemen. Hinweise auf die Tendenz der sozialen Erwünschtheit, mit der Fragen zur Persönlichkeit oft beantwortet werden, fanden sich nur für die Dimension Extravertierte Aktivität.

3.3.3.7 Skalen zur Erfassung der Lern- und Leistungsmotivation (SELLMO)

Auch die Motivation kann einen entscheiden Einfluss auf die Testleistung in Aufgaben zur visuellen Wahrnehmung und der Kognition haben. Daher wurde die Skalen zur Erfassung der Lern- und Leistungsmotivation (SELLMO) (Spinath et al. (2002) als Maß der Lern- und Leistungsmotivation herangezogen. Der SELLMO ist ein Fragebogen, der in 30 Items, die vier Dimensionen „Lernziele“ (7 Items), „Annäherungs-Leistungsziele“ (7Items), „Vermeidungs-Leistungsziele“ (8 Items) und „Arbeitsvermeidung“ (8 Items) abbildet.

Geeignet ist der Fragebogen für Kinder und Jugendliche der 3. bis 10. Klasse. Auf kurze Fragen, die jeweils einer der vier Dimensionen zugeordnet werden können, können die SchülerInnen mithilfe einer fünfstufigen Likertskala (1 = Stimmt gar nicht bis 5 = Stimmt genau) im Multiple-Choice-Format beantworten, wie sehr diese Aussage auf sie zutrifft. Für jedes Item werden ein bis fünf Punkte vergeben und anschließend die Punkte jeder Dimension einzeln addiert. Dadurch entstehen vier Dimensionsscores als Rohwert. Wie sich die errechneten vier Summen im Vergleich zu anderen Kindern und Jugendlichen einordnen lässt, kann mithilfe von Normtabellen abgeschätzt werden. Es liegen eigene Normwerte für die Klassenstufen 3 bis 6 und 7 bis 10 vor. Es gibt auch eine Studentenversion des SELLMO, den SELLMO-ST, die hier aber nicht zur Anwendung kam. Im Folgenden wird daher auf weitere Angaben zu dieser Fragebogenversion verzichtet. Als Eichstichprobe für den SELLMO dienten 3 105 Schülerinnen und Schüler der 4. bis 10. Klasse.

Der SELLMO ist ein hoch standardisierter Fragebogen, dank dessen testleiterunabhängigen Durchführung und genauen Vorgabe der Bewertung sowie des Berichts von Referenzwerten hoch objektiv ist. Im Testmanual werden Split-Half-Reliabilitäten und Interne Konsistenz zur Überprüfung der Reliabilität angegeben. Die statistische Berechnung erfolgte durch Cronbachs Alpha, die interne Konsistenz wurde für jede Dimension des Fragebogens ermittelt. Die Koeffizienten über die gesamte Eichstichprobe ergab für die Lernziele $\alpha = .75$, Annäherungs-Leistungsziele $\alpha = .76$, Vermeidungs-Leistungsziele $\alpha = .80$ und Arbeitsvermeidung $\alpha = .82$. Die interne Konsistenz für Lernziele und Annäherungs-Leistungsziele sind daher befriedigend, für die anderen beiden Dimensionen sogar gut. Die Split-Half-Reliabilitäten liegen für die Lernziele bei $r = .73$, die Annäherungs-Leistungsvermeidung bei $r = .74$, die Vermeidungs-Leistungsziele bei $r = .77$ und die Arbeitsvermeidung bei $r = .78$. Damit sind alle Reliabilitäten ebenfalls als befriedigend anzusehen.

Die faktorielle Validität des Fragebogens wurde überprüft und die vier postulierten Dimensionen konnten Faktoren zugeordnet werden. Die diskriminante und konvergente Validität wurden ebenfalls überprüft. Die konvergente Validität wurde durch den Vergleich des SELLMO mit anderen Verfahren zur Zielorientierung untersucht. Es ergaben sich mäßig positive bis hoch positive Zusammenhänge. Zur Überprüfung der diskriminanten Validität wurde der SELLMO zudem mit Maßen des schulischen Selbstkonzeptes, der Selbstwirksamkeit und der Prüfungsängstlichkeit verglichen. Da es sich bei der Motivation um ein Konstrukt handelt, das von diesen Konstrukten unterschiedlich ist, wurden wie erwartet keine Zusammenhänge gefunden. Insgesamt lässt sich die konvergente und diskriminante Validität des SELLMO also als gut bezeichnen. Über den Zusammenhang mit Schulnoten lässt sich festhalten, dass höhere Werte der Dimension „Lernziele“ mit besseren Noten einhergehen (r = -.14 bis -.32), wohingegen „Arbeitsvermeidung“ und schlechte Noten einen Zusammenhang aufweisen (r = .17 bis .35).

3.4 Versuchsablauf

Im Folgenden wird berichtet, wie bei der Untersuchung genau vorgegangen wurde. Da die klinische Stichprobe und die gesunde Vergleichsgruppe nicht exakt die gleiche Untersuchung durchliefen, wird der Versuchsablauf für beide Gruppen getrennt berichtet.

3.4.1 Klinische Stichprobe

Sitzung 1

Die Untersuchung der Kinder erfolgte vormittags zwischen 8.00 Uhr und 13.00 Uhr und bedurfte zweier Termine über je zwei Schulstunden (insgesamt 1,5 Stunden pro Sitzung; 3 Stunden für die gesamte Untersuchung). Für die Dauer der Untersuchung waren die ProbandInnen vom Schulunterricht befreit.

Vor Beginn jeder Untersuchung wurden die Kinder und Jugendlichen in ihrem Klassenzimmer abgeholt und zum Untersuchungsraum gebracht. Dies ermöglichte den Kindern und Jugendlichen, die Versuchsleiterin besser kennenzulernen und Schwellenängste zu nehmen.

Dort angekommen wurde den Probanden zunächst genau erklärt, was in der Untersuchung geschehen würde. Dann wurde das Einverständnis der Kinder erfragt, ob sie teilnehmen wollten. Keines der Kinder verneinte die Frage. Hätte ein Proband die Untersuchung abgelehnt, wäre die Untersuchung abgebrochen worden und das Kind zu seiner Klasse zurückbegleitet worden. Hatte der Proband sein Einverständnis gegeben, begann die eigentliche Untersuchung. Die Kinder wurden zusätzlich darauf hingewiesen, dass jederzeit die Möglichkeit zum Untersuchungsabbruch bestand.

Zuerst wurden den Probanden zum Einstieg einige Fragen gestellt, z.B. was sie gerne in ihrer Freizeit machten und ob und welche Sportarten sie betrieben. Anschließend wurde die Sehschärfe mithilfe der Landoltringe überprüft, um sicherzustellen, dass die Nahsehschärfe in 40 cm Entfernung mehr als 10% betrug. Zur Erfassung der visuellen Exploration wurde dann die Aufgabe „Kreise durchstreichen“ durchgeführt, nachdem die Aufgabe an einem Übungsblatt ausprobiert worden war. Dem schloss sich der modifizierte Teddy Bear Cancellation Test an, um die visuelle Suche zu erfassen. Auch diese Aufgabe wurde zuerst geübt. Zur Erfassung der Figur-Grund-Unterscheidung wurde anschließend der FEW-2 bzw. FEW-JE Figur-Grund-Unterscheidung durchgeführt. Darauf folgte das Interview zum Seherleben (InSerl). Dem schlossen sich die Aufgabe Positionsschätzung und die Aufgabe Größenwahrnehmung an. Anschließend wurde den Probanden angeboten, eine Pause zu machen. Je nach Belastbarkeit (die älteren Probanden machten meist keine Pause), wurde dann direkt weitergemacht, oder eine Pause eingelegt, in der sich die Probanden aussuchen konnten, ob sie sich z.B. unterhalten wollten oder ein Bild malen. Nach der maximal zehnminütigen Pause wurde die Untersuchung fortgesetzt und die Labyrinthaufgabe nach Darbietung einer Übungsaufgabe durchgeführt. Die 9 bis 14-Jährigen bearbeiteten im Anschluss dann noch den SELLMO und den PFK 9-14. Für die 6 bis 8-Jährigen endete die Untersuchung nach der Labyrinthaufgabe, für die älteren Probanden nach dem PFK 9-14. Die Schüler erhielten anschließend den SDQ-E mit nach Hause, Probanden unter neun Jahren erhielten zusätzlich den IKT, mit der Bitte die Fragebögen durch die Eltern ausfüllen zu lassen und zur nächsten Untersuchung ausgefüllt mitzubringen.

Zur Belohnung erhielten die Probanden Schokolade und wurden dann zurück in ihre Klasse gebracht.

Sitzung 2

Auch die 2. Sitzung fand am Vormittag, während der Schulzeit statt. Sie folgten auf die 1. Sitzung mit einem Abstand von einem Tag bis zu 14 Tagen. Angestrebt wurde ein Abstand von höchstens einer Woche, dies ließ sich aber aufgrund von Erkrankungen oder schulischen Verpflichtungen der SchülerInnen nicht immer einhalten.

Nachdem die Kinder aus ihrer Klasse abgeholt worden waren und zusammen mit der Versuchsleiterin den Untersuchungsraum erreicht hatten, wurde die 2. Untersuchungssitzung begonnen. Um die Vergleichbarkeit der beiden Untersuchungszeitpunkte zu einem späteren Zeitpunkt prüfen zu können, wurde der Test „Kreise durchstreichen“ erneut durchgeführt. Anschließend wurde der FokAT-KJ durchgeführt, um die fokussierte Aufmerksamkeit zu erfassen. Danach folgte das Depressionsscreening. Zur Überprüfung des Kurzzeit- und Arbeitsgedächtnisses wurde sodann der Untertest Zahlen nachsprechen aus dem HAWIK-IV durchgeführt. Ursprünglich war geplant zu einem späteren Zeitpunkt eine Pause einzulegen, da aber der FokAT-KJ sowie das Zahlennachsprechen für die meisten Kinder anstrengend war, wurde - falls nötig - an dieser Stelle eine Pause über ca. 10 Minuten gemacht. Als nächste Aufgabe wurde der FEW-2 bzw. FEW-JE Formkonstanz vorgelegt, um die Fähigkeit zur Formwahrnehmung zu erfassen. War diese Aufgabe erledigt, folgten das laute Vorlesen der Wort- und Zahlentafeln. Hier wurde wieder besonders auf den Kenntnisstand der Probanden geachtet, sodass das Vorlesen in der ersten Klasse verzichtet wurde und je nach Kenntnisstand der Kinder individuell festgelegt wurde, welche der drei Zahlentafeln vorgelesen werden mussten. Sollten die Kinder und Jugendlichen bis zu diesem Zeitpunkt keine Pause benötigt haben, konnte nun eine ca. zehnminütige Pause eingelegt werden, in der die Kinder und Jugendlichen sich mit der Testleiterin unterhalten konnten oder etwas malen. Nach der Pause wurde mit der Untersuchung fortgefahren, indem die Fotos und Bilder zur Objekterkennung vorgelegt wurden. Anschließend wurde der HAWIK-IV Matrizentest durchgeführt um das visuelle Problemlösen zu erfassen. Darauf folgte die Würfelkonstruktion (SLP 2x2x2) zur Erfassung der visuokonstruktiven Fähigkeiten. Waren diese Aufgaben erfüllt, wurde ein letzter Fragebogen vorgelegt, der ILK zur Erfassung der Lebensqualität. Zuletzt wurde der FEW-2 bzw. FEW-JE Gestaltschließen durchgeführt. Auch nach der 2. Sitzung erhielten die jungen Probanden wiederum Schokolade zur Belohnung.

Sowohl während der 1., als auch während der 2. Sitzung wurde immer wieder darauf geachtet, dass die Untersuchung der Belastbarkeit des jeweiligen Kindes angepasst wurde und kurze Gespräche immer wieder die Untersuchung unterbrachen, um ausreichend Möglichkeiten zur Erholung zu schaffen und für eine freundlich zugewandte, vertrauensvolle und möglichst stress- und druckfreie Untersuchungssituation zu sorgen. Zudem wurde die Gesprächsphasen genutzt, ein persönliches Verhältnis zu den Kindern aufzubauen, in dem sie sich wohlfühlten. Es wurde darauf geachtet, dass die Kinder bei guter Mitarbeit immer entsprechend gelobt wurden.

Auch wurde bei der Testreihenfolge darauf geachtet, dass sich kognitiv anstrengende und weniger anstrengende Aufgaben abwechselten, wie auch visuell-basierte, als auch nicht-visuelle Aufgaben, um einseitige Belastungen und Überforderung und damit verbundene Konfundierungseffekte zu vermeiden.

3.4.2 Gesunde Vergleichsgruppe

Die Untersuchung der Normstichprobe umfasste lediglich eine Sitzung, da auf die Durchführung bereits normierter Testverfahren aus der Untersuchung der klinischen Stichprobe größtenteils verzichtet wurde. Die Untersuchungsdauer lag dadurch bei 90 - 120 Minuten. Aufgrund des Einsatzes der verkürzten Testsammlung musste auch die Testreihenfolge angepasst werden. Daher wurde zuerst die drei Durchstreichaufgaben Kreise durchstreichen, modifizierter Teddy Bear Cancellation Test und der FokAT-KJ durchgeführt. Anschließend wurden das Depressionsscreening (DTGA, ChilD-S oder DesTeen) sowie die Aufgaben zur Objekterkennung durchgeführt. Dem schlossen sich die Originalversion des d2-R, das Zahlen nachsprechen vorwärts und rückwärts an, es folgte der Fragebogen ILK. Anschließend wurde die modifizierte Standardisierte Link'sche Probe und die Labyrinthaufgabe durchgeführt und zuletzt die Wort- und Zahlentafeln dargeboten. Zur Belohnung erhielten die Kinder jeweils zwei Filzstifte.

3.4.3 Gegenüberstellung der Untersuchung von klinischer Stichprobe und der Vergleichsstichprobe

Zum besseren Überblick darüber, welche Untersuchungsverfahren in welcher Stichprobe zum Einsatz kamen und für welche der eingesetzten Testverfahren Normwerte dank der Verwendung des unveränderten Originaltest vorlagen, ist hier eine Übersichtstabelle zu finden, aus der die wesentlichen Informationen entnommen werden können (Tabelle 3-1).

Tabelle 3-1: Überblick über die eingesetzten Verfahren, ihres Einsatzzweckes, ihres Einsatzes in den verschiedenen Untersuchungsgruppen sowie ihrer Normierung

Verfahren	Erfasste Funktion	Anwendung		Normierung
Visuelle Wahrnehmung		KS	GV	
Binoptometer	Nahsehschärfe	X		
Kreise durchstreichen (KD)	Visuelle Exploration	X	X	---
Modifizierter Teddy Bear Cancellation Test (mTBCT)	Visuelle Suche	X	X	---
Positionsschätzung	Raumwahrnehmung	X	X	---
Größenwahrnehmung	Größenwahrnehmung	X	X	---
Modifizierter Labyrinth-Test (Labyrinthaufgabe)	Topographische Orientierung	X	X	---
Worttafeln (3-/6-/9-Buchstaben Wörter)	Visuelle Textverarbeitung	X	X	---
Zahlentafeln (1-/2-/3-stellige Zahlen)	Visuelle Zahlenverarbeitung	X	X	---
Objekterkennung Fotos und schwarz-weiß	Objekterkennung	X	X	---
Modifizierte Standardisierte Link'sche Probe (SLP 2x2x2)	Visuokonstruktion	X	X	---
FEW-2/FEW-JE Figur-Grund-Unterscheidung	Figur-Grund-Wahrnehmung	X		FEW-2: 4 - 8 Jahre FEW-JE: 9 - 90 Jahre
FEW-2/FEW-JE Formkonstanz	Formwahrnehmung	X		FEW-2: 4 - 8 Jahre FEW-JE: 9 - 90 Jahre
FEW-2/FEW-JE Gestaltschließen	Gestaltwahrnehmung	X		FEW-2: 4 - 8 Jahre FEW-JE: 9 - 90 Jahre
Kognition		KS	GV	
FokAT-KJ	Fokussierte Aufmerksamkeit	X	X	---
HAWIK-IV Zahlen nachsprechen vorwärts	Verbales Kurzzeitgedächtnis	X	X	6 - 16 Jahre
HAWIK-IV Zahlen nachsprechen rückwärts	Verbales Arbeitsgedächtnis	X	X	6 - 16 Jahre
HAWIK-IV Matrizentest	Visuelles Problemlösen	X	X	6 - 16 Jahre
Nicht-kognitive Aspekte		KS	GV	
DTGA	Depressionsscreening	X	X	6 - 9 Jahre
ChilD-S	Depressionsscreening	X	X	9 - 12 Jahre
DesTeen	Depressionsscreening	X	X	13 - 16 Jahre
SDQ-E (Eltern)	Sozialverhalten	X	X	4 - 18 Jahre
SDQ-L (Lehrer)	Sozialverhalten	X		4 - 18 Jahre
ILK	Lebensqualität	X	X	6 - 18 Jahre
PFK 9-14	Persönlichkeit	X		9 - 14 Jahre
IKT	Persönlichkeit	X		2 - 8 Jahre
SELLMO	Lern- und Leistungsmotivation	X		3. - 10. Klasse

Anmerkungen: KS = Klinische Stichprobe; GV = Gesunde Vergleichsgruppe; --- Keine Normierung; X als Testverfahren in dieser Gruppe eingesetzt

3.5 Hypothesen

Aus den in Kapitel 2.7 genannten und im Folgenden noch einmal aufgegriffenen Fragestellungen lassen sich folgende Hypothesen ableiten.

3.5.1 Überprüfung von Verfahren zur (neuro-) psychologischen Diagnostik von CVI

Lässt sich aus der vorliegenden Untersuchung ein diagnostischer Standard ableiten, mit dem CVI zuverlässig erfasst und diagnostiziert werden kann?

Unerlässliches Kriterium für die Sicherung der diagnostischen Qualität einer Testsammlung und somit der Entwicklung eines diagnostischen Standards, ist ihre Diskriminierungsfähigkeit zwischen gesunden Kindern, Kindern mit peripheren Sehbeeinträchtigungen und Kindern mit CVI. Dies gilt insbesondere für die visuelle Wahrnehmung. Kinder mit CVI sind durch eine beeinträchtigte visuelle Wahrnehmung charakterisiert. Beeinträchtigungen sollten sich also im Vergleich zu Kindern mit peripherer Sehbeeinträchtigung zeigen, aber auch im Vergleich zu gesunden Kindern. Ziel dieser Untersuchung ist es, geeignete Testverfahren abzuleiten, die zwischen CVI, peripherer Sehschädigung und altersgemäßer Entwicklung unterscheiden. Hierfür wurden drei Bereiche untersucht: die visuelle Wahrnehmung, die Kognition und nicht-kognitive Aspekte. Vor allem die Untersuchung der visuellen Wahrnehmung muss im Kontext von CVI mithilfe ausreichend sensitiver Tests erfolgen, die zwischen diesen drei Gruppen zu diskriminieren vermögen. Zu erwarten ist, dass sich die drei Untersuchungsgruppen signifikant voneinander unterscheiden. Insbesondere die CVI-Risikogruppe lässt signifikant schlechtere Leistungen in der visuellen Wahrnehmung erwarten, wenn man die in Kapitel 2.3 berichteten zahlreichen Einbußen in der visuellen Wahrnehmung bei CVI bedenkt. Es ergibt sich somit folgende erste statistische Annahme:

Hypothese 1: Die Ergebnisse in den quantitativen Verfahren zur visuellen Wahrnehmung unterscheiden sich signifikant zwischen der Vergleichsgruppe, der peripheren Sehschädigungsgruppe sowie der CVI-Risikogruppe.

Erwartet werden signifikant schlechtere Leistungen der CVI-Risikogruppe als in der gesunden Vergleichsgruppe, bzw. der peripheren Sehschädigungsgruppe, in den folgenden visuellen Teilleistungen:

a) In der visuellen Exploration

b) In der visuellen Suche

c) **In der Größenwahrnehmung**
d) **In der Raumwahrnehmung**
e) **In der räumlichen Orientierung**
f) **In der Textverarbeitung**
g) **In der Zahlenverarbeitung**
h) **In der Objekterkennung**
i) **In der Visuokonstruktion**
j) **In der Figur-Grund-Unterscheidung**
k) **In der Formwahrnehmung**
l) **In der Gestaltwahrnehmung**

Mit CVI können auch kognitive Funktionseinbußen assoziiert sein. Beispielsweise setzt die Entwicklung eines kohärenten Seheindrucks ausreichende visuelle Aufmerksamkeit voraus (Fokussierung, Steuerung und Aufrechterhaltung der Aufmerksamkeit) (Tadić et al., 2009). Fehlen vollständige visuelle Informationen, kann die Entwicklung einer altersgerechten visuellen Aufmerksamkeit verzögert oder beeinträchtigt sein. Ähnlich gestaltet sich die wechselseitige Beziehung von Gedächtnis bzw. Exekutiven Funktionen mit der visuellen Wahrnehmung. Dies unterstreicht die Wichtigkeit auch kognitive Leistungsmaße in die Untersuchung von visuellen Wahrnehmungsstörungen zu integrieren. Es ist zu erwarten, dass sich die drei Untersuchungsgruppen daher auch in der kognitiven Leistungsfähigkeit signifikant unterscheiden. Insbesondere in der kognitiven Leistungsfähigkeit ist zu erwarten, dass Kinder mit CVI-Risiko in der Kognition bedeutsam schlechtere Ergebnisse erreichen als die anderen beiden Untersuchungsgruppen. Daher wird folgende Annahme getroffen:

Hypothese 2: Die Ergebnisse in den quantitativen Verfahren zur Kognition unterscheiden sich signifikant zwischen der Vergleichsgruppe, der peripheren Sehschädigungsgruppe sowie der CVI-Risikogruppe.
Erwartet werden signifikant schlechtere Leistungen der CVI-Risikogruppe als in der gesunden Vergleichsgruppe, bzw. der peripheren Sehschädigungsgruppe, in den folgenden kognitiven Teilleistungen:

a) **In der fokussierten Aufmerksamkeit**
b) **Im verbalen Kurzzeitgedächtnis**
c) **Im verbalen Arbeitsgedächtnis**
d) **Im visuellen Problemlösen**

Oftmals fallen Kinder mit CVI zunächst nicht wegen Schwierigkeiten im Alltag auf, die auf eine Sehproblematik schließen lassen, sondern durch ihr

Verhalten (Freeman, 2010). Aggression, Weinen und Schreien können Reaktionen auf visuelle Überforderung sein. Die Diagnose einer affektiven Störung oder einer tiefgreifenden Entwicklungsstörung kann die Folge sein (Zihl & Dutton, 2015e). Aber auch soziale Isolation kann beobachtet werden. Was dem betroffenen Kind hilft, seine Welt überschaubar zu machen, wird oft als autistische Störung fehlinterpretiert. Daher ist es wichtig, auch nicht-kognitive Aspekte von CVI zu betrachten. Es bietet sich auch in diesem Falle an, das die nicht-kognitiven Aspekte der Kinder im Vergleich zu gesunden Kindern sowie zu Kindern mit peripherer Sehschädigung zu betrachten. Zu erwarten ist, dass sich die CVI-Risikogruppe in ihrer Lebensqualität, im Sozialverhalten, in der Motivation und der Persönlichkeit signifikant voneinander unterscheiden. In welcher Richtung die CVI-Risikogruppe von den anderen beiden Untersuchungsgruppen abweicht, kann dabei nicht vorab festgelegt werden.

Hypothese 3: Die Ergebnisse in den quantitativen Verfahren bei nicht-kognitiven Aspekten unterscheiden sich signifikant zwischen der Vergleichsgruppe, der peripheren Sehschädigungsgruppe sowie der CVI-Risikogruppe.
Erwartet werden signifikant andere Ergebnisse der CVI-Risikogruppe als in der gesunden Vergleichsgruppe, bzw. der peripheren Sehschädigungsgruppe, in den folgenden nicht-kognitiven Aspekten:

a) In der Lebensqualität
b) Im Sozialverhalten
c) In der Lern- und Leistungsmotivation
d) In der Persönlichkeit
e) Im subjektiven Seherleben

3.5.2 (Neuro-) psychologische Charakterisierung von Kindern und Jugendlichen mit CVI

Wie sind Kinder und Jugendliche mit CVI-Risiko hinsichtlich ihrer visuellen Wahrnehmungsleistungen, ihrer kognitiven Leistungsfähigkeit und in Bezug auf weitere Variablen wie Lebensqualität, Sozialverhalten und Persönlichkeit charakterisiert?

Eine weitere Fragestellung dieser Studie, die in der bisherigen Forschung noch nicht thematisiert wurde, ist die Frage nach der (neuro-) psychologischen Charakterisierung einer CVI-Risikogruppe und ist daher eine weitere Zielsetzung der vorliegenden Untersuchung. Eine Charakterisierung kann dabei verschiedene Säulen umfassen. Zum einen ist eine deskriptive Analyse der CVI-Risikogruppe von Interesse. In diesem Falle gilt dies besonders für die SLP 2x2x2, mit der die Visuokonstruktion untersucht wurde. Da die quantitative Auswertung auf Basis qualitativer Kriterien geschah, ist es von Interesse deskriptiv zu analysieren, welche Vorgehensweise bei einer Aufgabe zur Visuokonstruktion die CVI-Risikogruppe charakterisiert. Für die einzelnen Dimensionen der SLP 2x2x2 wird daher die deskriptive Statistik berichtet werden und eine qualitative Auswertung, ähnlich wie bei Hoffman et al. (2003) gewagt. Daraus ergibt sich folgende Fragestellung für die deskriptive Analyse:

Deskriptive Analyse: Wie ist das Vorgehen von Kindern der CVI-Risikogruppe bei einer visuokonstruktiven Aufgabe ohne Vorlage charakterisiert?

Weiterhin ist auch die Untersuchung wechselseitiger Abhängigkeiten der einzelnen Untersuchungsbereiche miteinander von Bedeutung. Dabei ist es von Interesse zu untersuchen, ob der Visus mit der kognitiven visuellen Wahrnehmung assoziiert ist. Lange wurden die elementaren visuellen Wahrnehmungsleistungen als Indikator für CVI gewertet (Birch & Bane, 1991; Fazzi et al., 2007; Fedrizzi et al., 1998; Good et al., 1994; Lanzi et al., 1998; Pike et al., 1994; Schenk-Rootlieb et al., 1992), aber hält diese Annahme auch einer statistischen Überprüfung stand? Die Untersuchung von Anna Vogel (2012) konnte beispielsweise zeigen, dass der Visus keinerlei signifikant positiven Zusammenhang mit der Lesefähigkeit eines Kindes aufweist. Basierend auf den eben genannten Untersuchungen, wird folgende Annahme getroffen:

Hypothese 4: Der Visus korreliert signifikant positiv mit den visuellen Wahrnehmungsleistungen (visuelle Exploration, visuelle Suche, Größenwahrnehmung, Raumwahrnehmung, Räumliche Orientierung, Textverarbeitung, Zahlenverarbeitung, Objekterkennung, Visuokonstruktion, Figur-Grund-Unterscheidung, Formwahrnehmung und Gestaltwahrnehmung).

Zum anderen ist auch die Assoziation der visuellen Teilleistungen untereinander ein interessanter Aspekt. Für die Charakterisierung der visuellen Wahrnehmung der CVI-Risikogruppe ist es wichtig zu untersuchen, ob die verschiedenen visuellen Teilleistungen voneinander gänzlich unabhängig voneinander sind und Beeinträchtigungen der visuellen Wahrnehmung eher selektiv auftreten oder ob CVI eher eine globale Beeinträchtigung impliziert. Die Aufgaben zur Erfassung der visuellen Wahrnehmung wurden möglichst teilleistungsspezifisch konzipiert, dennoch ist zu erwarten, dass die untersuchten visuellen Teilleistungen signifikant positiv miteinander korrelieren, da die Aufgaben alle in der visuellen Modalität gestellt wurden. Daher wird folgende Annahme getroffen:

Hypothese 5: Die verschiedenen visuellen Wahrnehmungsleistungen korrelieren signifikant positiv miteinander. (visuelle Exploration, visuelle Suche, Größenwahrnehmung, Raumwahrnehmung, Räumliche Orientierung, Textverarbeitung, Zahlenverarbeitung, Objekterkennung, Visuokonstruktion, Figur-Grund-Unterscheidung, Formwahrnehmung und Gestaltwahrnehmung).

Die Untersuchung von Zusammenhängen der visuellen Wahrnehmungsmaße miteinander sowie mit der Sehschärfe, kann noch um eine weitere Komponente ergänzt werden. Die Untersuchungen von Salati et al. (2002); Tadin et al. (2012); Tinelli et al. (2011) und Scerif et al. (2004) zeigten nicht nur Beeinträchtigungen der visuellen Suche im Kontext von CVI, sondern auch qualitative Unterschiede. Aus diesem Grunde soll das Suchverhalten der CVI-Risikogruppe auch diesbezüglich untersucht werden. Die visuelle Suche wird charakterisiert durch die Leistungsmaße Geschwindigkeit und Genauigkeit. Teilt man die CVI-Risikogruppe in die vier Leistungsgruppen schnell und genau, schnell und ungenau, langsam und genau sowie langsam und ungenau wird erwartet, dass die Verteilung der CVI-Risikogruppe auf diese vier Leistungsgruppen signifikant von der der gesunden Kinder abweicht. Daraus lässt sich folgende Hypothese ableiten:

Hypothese 6: Kinder mit Risiko für CVI zeigen eine niedrigere Genauigkeit und Geschwindigkeit in ihrer visuellen Verarbeitung als gesunde Kinder bzw. als peripher sehbeeinträchtige Kinder.

Darüber hinaus ist es von Bedeutung zu erfahren, ob und in welchem Umfang die kognitive Leistungsfähigkeit mit der visuellen Wahrnehmung assoziiert ist. Laut Stiers und Fazzi (2010) ist die visuelle Wahrnehmung mit der Intelligenzleistung assoziiert, weshalb eine Berücksichtigung des kognitiven Entwicklungsstandes eines Kindes mit Verdacht auf CVI besonders wichtig ist. Basierend auf den Annahmen von Stiers und Fazzi (2010) wird daher die folgende Hypothese formuliert:

Hypothese 7: Die verschiedenen visuellen Wahrnehmungsleistungen korrelieren signifikant positiv mit der kognitiven Leistungsfähigkeit.

a) **Visuelle Wahrnehmung und fokussierte Aufmerksamkeit korrelieren signifikant positiv.**
b) **Visuelle Wahrnehmung und verbales Kurzzeitgedächtnis korrelieren signifikant positiv.**
c) **Visuelle Wahrnehmung und verbales Arbeitsgedächtnis korrelieren signifikant positiv.**
d) **Visuelle Wahrnehmung und visuelles Problemlösen korrelieren signifikant positiv.**

Ein Verfahren, das eingesetzt wurde, um das subjektive Seherleben der Kinder im Alltag zu erfassen, ist der InSerl. Auch hier steht die qualitative Auswertung im Vordergrund um zu untersuchen, wie Kinder und Jugendliche mit CVI-Risiko subjektiv ihr Sehvermögen einschätzen. Die Kinder wurden zu ihrem Seheindruck in den Bereichen Gesichtsfeld, Räumliche Orientierung, Bewegungswahrnehmung, Überblick und visuelle Suche, Visuell gesteuerte Körperbewegungen, Visuelle Aufmerksamkeit, Verhalten bei visueller Anstrengung, Visuelles Erkennen, Allgemeines Befinden, Sehschärfe und Aktivitäten des täglichen Lebens befragt. Von besonderem Interesse ist nun die Frage, ob Kinder mit CVI Schwierigkeiten beim funktionellen Sehen im Alltag bemerken. Bisher gibt es hierzu keinerlei Studien. Aus diesem Grunde wird eine deskriptive Analyse berichtet, die sich damit befasst, wie Kinder mit CVI-Risiko ihre Sehleistungen im Alltag empfinden.

Deskriptive Analyse: Wie ist das subjektive Seherleben von Kindern der CVI-Risikogruppe charakterisiert?

Da über CVI des Öfteren qualitative Veränderungen des Verhaltens, der Motivation oder der Lebensqualität berichtet werden (Freeman, 2010), ist auch hier von Interesse ob visuelle Wahrnehmung und nicht-kognitive Aspekte ebenfalls miteinander assoziiert sind. Dazu zählen Lebensqualität, Lern - und Leistungsmotivation, Persönlichkeit und Sozialverhalten. Besonders über die Motivation ist bekannt, dass sie visuelle und kognitive Prozesse maßgeblich beeinflussen kann (Zihl & Dutton, 2015b). Es ist anzunehmen, dass die hier untersuchten nicht-kognitiven Funktionen ebenfalls mit den visuellen Wahrnehmungsleistungen korrelieren werden.

Hypothese 8: Visuelle Wahrnehmung und nicht-kognitive Aspekte korrelieren signifikant miteinander.

a) **Visuelle Wahrnehmung und Lebensqualität korrelieren signifikant miteinander.**

b) Visuelle Wahrnehmung und Sozialverhalten korrelieren signifikant miteinander.
c) Visuelle Wahrnehmung und Lern- und Leistungsmotivation korrelieren signifikant miteinander.
d) Visuelle Wahrnehmung und Persönlichkeit korrelieren signifikant miteinander.
e) Visuelle Wahrnehmung und subjektives Seherleben korrelieren signifikant positiv miteinander.

3.5.3 Förderbedarf in der visuellen Exploration und Suche sowie beim Lesen

Wie kann der Förderbedarf in der ganzheitlichen Wahrnehmung und dem Lesen bei Kindern mit CVI zuverlässig erfasst werden?

Die dritte Fragestellung hat nicht nur zum Ziel, den Förderbedarf der Kinder und Jugendlichen der klinischen Stichprobe anhand der Untersuchungsergebnisse zu ermitteln, sondern auch zu untersuchen, inwiefern ein Fragebögen, ausgefüllt durch die Klassenleitungen, wertvolle diagnostische Informationen für eine Behandlungsindikation bietet. Aus diesem Grunde wurde der FÜL-KJ konzipiert. Im Zentrum des Interesses dieser Fragestellung steht die Untersuchung, inwiefern der objektiv festgestellte Förderbedarf in der visuellen Exploration und Suche mit dem Eindruck der Lehrer übereinstimmt, bzw. ab welchem Punktwert im Fragebogen von einem Förderbedarf gesprochen werden kann. Daher ist es Ziel der Validierungsuntersuchung 1, die Sensitivität und Spezifität des Lehrerfragebogens bezüglich der visuellen Exploration und Suche zu bestimmen.

Validierungsuntersuchung 1: Welcher Cut-Off-Wert kann für die Dimension „Visuelle Exploration und Suche“ aus dem FÜL-KJ abgeleitet werden, der die besten diagnostischen Eigenschaften für den Förderbedarf in der visuellen Exploration und Suche aufweist (Sensitivität und Spezifität)?

Äquivalent soll für den Förderbedarf im Lesen verfahren werden. Auch hier dient der objektiv festgestellte Förderbedarf als Goldstandard und es wird die Dimension „Lesen“ des FÜL-KJ der klinischen Stichprobe auf seine diagnostische Güte hin überprüft. Aus diesem Grunde wird eine weitere Validierungsuntersuchung durchgeführt, in diesem Falle bezogen auf das Lesen, die die folgende Frage beantworten soll:

Validierungsuntersuchung 2: Welcher Cut-Off-Wert kann für die Dimension „Lesen“ aus dem FÜL-KJ abgeleitet werden, der die besten diagnostischen Eigenschaften für den Förderbedarf in der visuellen Exploration und Suche aufweist (Sensitivität und Spezifität)?

3.6 Statistische Auswertung

Die rechnerische Umsetzung der gewählten statistischen Verfahren erfolgte mithilfe des statistischen Auswertungsprogramms IBM SPSS Statistics 22 und Excel 2013.

Die statistische Auswertung dieser Studie muss einigen großen Herausforderungen standhalten. Zum einen wurde eine äußerst heterogene klinische Stichprobe erhoben, deren Probanden viele unterschiedliche Diagnosen oder Diagnosenkombinationen aufweisen. Dies kann detailliert aus der deskriptiven Statistik (Kapitel 4.1) entnommen werden. Des Weiteren weist die klinische Stichprobe eine große Altersstreuung von 6 bis 14 Jahren auf. Zusätzlich ist für die große Anzahl an Variablen und geplanten Analysen die Stichprobengröße relativ gering. Aus diesem Grunde wurde wie Bortz, Lienert, Barskova, Leitner und Oesterreich (2008) empfehlen, auf parametrische Verfahren gänzlich verzichtet und auf non-parametrische Verfahren zur statistischen Auswertung zurückgegriffen.

3.6.1 Voruntersuchungen

Bevor die statistische Überprüfung der Hypothesen vorgenommen wurde, wurde eine Reihe von Voruntersuchungen durchgeführt, die hier nun berichtet werden.

Vergleichbarkeit der Untersuchungsgruppen

Eine weitere Voruntersuchung bezog sich auf die Sehschärfe der peripheren Sehschädigungsgruppe sowie der CVI-Risikogruppe. Von Interesse ist hier, ob sich die beiden klinischen Untersuchungsgruppen im Visus signifikant unterscheiden. Ein Mann-Whitney-U Test ergab, dass sich CVI-Risikogruppe (Mdn = 0.50) und periphere Sehschädigungsgruppe (Mdn = 0.32) signifikant (U = 362.50; p = 0.022). Die Sehschärfe der peripheren Sehschädigungsgruppe war signifikant niedriger.

Voraussetzung für weitergehende Analysen, die die Leistungen von gesunden Kindern und sehbehinderten Kindern vergleichen, ist die demographische Vergleichbarkeit der beiden Probandengruppen. Da die Normalverteilung nicht für alle Variablen angenommen werden kann, wird auf non-parametrische Verfahren zurückgegriffen, anhand derer die Vergleichbarkeit der beiden Stichproben überprüft wird. Mithilfe des Mann-Whitney-U Tests wurde überprüft, ob die beiden klinischen Stichproben und die Vergleichsgruppe hinsichtlich ihrer deskriptiven Maße vergleichbar sind. Dies konnte für das Alter der Vergleichsgruppe (Mdn = 9.00), das Alter der CVI-Risikogruppe (Mdn = 10.00) und das Alter der peripheren Sehschädigungsgruppe (Mdn = 11.00) bestätigt werden (H (2) = 3.95, p = .139). Insbesondere bezüglich des Alters ist die Vergleichbarkeit der drei Stichproben wichtig, da im Alter von 6 bis 14 Jahren die Entwicklung der Kinder noch nicht abgeschlossen ist und nur im Alter vergleichbare Stichproben verlässliche Ergebnisse erwarten lassen.

Vergleichbarkeit der beiden Untersuchungssitzungen der klinischen Stichprobe

Es wurde überprüft, ob die untersuchten Probanden der klinischen Stichprobe zwischen der ersten und zweiten Untersuchungssitzung vergleichbar in ihrer Leistungsfähigkeit waren. Dies wurde mithilfe zweier Wilcoxon-Rangsummentests realisiert. Die abhängigen Variablen hierbei waren der Zeitbedarf sowie die Auslassungen in der Aufgabe „Kreise durchstreichen", die zu Beginn jeder Untersuchungssitzung in der klinischen Stichprobe durchgeführt wurde. Ein paarweiser Vergleich der Daten ergab keinen signifikant bedeutsamen Unterschied in der Leistungsfähigkeit der ProbandInnen zwischen den beiden Sitzungen, bezogen auf den Zeitbedarf (Mdn (Kd1 (Zeit)) = 16.00; Mdn (Kd2 (Zeit) = 16.00; T = -1.16, p = 0.246) sowie bezüglich der Genauigkeit (Mdn (Kd1 (Fehler) = 0.00; Mdn (Kd2 (Fehler) = 0.00; T = - 0.26, p = 0.796).

Übereinstimmung der Einschätzung des Sozialverhaltens von Eltern und Lehrern

Weiterhin wurde untersucht, inwiefern Eltern- und Lehrerurteil im SDQ übereinstimmen. Dies geschah mittels der Berechnung einer Korrelation nach Kendalls-Tau. In nahezu allen Dimensionen (Emotionale Probleme, Verhaltensprobleme, Hyperaktivität, Verhaltensprobleme mit Gleichaltrigen) fallen die Korrelationen signifikant positiv aus (τ = .28 bis .41). Diese sind nach Brosius (2002) als schwach bis mittel einzuordnen. Die Gesamtrohwerte korrelieren signifikant zu τ = .27 (p = 0.006). Dies gilt jedoch nicht für das prosoziale Verhalten, das mit einem Korrelationskoeffizienten von τ = .21 (p = 0.054), aber dennoch tendenziell signifikant ausfiel.

Einfluss des Alters auf die Messwerte

Auch erfolgt eine Überprüfung des Einflusses des Alters auf die abhängigen Variablen, mittels non-parametrischer korrelativer Verfahren, um für die weiteren Analysen die relevanten Störvariablen zu identifizieren. Hierfür wurden alle abhängigen Variablen der visuellen Wahrnehmung, der Kognition und der nicht-kognitiven Aspekte mit der Variable „Alter" nach Kendalls Tau durchgeführt.

Eine ausführliche Darstellung der Korrelationen des Alters mit der visuellen Wahrnehmung in der CVI-Risikogruppe kann Anhang A-1 entnommen werden. Nach Bonferroni-Holm-Korrektur fanden sich signifikante Korrelationen in 10 von 22 untersuchten Variablen der visuellen Wahrnehmung. Das Alter muss daher bei allen Korrelationsanalysen, die die visuelle Wahrnehmung betreffen, Beachtung finden. Auch für die Kognition wurde mittels Kendalls Tau die Wechselwirkung mit dem Alter untersucht. Hier korrelierten alle vier Variablen auch nach Bonferroni-Holm-Korrektur mit dem Alter. Die entsprechenden statistischen Kennwerte hierzu können Anhang A-2 entnommen werden. Somit ist das Alter auch in korrelative Untersuchungen bezüglich der Kognition zu berücksichtigen. Zuletzt wurde die wechselseitige Beziehung von Alter und nicht-kognitiven Aspekten untersucht. Nach Bonferroni-Holm-Korrektur ergaben sich keine signifikanten Korrelationen der nicht-kognitiven Aspekte mit dem Alter. Genaue Werte können Anhang A-3 entnommen werden. In diesem Untersuchungsbereich ist daher nicht mit Alterseffekten zu rechnen.

3.6.2 Gruppenvergleiche

Die Hypothesen 1, 2 und 3 wurden mithilfe des non-parametrischen H-Tests nach Kruskal-Wallis überprüft, sofern Messwerte für alle drei Untersuchungsgruppen (Periphere Sehschädigungsgruppe, CVI-Risikogruppe und Vergleichsgruppe) vorlagen. Der Test ist dazu geeignet auf Rangskalenniveau zu überprüfen, ob sich mehr als zwei voneinander unabhängige Stichproben statistisch bedeutsam voneinander unterscheiden.

Als post-hoc Test wurde bei signifikanten H-Tests nach Kruskal-Wallis, der Mann-Whitney-U Test eingesetzt. Er ermöglicht den Vergleich zweier unabhängiger Stichproben. In den Hypothesen 1, 2 und 3 wurden die CVI-Risikogruppe, die gesunde Vergleichsgruppe sowie die Periphere Sehschädigungsgruppe paarweise miteinander verglichen. In Hypothese 1 und 2 erfolgte die Überprüfung einseitig, in Hypothese 3 zweiseitig. Die relevanten abhängigen Variablen umfassen die Bereiche visuelle Wahrnehmung, Kognition oder nicht-kognitive Aspekte. Für die Verfahren, für die keine Messwerte aus der Vergleichsgruppe vorlagen, wurde auf den H-Test nach Kruskal-Wallis verzichtet und die CVI-Risikogruppe direkt mittels Mann-Whitney-U Tests mit der peripheren Sehschädigungsgruppe verglichen. Die Effektstärken (d) der Mann-Whitney-U Tests wurden mittels der folgenden Formel (Formel 5) berechnet (Field, 2013):

$$r = \frac{z}{\sqrt{n}} \quad (5)$$

Die Effektstärken wurden nach Cohen (1988) interpretiert. Ein Effekt von r = .10 bedeutet einen kleinen Effekt, r = .30 einen mittleren und r = .50 einen hohen Effekt.

Für den Vergleich der beiden klinischen Teilstichproben mit den Eichstichproben der normierten Testverfahren fand jeweils der Wilcoxon-Vorzeichen-Rang-Test Anwendung, sofern keine Messwerte der gesunden Vergleichsgruppe vorlagen. Er erlaubt es, die beiden klinischen Stichproben gegen einen festen Median zu testen. In diesem Falle war dies entweder ein Prozentrang von 50 oder 10 Wertpunkte. Liegt tatsächliche eine Normalverteilung der Eichstichproben der Tests vor, so ist zu erwarten, dass Median und Mittelwert nahezu identisch sind, sodass die Mediane der Wertpunkte bzw. Prozentränge zum Vergleich mit der Eichstichprobe verwendet wurde. In Hypothese 1 wurde dieser Test für die Untertests des FEW-2 bzw. FEW-JE (Figur-Grund-Unterscheidung, Formkonstanz, Gestaltschließen) eingesetzt, die mittels des Einsatzes der Wertpunkte statt der Rohwerte zu jeweils einer Variablen verbunden wurden. In Hypothese 3 wurden die Ergebnisse der Fragebogenverfahren (ILK, IKT, PFK 9-14 und SELLMO) so mit den Eichstichproben verglichen.

Für Hypothese 6 wurden die Kinder der CVI-Risikogruppe in Leistungsgruppen eingeteilt. Dazu wurden Altersgruppen für die gesamte Stichprobe gebildet, um bei der Einteilung der Leistungsgruppen für die Variable Alter korrigieren zu können. 6-Jährige, 7 bis 8-Jährige, 9 bis 11-Jährige und 12 bis 14-Jährige bildeten jeweils eine Altersgruppe. Anhand der Mediane der Variablen mTBCT (Zeit) und mTBCT (Fehler), errechnet auf Basis der gesunden Vergleichsgruppe, wurde die klinische Stichprobe in die vier Leistungsgruppen „schnelle und genaue visuelle Suche“, „schnelle und ungenaue visuelle Suche“, „langsame und genaue visuelle Suche“ sowie „langsame und ungenaue visuelle Suche“ eingeteilt. Um zu überprüfen, ob sich signifikant mehr CVI-

Risikokinder im unteren Leistungsbereich, d.h. deren Leistung nicht in den Bereich „schnell und genau“ fiel, wurde der x^2-Test angewendet. Der x^2-Test erlaubt es, die Verteilung der relativen Häufigkeiten auf die Kategorien in einer Gruppe mit denen einer anderen Gruppe zu vergleichen und auf statistische Bedeutsamkeit zu überprüfen.

Alle statistischen Analysen wurden auf dem Signifikanzniveau $\alpha = 0.05$ durchgeführt.

Um der Inflation des Alphafehlers vorzubeugen und statistischen eine qualitativ hochwertige Analyse durchzuführen, ist die Anwendung der Bonferroni-Holm-Korrektur bei Gruppenvergleichen zu empfehlen (Bühner & Ziegler, 2009).

Effektstärken (d) wurden auf Basis der Aussage von Cohen (1988) eingeschätzt. Demnach sind Effekte von d = 0.20 als klein, Effekte von d = 0.50 als mittel und Effekte von d = 0.80 als groß zu bewerten.

Durch Berechnung der post-hoc-Teststärken ist es zusätzlich möglich, die Wahrscheinlichkeit der berechneten Effektgrößen in der untersuchten Stichprobe statistisch abzusichern (Bühner & Ziegler, 2009).

3.6.3 Analyse korrelativer Zusammenhänge

Mithilfe der Berechnung von Korrelationen, können statistisch bedeutsame Zusammenhänge zwischen verschiedenen Variablen ermittelt werden. In den Hypothesen 4, 5, 7 und 8 geschah dies mittels partieller Rangkorrelationen. In die Überprüfung dieser Hypothesen wurde bei der Analyse nur die CVI-Risikogruppe eingeschlossen. Obwohl die Variablen metrisch skaliert sind, wird auf non-parametrische Rangkorrelationen zurückgegriffen. Da das Alter und die damit verbundenen Entwicklungssprünge im Kindes- und Jugendalter von großer Bedeutung sind, reicht die Berechnung einfacher Rangkorrelationen nicht aus. Vielmehr ist es von großer Bedeutung, partielle Rangkorrelationen zu wählen, damit die Ergebnisse für die Störvariable Alter korrigiert werden. Die Untersuchung erfolgte für die Hypothesen 4, 5 und 7 einseitig, für die Hypothese 8 zweiseitig.

Die Einordnung der Korrelationskoeffizienten wurde nach Brosius (2002) vorgenommen. Demnach bedeutet ein Korrelationskoeffizient von 0 keinen Zusammenhang, bis .20 einen sehr schwachen Zusammenhang, bis .40 einen mittleren Zusammenhang, bis .80 einen starken Zusammenhang und bis 1.0 einen sehr starken Zusammenhang.

Alle statistischen Analysen wurden auf dem Signifikanzniveau $\alpha = 0.05$ durchgeführt.

Um der Inflation des Alphafehlers vorzubeugen, ist die Anwendung der Bonferroni-Holm-Korrektur auch bei korrelativen Analysen sinnvoll (Bühner & Ziegler, 2009) und wurde daher auch in dieser Studie umgesetzt.

3.6.4 Validierungsuntersuchungen

Die Verlässlichkeit des FÜL-KJ als Screeninginstrument für den Förderbedarf in der visuellen Exploration und Suche sowie dem Lesen wird in den Validierungsuntersuchungen 1 und 2 thematisiert. Hierfür wurde der Förderbedarf objektiv festgelegt, indem in Validierungsuntersuchung 1 die Einteilung des Arbeitsstils in der visuellen Suche aus Hypothese 6 erneut herangezogen wurde. Als förderbedürftig wurden von den vier Leistungsgruppen, die Gruppen „schnell und ungenau“, „langsam und genau“ und „langsam und genau“ betrachtet.

Für die Validierungsuntersuchung 2 wurde die Lesezeit aller drei Worttafeln addiert und für die Fehlerzahl identisch verfahren. Anschließend wurde die gesunde Vergleichsgruppe in Altersgruppen geteilt (6 Jahre, 7 bis 8 Jahre, 9 bis 11 Jahre, 12 bis 14 Jahre) und für die Lesedauer sowie die Fehlerzahl altersbezogene Mediane bestimmt. Anhand dieser Mediane wurde die klinische Stichprobe - äquivalent zur visuellen Suche - in die vier Leistungsgruppen „schnell und genau“, „schnell und ungenau“, „langsam und genau“ sowie „langsam und ungenau“ eingeteilt. Auch hier wurde als förderbedürftig diejenige Leseleistung betrachtet, die nicht „schnell und genau“ ist.

Diese Einschätzungen zum Förderbedarf in der visuellen Suche sowie dem Lesen wurde anschließend mittels ROC-Kurven für die gesamte klinische Stichprobe analysiert und Spezifität sowie Sensitivität des FÜL-KJ für die visuelle Exploration und Suche sowie das Lesen getrennt bestimmt.

3.6.5 Überblick über die Hypothesen und die statistischen Verfahren

Tabelle 3-2 gibt einen Überblick über die postulierten Hypothesen sowie die statistischen Verfahren, mithilfe derer die Hypothesen auf ihre Gültigkeit hin überprüft werden sollen.

Tabelle 3-2: Überblick über die Hypothesen sowie ihrer dazugehörigen statistischen Verfahren

Hypothese	Annahme	Statistische Verfahren
Hypothese 1	Visuelle Wahrnehmung: CVI-Risikogruppe ≠ Vergleichsgruppe ≠ Periphere Sehschädigung	H-Test nach Kruskall-Wallis Mann-Whitney-U Test Wilcoxon-Vorzeichenrangtest
Hypothese 2	Kognition: CVI-Risikogruppe ≠ Vergleichsgruppe ≠ Periphere Sehschädigung	H-Test nach Kruskall-Wallis Mann-Whitney-U Test
Hypothese 3	Nicht-kognitive Aspekte: CVI-Risikogruppe ≠ Vergleichsgruppe ≠ Periphere Sehschädigung	H-Test nach Kruskall-Wallis Mann-Whitney-U Test Wilcoxon-Vorzeichenrangtest
Hypothese 4	CVI-Risikogruppe: r (Visus; Visuelle Wahrnehmung) > 0	Partielle Rangkorrelation
Hypothese 5	CVI-Risikogruppe: r (Visuelle Wahrnehmung; Visuelle Wahrnehmung) > 0	Partielle Rangkorrelation
Hypothese 6	Suchverhalten mTBCT (CVI-Risikogruppe) ≠ Suchverhalten mTBCT (Vergleichsgruppe)	X^2-Test
Hypothese 7	CVI-Risikogruppe: r (Kognition; Visuelle Wahrnehmung) > 0	Partielle Rangkorrelation
Hypothese 8	CVI-Risikogruppe: r (Nicht-kognitive Aspekte; Visuelle Wahrnehmung) > 0	Partielle Rangkorrelation
Validierungs-untersuchung 1		ROC-Kurven
Validierungs-untersuchung 2		ROC-Kurven

4 Ergebnisse

Dieses Kapitel widmet sich dem Bericht der Ergebnisse, die sich aus der statistischen Auswertung ergaben. Eingegangen wird dabei auf die deskriptivstatistische Auswertung als auch die inferenzstatistischen Ergebnisse. Letztere werden hypothesenweise berichtet.

4.1 Deskriptive Statistik

Vor Bericht der inferenzstatistischen Auswertung werden zuerst die deskriptiven Charakteristika der Stichprobe sowie der Untersuchungsverfahren berichtet.

4.1.1 Soziodemographie

Vor der umfassenden Darstellung der inferenzstatistischen Auswertung, wird zunächst die deskriptive Statistik berichtet. Alle Angaben zur Soziodemographie können Tabelle 4-1 entnommen werden.

Die Untersuchungsdauer der klinischen Stichprobe belief sich im Durchschnitt auf 148.81 Minuten. Im Schnitt schliefen die untersuchten Kinder 9 Stunden in der Nacht vor der ersten Untersuchung. In allen drei Teilstichproben waren die untersuchten Kinder 6 bis 14 Jahre alt, wobei die Vergleichsgruppe mit durchschnittlich 9.30 Jahren (SD = 2.70), etwa ein Jahr jünger als die anderen beiden Gruppen war (CVI-Risikogruppe M = 10.04 (SD = 1.99); Periphere Sehschädigungsgruppe M = 10.42 (SD = 2.85). Die beiden klinischen Stichproben besuchten folgende Schularten, in variablen Anteilen (siehe Tabelle 4-1): Kindergarten, Grundschule, Förderschule, Mittelschule oder Realschule. Dort besuchten sie die Klassenstufen 1 bis 7 (siehe Tabelle 4-1). In der CVI-Risikogruppe befanden sich 89.3% Rechtshänder, in der Peripheren Sehschädigungsgruppe waren es 86.8% sowie 95.5% in der Vergleichsgruppe (siehe Tabelle 4-1). Das Verhältnis von Jungen zu Mädchen war in den beiden klinischen Stichproben etwa 2:1, mit 68.4% Jungen in der peripheren Sehschädigungsgruppe und 68.4% in der CVI-Risikogruppe. In der Vergleichsgruppe war das Geschlechterverhältnis mit 47.7% Mädchen und 52.3% Jungen etwa ausgeglichen (siehe Tabelle 4-1). Der Anteil an untersuchten Kindern, die Deutsch als Muttersprache haben, war in allen Gruppen etwa gleich hoch (85.7-88.6%), siehe Tabelle 4-1. Der Visus der CVI-Risikogruppe reichte von

0.10 bis 1.60, in der peripheren Sehschädigungsgruppe von 0.20 bis 2.00. 85.7% der CVI-Risikogruppe waren dabei auf eine Sehhilfe (Brille oder Kontaktlinsen) angewiesen, wie auch in der peripheren Sehschädigungsgruppe (84.2%). Details hierzu können der Tabelle 4-2 entnommen werden.

Der Anteil an Kindern und Jugendlichen mit Nystagmus oder Strabismus oder der Kombination lag in der CVI-Risikogruppe bei 46.4%. In der Peripheren Sehschädigungsgruppe waren 68.4% davon betroffen (Tabelle 4-3). Ametropien fanden sich in der CVI-Risikogruppe bei 60.7% und bei 71.1% der Peripheren Sehschädigungsgruppe (Tabelle 4-4). Zusätzlich zu den eben erwähnten Beeinträchtigungen wurden auch weitere ophthalmologische Erkrankungen in beiden Gruppen erfasst. Teilweise wurde mehr als eine Diagnose pro Kind vergeben. Tabelle 4-5 kann entnommen werden, welche Partien des Auges in welcher Häufigkeit von Erkrankungen betroffen waren. Neben ophthalmologischen Erkrankungen wurden in 57.1% der CVI-Risikogruppe sowie 7.9% der peripheren Sehschädigungsgruppe eine Entwicklungsverzögerung berichtet (siehe Tabelle 4-5). Alle hier berichteten Daten entstammen einer Auswertung des schulischen Stammblattes der untersuchten Schülerinnen und Schüler.

Tabelle 4-1: Deskriptive Statistik der soziodemographischen Untersuchungsdaten, aufgeteilt nach Untersuchungsgruppen

		Klinische Stichprobe (n = 66)		Periphere Sehschädigung (n = 38)		CVI-Risiko (n = 28)		Vergleichsgruppe (n = 44)	
Untersuchungs-Dauer (in Minuten)	M (SD)	146.81 (19.05)		144.63 (16.91)		150.12 (21.85)		82 (15.71)	
	Min - Max	115 - 225		115 - 175		125 - 225		55 - 125	
	Mdn	148.00		148.50		148.00		80.00	
Alter (in Jahren)	M (SD)	10.26 (2.51)		10.42 (2.85)		10.04 (1.99)		9.30 (2.70)	
	Min - Max	6 - 14		6 - 14		7 - 14		6 - 14	
	Mdn	11.00		11.00		10.00		9.00	
Geschwister (Anzahl)	M (SD)	1.24 (0.91)		1.25 (0.93)		1.22 (0.89)		1.34 (1.10)	
	Min - Max	0 - 3		0 - 3		0 - 3		0 - 5	
	Mdn	1.00		1.00		1.00		1.00	
Sport (Häufigkeit/Woche)	M (SD)	1.69 (1.05)		1.84 (1.17)		1.48 (0.85)			
	Min - Max	1 - 5		1 - 5		1 - 4			
	Mdn	1.00		1.00		1.00			
Schlafdauer (pro Tag)	M (SD)	9.14 (1.50)		9.17 (0.91)		9.11 (2.16)		9.86 (1.21)	
	Min - Max	8 - 11		8 - 11		8 - 11		7 - 12	
	Mdn	9.00		9.00		10.00		10.00	
Schulart									
Kindergarten	N (%)	1	(1.5%)	0	(0%)	1	(3.6%)		
Grundschule		33	(50.0%)	19	(50.0%)	14	(50.0%)		
Förderschule		7	(10.6%)	1	(2.6%)	6	(21.4%)		
Mittelschule		12	(18.2%)	9	(23.7%)	3	(10.7%)		
Realschule		13	(19.7%)	9	(23.7%)	4	(14.3%)		
Händigkeit									
Rechts	N (%)	58	(87.9%)	33	(86.8%)	25	(89.3%)	42	(95.5%)
Links		8	(12.1%)	5	(13.2%)	3	(10.7%)	2	(4.5%)
Geschlecht									
Weiblich	N (%)	22 (33.3%)		12	(31.6%)	10	(35.7%)	21	(47.7%)
Männlich		33 (66.7%)		26	(68.4%)	18	(64.3%)	23	(52.3%)
Muttersprache									
Deutsch	N (%)	57	(86.4%)	33	(86.8%)	24	(85.7%)	39	(88.6%)
Türkisch		5	(7.6%)	2	(5.3%)	3	(10.7%)		
Russisch		1	(1.5%)			1	(3.6%)		
Albanisch		1	(1.5%)	1	(2.6%)				
Englisch								1	(2.3%)
Bilingual		2	(3.0%)	2	(5.3%)			4	(9.1%)

Anmerkungen: M = Mittelwert; SD = Standardabweichung; Min = Minimum; Max = Maximum; Mdn = Median;

Tabelle 4-2: Deskriptive Statistik der korrigierten Nahsehschärfe

		Klinische Stichprobe (n = 66)	Periphere Sehschädigung (n = 38)	CVI-Risiko (n = 28)	Vergleichsgruppe (n = 44)
Sehhilfe					
Nein		10 (15.2%)	6 (15.8%)	4 (14.3%)	40 (90.9%)
Ja		56 (84.8%)	32 (84.2%)	24 (85.7%)	4 (9.1%)
Visus					
.10		7 (10.6%)	6 (15.8%)	1 (3.6%)	
.125		4 (6.1%)	2 (5.3%)	2 (7.1%)	
.16		3 (4.5%)	2 (5.3%)	1 (3.6%)	
.20		2 (3.0%)	1 (2.6%)	1 (3.6%)	
.25		6 (9.1%)	5 (13.2%)	1 (3.6%)	
.32		7 (10.6%)	5 (13.2%)	2 (7.1%)	
.40		10 (15.2%)	6 (15.8%)	4 (14.3%)	
.50	N (%)	6 (9.1%)	1 (2.6%)	5 (17.9%)	
.63		5 (7.6%)	4 (10.5%)	1 (3.6%)	
.80		3 (4.5%)	2 (5.3%)	1 (3.6%)	10 (22.7%)
1.00		4 (6.1%)		4 (14.3%)	20 (45.5%)
1.25		6 (9.1%)	3 (7.9%)	3 (10.7%)	14 (31.8%)
1.60		1 (1.5%)		1 (3.6%)	
2.00		1 (1.5%)	1 (2.6%)		

Tabelle 4-3: Absolute und relative Häufigkeiten okulomotorischer Beeinträchtigungen (Nystagmus und Strabismus), soweit berichtet

	Klinische Stichprobe (n = 66)	CVI-Risiko (n = 28)	Periphere Sehschädigung (n = 38)
Keine	14 (21.2%)	3 (10.7%)	8 (21.1%)
Nystagmus	17 (25.8%)	5 (17.9%)	3 (7.9%)
Strabismus	14 (21.2%)	4 (14.3%)	7 (18.4%)
Nystagmus und Strabismus	19 (28.8%)	4 (14.3%)	8 (21.1%)

Tabelle 4-4: Absolute und relative Häufigkeiten von Ametropien, soweit berichtet

	Klinische Stichprobe (n = 66)	CVI-Risiko (n = 28)	Periphere Sehschädigung (n = 38)
Keine	25 (37.9%)	13 (46.4%)	12 (31.6%)
Myopie	1 (1.5%)	1 (3.6%)	0 (0.0%)
Myopie und Astigmatismus	11 (16.7%)	3 (10.7%)	8 (21.1%)
Hyperopie	5 (7.6%)	3 (10.7%)	2 (5.3%)
Hyperopie und Astigmatismus	16 (24.2%)	5 (17.9%)	11 (28.9%)
Anisometropie	1 (1.5%)	1 (1.6%)	0 (0.0%)
Anisometropie und Astigmatismus	2 (3.0%)	0 (0.0%)	2 (5.3%)
Amblyopie	8 (12.1%)	4 (14.3%)	4 (10.5%)

Tabelle 4-5: Absolute Häufigkeiten weiterer medizinischer Diagnosen

	Klinische Stichprobe (n = 66)	CVI-Risiko (n = 28)	Periphere Sehschädigung (n = 38)
Ophthalmologische Erkrankungen			
Keine	31	14	17
Erkrankungen des Augapfels	1	0	1
Erkrankungen des Fovea	4	1	3
Erkrankungen der Iris	1	0	1
Erkrankungen der Linse	8	0	8
Erkrankungen der Makula	1	0	1
Erkrankungen der Netzhaut	13	6	7
Erkrankungen der Papille	5	1	4
Erkrankungen des Sehnervs	5	5	0
Farbsinnstörungen	3	2	1
Gesichtsfeldeinengung	11	7	4
Glaukome	1	0	1
Kolobome	3	0	3
Ptosis	1	0	1
Tumore	1	1	0
Parinaud-Syndrom	1	1	0
Weitere organische Erkrankungen			
Keine	43	13	30
Angeborene Fehlbildungen	12	5	7
Erkrankungen des Herzens	1	0	1
Erkrankungen des Nervensystems	5	4	1
Erkrankungen des Ohres	2	1	1
Erkrankungen perinatalen Ursprungs	5	5	0
Schwangerschaftskomplikationen	3	3	0
Stoffwechselerkrankungen	1	1	0
Neurotraumatologische Ereignisse	1	1	0
Ataxie	1	1	
Entwicklungsstörungen			
Keine	49	15	34
Allgemeine Entwicklungsverzögerung	3	2	1
Entwicklungsstörung der Motorik	6	6	0
Entwicklungsstörung der Sprache	6	5	1
Entwicklungsstörung schulischer Fertigkeiten	7	5	2

4.1.2 Visuelle Wahrnehmung

Die deskriptive Statistik zu den Maßen der visuellen Wahrnehmung kann Tabelle 4-6 entnommen werden. In nahezu allen Maßen der visuellen Wahrnehmung zeigt sich in der CVI-Risikogruppe ein Anstieg der Testleistung über die Lebensjahre, wie Abbildung 4-1 entnommen werden kann, in der die Entwicklungsverläufe für die einzelnen Altersgruppen angetragen sind. Einschränkend muss hierbei erwähnt werden, dass für die Aufgaben Figur-Grund-Unterscheidung, Formkonstanz und Gestaltschließen entgegen der üblichen Vorgehensweise, nicht Rohwerte sondern Wertpunkte verwendet wurden. Einfacher Grund hierfür ist, dass sowohl der FEW-2, als auch der FEW-JE, abhängig von der untersuchten Altersgruppe eingesetzt wurden, sodass die Wertpunkte verwendet werden mussten. Die Rohwerte waren in diesem Fall aufgrund der unterschiedlichen Höchstpunktzahlen nicht vergleichbar. Die deskriptiven Daten der CVI-Risikogruppe - aufgegliedert nach Altersgruppen - befinden sich in Anhang B-1.

Tabelle 4-6: Deskriptive Statistik der Maße zur visuellen Wahrnehmung

	Klinische Stichprobe (n = 66)	**CVI-Risiko (n = 28)**	**Periphere Sehschädigung (n = 38)**	**Vergleichsgruppe (n = 44)**
	M (SD) Min - Max Mdn	M (SD) Min - Max Mdn	M (SD) Min - Max Mdn	M (SD) Min - Max Mdn
Kreise durchstreichen (EffSc)	1.23 (.41) 0.39 - 2 1.25	1.21 (0.36) 0.48 - 1.82 1.25	1.25 (0.45) 0.39 - 2 1.22	1.50 (0.31) 0.83 - 2.08 1.54
mTBCT (EffSc)	0.66 (.30) 0.18 - 1.67 0.58	0.60 (0.28) 0.18 - 1.07 0.54	0.71 (0.32) 0.23 - 1.67 0.61	0.95 (0.36) 0.25 - 1.90 0.88
Größenwahrnehmung (RW)	18.21 (2.09) 12 - 20 19.00	17.93 (2.07) 13 - 20 18.00	18.42 (2.10) 12 - 20 19.50	18.80 (1.79) 10 - 20 19.00
Positionsschätzung (RW)	12.24 (2.33) 7 - 14 13.50	11.21 (2.63) 7 - 14 11.00	13.00 (1.76) 7 - 14 14.00	13.32 (1.29) 8 - 14 14.00
Labyrinth (RW)	11.82 (5.90) 0 - 22 11.50	9.04 (3.48) 0 - 15 9.50	13.58 (6.45) 0 - 22 14.50	15.88 (3.80) 7 - 22 16.00
3 Buchstaben (WpS)	1.22 (.71) 0.06 - 2.67 0.00	0.99 (0.74) 0.06 - 2.67 1.00	1.41 (0.64) 0.38 - 2.67 0.00	1.59 (0.63) 0.44 - 4.00 0.00
6 Buchstaben (WpS)	0.84 (0.63) 0 - 2.67 0.73	0.62 (0.61) 0 - 2.67 0.39	1.03 (0.60) 0.20 - 2.33 1.00	1.12 (0.50) 0.16 - 2.00 1.14
9 Buchstaben (WpS)	0.63 (0.46) 0 - 1.60 0.50	0.46 (0.48) 0 - 1.60 0.29	0.77 (0.39) 0.19 - 1.60 0.80	0.88 (0.42) 0.14 - 1.60 0.80

Fortsetzung Tabelle 4-6	**Klinische Stichprobe (n = 66)**	**CVI-Risiko (n = 28)**	**Periphere Sehschädigung (n = 38)**	**Vergleichsgruppe (n = 44)**
	M (SD) Min - Max Mdn	M (SD) Min - Max Mdn	M (SD) Min - Max Mdn	M (SD) Min - Max Mdn
1 Ziffer (ZpS)	3.75 (1.89) 0.89 - 8 4.00	3.73 (2.11) 0.89 - 8 2.67	3.78 (1.70) 1.33 - 8 4.00	3.23 (0.87) 1.33 - 4.00 4.00
2 Ziffern (ZpS)	1.82 (0.81) 0.15 - 4 1.60	1.78 (1.09) 0.15 - 4 1.60	1.86 (0.50) 1.14 - 2.67 1.60	1.62 (0.53) 0.42 - 2.67 1.60
3 Ziffern (ZpS)	1.13 (0.36) 0.57 - 2 1.14	1.07 (0.40) 0.57 - 2 1.00	1.16 (0.33) 0.57 - 2 1.14	1.06 (0.32) 0.42 - 1.60 1.07
Objekterkennung F (RW)	11.68 (0.61) 9 - 12 12.00	11.75 (0.44) 11 - 12 12.00	11.63 (0.71) 9 - 12 12.00	11.95 (0.21) 11 - 12 12.00
Objekterkennung s/w (RW)	11.30 (1.10) 8 - 12 12.00	11.42 (0.84) 9 - 12 12.00	11.21 (1.28) 8 - 12 12.00	11.89 (0.39) 10 - 12 12.00
SLP 2x2x2 (RW)	7.65 (4.20) 1 - 14 8.00	5.96 (3.76) 1 - 13 5.50	8.89 (4.11) 1 - 14 10.00	9.79 (3.28) 2 - 14 10.00
FEW Figur-Grund-Unterscheidung (WP)	6.88 (3.27) 1 - 13 7.00	6.57 (3.56) 1 - 13 7.00	7.11 (3.06) 1 - 13 7.00	
Figur-Grund-Unterscheidung (PR)	24.61 (25.01) 0.1 - 84.0 16.00	24.05 (25.77) 0.10 - 84 16.00	25.02 (24.78) 0.10 - 84 16.00	
FEW Formkonstanz (WP)	7.91 (3.65) 1 - 14 9.00	6.04 (3.92) 1 - 14 7.00	9.29 (2.75) 1 - 14 9.00	
FEW Formkonstanz (PR)	35.10 (27.79) 0.1 - 91.0 37.00	22.51 (26.21) 0.10 - 91 16.00	44.37 (25.45) 0.10 - 91 37.00	
FEW Gestaltschließen (WP)	5.52 (3.74) 1 - 13 5.00	4.64 (3.99) 1 - 13 3.50	6.09 (3.50) 1 - 13 5.50	
FEW Gestaltschließen (PR)	18.59 (26.19) 0.10 - 84 5.00	15.70 (25.08) 0.10 - 84 1.50	20.46 (27.09) 0.10 - 84 7.00	

Anmerkungen: M = Mittelwert; SD = Standardabweichung; Min = Minimum; Max = Maximum; Mdn = Median; EffSc = Effektivitätsscore; RW = Rohwert; WpS = Wörter pro Sekunde; ZpS = Zahlen pro Sekunde; WP = Wertpunkte; PR = Prozentränge

Abbildung 4-1: Entwicklungsverläufe der Maße zur visuellen Wahrnehmung

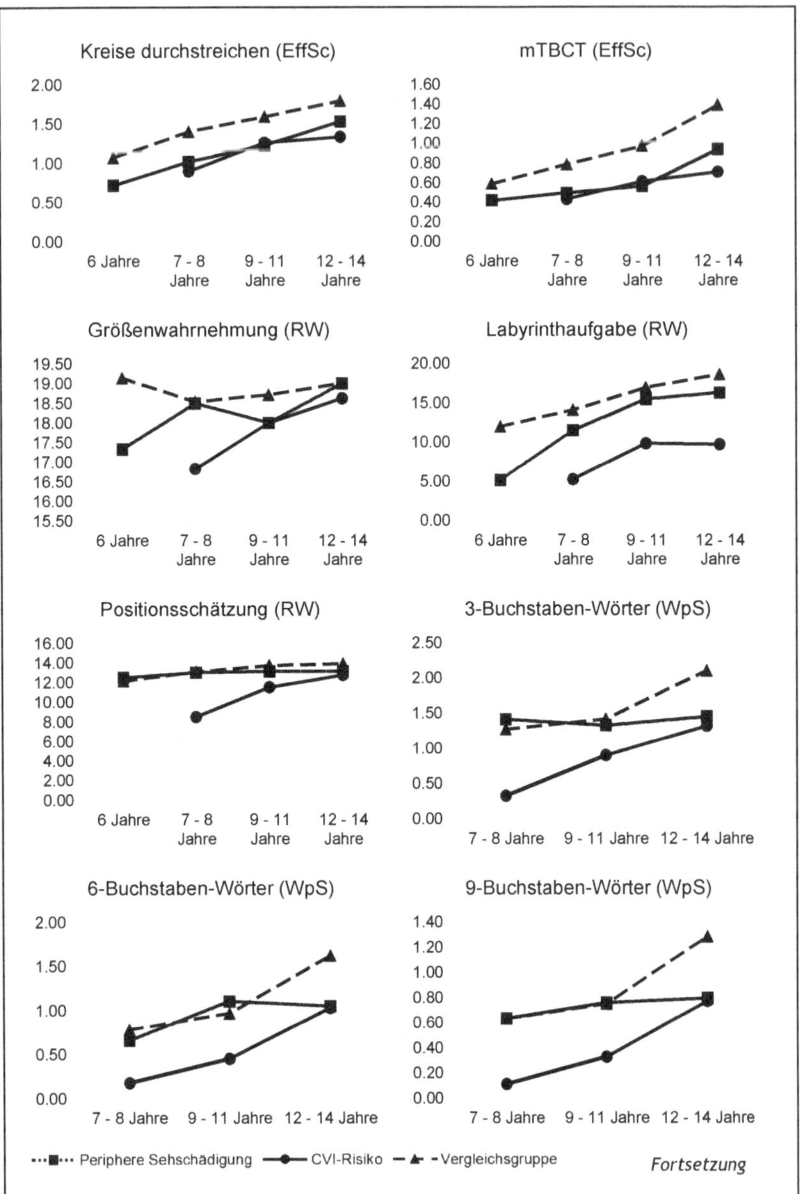

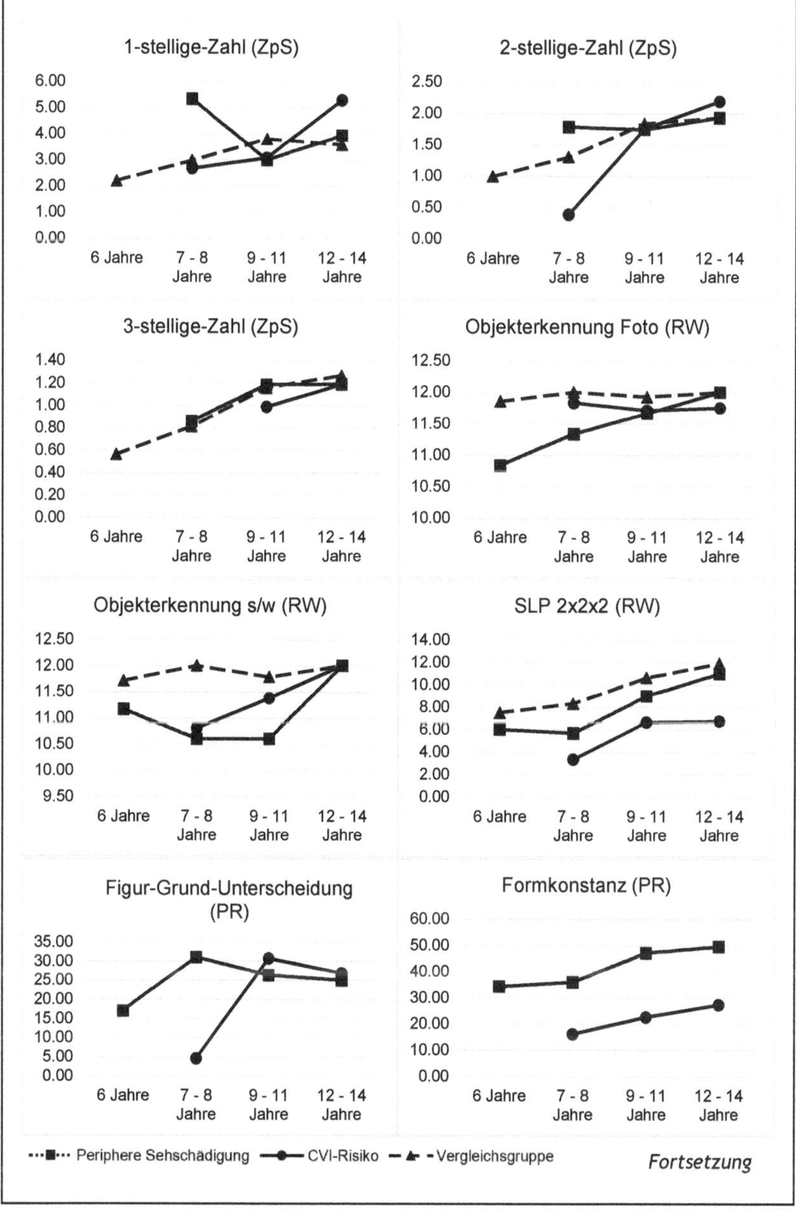

Fortsetzung

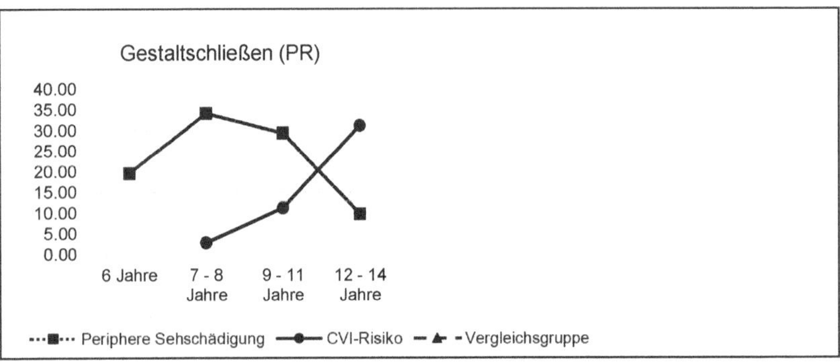

Anmerkungen: Abgebildet sind die Mittelwerte der Maße zur visuellen Wahrnehmung für jede Altersgruppe; EffSc = Effektivitätsscore; RW = Rohwert; WpS = Wörter pro Sekunde; ZpS = Zahlen pro Sekunde; PR = Prozentrang

4.1.3 Kognition

Bis auf den Fokat-KJ, dienten ausschließlich normierte Verfahren des HAWIK-IV als Maße der kognitiven Leistungsfähigkeit. Die deskriptiven Maße der einzelnen Untersuchungsgruppen können Tabelle 4-7 entnommen werden.

Die Aufgliederung der Mittelwerte nach Altersstufen und Untersuchungsgruppen, die in Abbildung 4-2 abgebildet ist, zeigt auch für die kognitiven Maße einen Anstieg. Die detaillierte deskriptive Statistik der kognitiven Maße, aufgeteilt nach Altersgruppen für die CVI-Risikogruppe, kann Anhang B-2 entnommen werden.

Tabelle 4-7: Deskriptive Statistik der Maße der kognitiven Leistungsfähigkeit

	Klinische Stichprobe (n = 66)	CVI-Risiko (n = 28)	Periphere Sehschädigung (n = 38)	Vergleichsgruppe (n = 44)
	M (SD) Min - Max Mdn	M (SD) Min - Max Mdn	M (SD) Min - Max Mdn	M (SD) Min - Max Mdn
FokAT-KJ (KL)	187.32 (69.36) 40 - 348 194.00	174.52 (71.33) 68 - 294 173.00	196.92 (67.23) 40 - 348 205.50	270.70 (87.75) 128 - 501 253.50
FokAT-KJ (F%)	4.34 (6.14) 0.00 - 34.43	5.19 (6.54) 0.00 - 31.00 2.67	3.70 (5.84) 0.00 - 34.00 2.35	1.48 (1.32) 0.00 - 5.28 1.11
FokAT-KJ (BZO)	194.29 (69.23) 61 - 348 200.00	182.85 (72.41) 71 - 321 175.00	202.89 (66.47) 61.00 - 348.00 212.00	275.44 (89.01) 131 - 503 254.50
FokAT-KJ (Fehler)	6.97 (7.12) 0 - 31 5.00	8.33 (8.71) 0 - 31 5.00	5.94 (5.56) 0 - 21 4.50	3.73 (3.41) 0 - 13 3.00
ZN-V (RW)	6.98 (2.43) 3 - 14 6.50	6.46 (2.27) 3 - 11 6.00	7.37 (2.50) 3 - 14 7.00	7.51 (2.34) 3 - 13 7.00
ZN-V (Längste Spanne)	4.60 (1.29) 2.5 - 8.0 4.25	4.34 (1.16) 2.50 - 6.50 4.00	4.79 (1.36) 2.50 - 8.00 4.50	4.93 (1.30) 2.5 - 8.5 4.50
ZN-V (WP)	8.59 (3.25) 2.00 - 16.00 8.00	7.89 (3.29) 2.00 - 15.00 8.00	9.11 (3.16) 4.00 - 16.00 8.50	10.11 (2.74) 5.00 - 17.00 10.00
ZN-V (PR)	37.38 (30.20) 0.40 - 98.00 25.00	32.48 (28.66) 0.40 - 95.00 25.00	41.00 (31.17) 2.00 - 98.00 31.00	50.05 (27.45) 5.00 - 99.00 50.00
ZN-R (RW)	6.29 (2.25) 0 - 10 6.00	5.64 (2.33) 0 - 10 6.00	6.76 (2.09) 2 - 10 7.00	6.82 (2.13) 3 - 12 6.50
ZN-R (Längste Spanne)	3.40 (1.13) 1.5 - 6.0 3.50	3.15 (1.04) 1.50 - 6.00 3.00	3.58 (1.17) 1.50 - 6.00 3.50	3.56 (1.13) 2.0 - 6.0 3.50
ZN-R (WP)	9.29 (9.29) 1.00 - 15.00 10.00	8.21 (2.88) 1.00 - 13.00 9.00	10.08 (2.74) 5.00 - 15.00 10.00	10.80 (2.62) 7.00 - 18.00 10.00
ZN-R (PR)	44.23 (27.33) 0.10 - 95.00 50.00	34.51 (23.25) 0.10 - 84.00 37.00	51.39 (28.17) 5.00 - 95.00 50.00	55.93 (24.68) 16.00 - 98.00 50.00
MT (RW)	17.21 (6.87) 4 - 31 19.00	14.21 (7.26) 4 - 31 13.50	19.42 (5.71) 7 - 30 21.00	21.00 (6.04) 9 - 31 22.00
MT (WP)	8.33 (3.46) 1.00 - 16.00 9.00	6.50 (3.74) 1.00 - 14.00 6.50	9.68 (2.54) 4.00 - 16.00 10.00	11.89 (2.63) 5.00 - 17.00 12.00
MT (PR)	36.72 (29.20) 0.10 - 98.00 37.00	23.31 (28.29) 0.10 - 91.00 12.50	46.61 (26.03) 2.00 - 98.00 50.00	69.20 (23.96) 5.00 - 99.00 75.00

Anmerkungen: M = Mittelwert; SD = Standardabweichung; Min = Minimum; Max = Maximum; Mdn = Median; KL = Konzentrationsleistungswert; BZO = Anzahl bearbeiteter Zielobjekte; F% = Fehlerprozent; RW = Rohwert; WP = Wertpunkte; PR = Prozentränge

Abbildung 4-2: Entwicklungsverläufe der Maße für die kognitive Leistungsfähigkeit

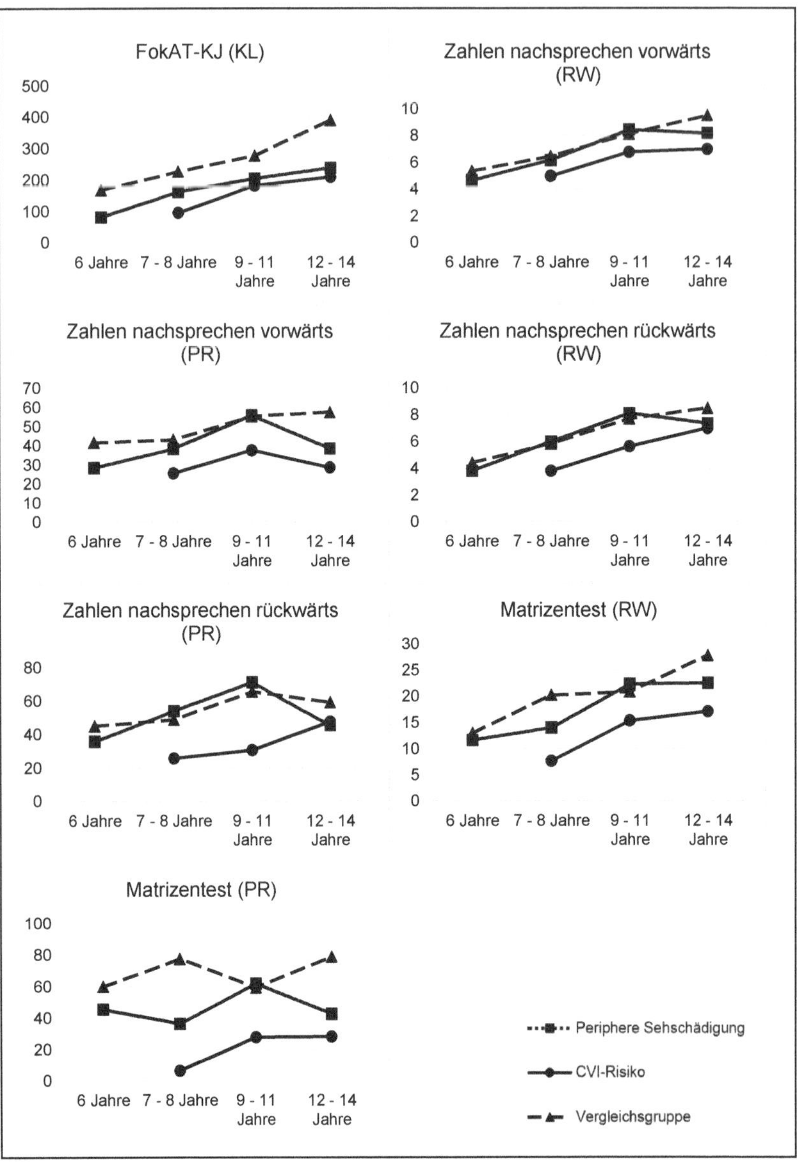

Anmerkungen: Abgebildet sind die Mittelwerte der Maße zur Kognition für jede Altersgruppe; KL = Konzentrationsleistungswert; RW = Rohwert; PR = Prozentränge

4.1.4 Nicht-kognitive Aspekte

Die deskriptive Statistik der nicht-kognitiven Maße kann Tabelle 4-8 entnommen werden. Wie für die visuelle Wahrnehmung und die Kognition auch, sind zusätzlich die Entwicklungsverläufe - nach Altersgruppen aufgegliedert - in Abbildung 4-3 dargestellt. Die deskriptive Statistik, ebenfalls aufgegliedert nach Altersgruppen befindet sich in Anhang B-3.

Tabelle 4-8: Deskriptive Statistik der Maße der nicht-kognitiven Aspekte

	Klinische Stichprobe (n = 66)	**Periphere Sehschädigung (n = 38)**	**CVI-Risikogruppe (n = 28)**	**Vergleichsgruppe (n = 44)**
	M (SD) Min - Max Mdn	M (SD) Min - Max Mdn	M (SD) Min - Max Mdn	M (SD) Min - Max Mdn
ILK Lebensqualität (Problemscore)	12.42 (3.59) 7 - 26 12.00	12.24 (3.00) 7 - 19 12.00	12.68 (4.30) 7 - 26 12.00	13.59 (3.91) 7 - 26 13.00
ILK Lebensqualität (PR)	68.60 (29.35) 0.0 - 100.0 68.60	64.65 (30.30) 0.0 - 100.0 71.95	66.74 (28.53) 9.2 - 100.0 66.90	50.81 (29.38) 2.5 - 97.5 49.10
SDQ-E Gesamt (RW)	11.78 (5.65) 2 - 26 12.00	11.85 (5.29) 2 - 23 12.00	11.68 (6.22) 3 - 26 11.00	8.83 (5.69) 0 - 25 8.00
PFK Emotionale Erregbarkeit (RW)	4.43 (2.56) 0 - 12 4.00	4.46 (2.77) 0 - 12 4.00	4.38 (2.33) 1 - 9 4.00	
PFK Emotionale Erregbarkeit (PR)	38.00 (23.14) 1 - 98 38.00	37.04 (23.30) 1 - 98 38.00	40.00 (23.40) 8 - 80 38.00	
PFK Fehlende Willenskontrolle (RW)	3.89 (2.56) 0 - 11 4.00	3.12 (2.08) 0 - 8 3.00	4.86 (2.82) 0 - 11 4.00	
PFK Fehlende Willenskontrolle (PR)	23.00 (28.08) 1 - 98 23.00	24.50 (21.72) 1 - 80 18.00	45.24 (31.21) 3 - 98 45.00	
PFK Extravertierte Aktivität (RW)	7.32 (2.49) 3 - 12 8.00	7.31 (2.66) 3 - 12 8.00	7.33 (2.33) 3 - 11 8.00	
PFK Extravertierte Aktivität (PR)	48.00 (29.70) 3 - 98 48.00	48.46 (30.68) 7 - 98 55.00	46.33 (29.15) 3 - 90 48.00	
PFK Zurückhaltung und Scheu im Sozialkontakt (RW)	3.79 (2.22) 0 - 9 4.00	3.23 (1.88) 0 - 7 3.00	4.48 (2.44) 0 - 9 4.00	
PFK Zurückhaltung und Scheu im Sozialkontakt (PR)	50.00 (26.82) 3 - 91 50.00	47.08 (25.47) 4 - 86 43.00	56.00 (28.25) 3 - 91 51.00	
SELLMO Lernziele (RW)	32.20 (6.33) 17 - 40 34.00	31.72 (6.83) 17 - 40 34.00	32.94 (5.58) 20 - 40 34.00	
SELLMO Lernziele (PR)	56.70 (34.08) 1.3 - 100.0 56.70	53.49 (35.46) 1.3 - 100.0 66.00	56.58 (32.85) 2.3 - 100.0 56.70	

Fortsetzung Tabelle 4-8	**Klinische Stichprobe (n = 66)**	**Periphere Sehschädigung (n = 38)**	**CVI-Risikogruppe (n = 28)**	**Vergleichs-gruppe (n = 44)**
	M (SD) Min - Max Mdn	M (SD) Min - Max Mdn	M (SD) Min - Max Mdn	M (SD) Min - Max Mdn
SELLMO Annäherungs-Leistungsziele (RW)	23.39 (7.27) 10 - 35 23.00	21.84 (6.42) 10 - 33 21.00	25.81 (8.04) 14 - 35 28.50	
SELLMO Annäherungs-Leistungsziele (PR)	35.00 (36.09) 0.7 - 100.0 35.00	38.00 (31.89) 0.7 - 93.2 29.90	58.05 (39.00) 4.3 - 100.0 79.55	
SELLMO Vermeidungs-Leistungsziele (RW)	20.15 (7.27) 8 - 38 20.00	18.60 (6.45) 8 - 35 18.00	22.56 (8.01) 11 - 38 22.00	
SELLMO Vermeidungs-Leistungsziele (PR)	37.60 (29.51) 1.3 - 98.7 37.60	36.10 (26.58) 1.3 - 94.9 27.90	50.28 (32.58) 4.7 - 98.7 47.35	
SELLMO Arbeitsvermei-dung (RW)	18.78 (9.40) 8 - 40 17.00	17.48 (8.91) 8 - 40 16.00	20.81 (10.08) 8 - 40 20.00	
SELLMO Arbeitsvermei-dung (PR)	29.60 (33.28) 1.6 - 100.0 29.60	32.35 (31.69) 2.2 - 100.0 24.10	44.38 (35.38) 1.6 - 100.0 44.30	
IKT Frustrationsanfällig-keit (RW)	17.33 (5.26) 10 - 29 16.00	17.78 (5.83) 10 - 29 16.00	16.67 (4.72) 11 - 24 17.50	
IKT Frustrationsanfällig-keit (PR)	15.00 (20.92) 5 - 75 15.00	25.56 (24.17) 5 - 75 15.00	21.33 (16.69) 5 - 50 21.50	
IKT Gehemmtheit (RW)	18.63 (6.57) 7 - 27 20.50	16.00 (6.41) 7 - 24 17.50	23.00 (4.34) 17 - 27 25.00	
IKT Gehemmtheit (PR)	55.00 (28.55) 5 - 85 55.00	37.00 (26.79) 5 - 70 42.50	68.33 (20.41) 40 - 85 77.50	
IKT Aktivität (RW)	16.13 (6.07) 7 - 26 16.00	18.22 (5.49) 12 - 26 16.00	13.00 (5.93) 7 - 22 11.50	
IKT Aktivität (PR)	30.00 (25.99) 5 - 80 30.00	41.67 (26.22) 15 - 80 30.00	22.50 (22.97) 5 - 60 12.50	
IKT Ausdauer (RW)	21.87 (6.09) 11 - 31 24.00	22.11 (7.08) 11 - 31 24.00	21.50 (4.85) 14 - 26 23.50	
IKT Ausdauer (PR)	80.00 (29.93) 10 - 95 80.00	62.22 (34.20) 10 - 95 80.00	64.17 (25.18) 25 - 85 77.50	
IKT Sensorische Emp-findlichkeit (RW)	18.00 (7.53) 6 - 33 20.00	17.50 (7.99) 8 - 33 17.00	18.83 (7.33) 6 - 24 22.50	
IKT Sensorische Emp-findlichkeit (PR)	55.00 (31.44) 5 - 95 55.00	41.50 (31.01) 5 - 95 42.50	56.17 (32.77) 5 - 82 72.50	

Anmerkungen: M = Mittelwert; SD = Standardabweichung; Min = Minimum; Max = Maximum; Mdn = Median; RW = Rohwert; WP = Wertpunkte; PR = Prozentränge

Abbildung 4-3: Entwicklungsverläufe der Maße für nicht-kognitive Aspekte

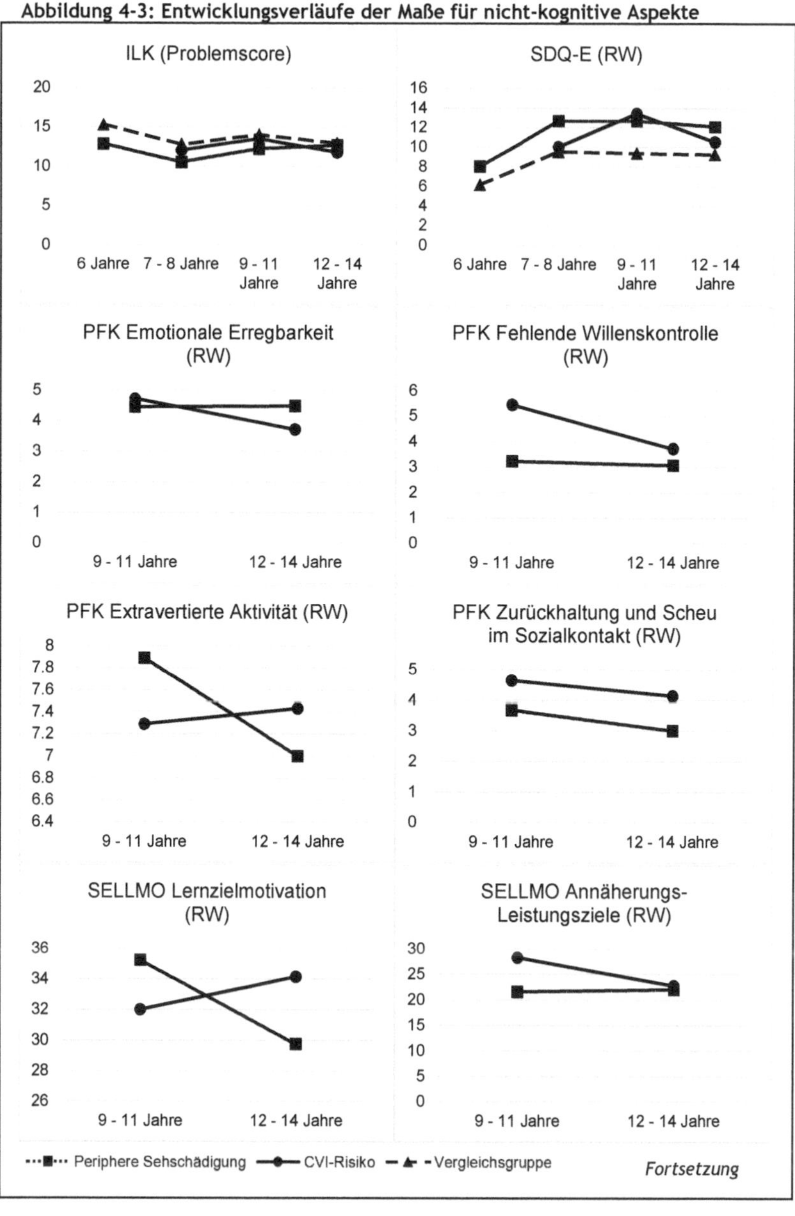

Fortsetzung

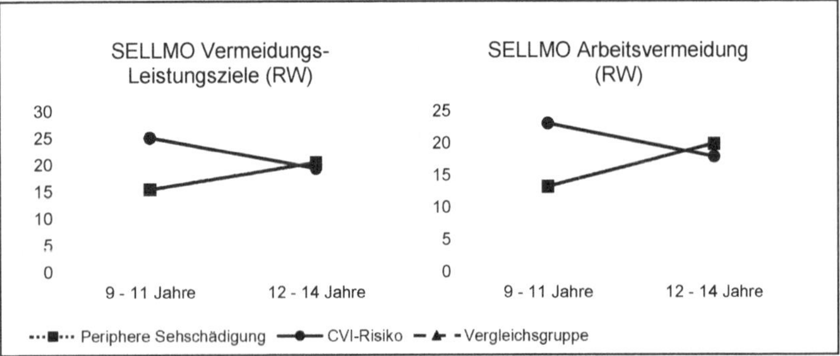

Anmerkungen: Abgebildet sind die Mittelwerte der Maße der nicht-kognitiven Aspekte für jede Altersgruppe; RW = Rohwert

4.2 Inferenzstatistische Auswertung

In den folgenden Teilkapiteln werden nach Fragestellung und Hypothesen gegliedert, die Ergebnisse der inferenzstatistischen Auswertung berichtet.

4.2.1 Überprüfung von Verfahren zur (neuro-) psychologischen Diagnostik von CVI

Fokus der ersten Fragestellung ist die Überprüfung, ob die eingesetzten Testverfahren für die diagnostische Abklärung von CVI geeignet sind.

4.2.1.1 Visuelle Wahrnehmung

Deskriptive Analyse

Zunächst soll, mittels der Einteilung der CVI-Risikogruppe in Leistungsgruppen, eine deskriptive Analyse den Zugang zu den Untersuchungsdaten erleichtern. In Tabelle 4-9 wird diese Einteilung der CVI-Risikogruppe in Leistungsgruppen abgebildet. Die gesamte klinische Stichprobe wurde in „auffällige", also unterdurchschnittliche und „unauffällige", also durchschnittliche bis überdurchschnittliche Leistungsgruppen eingeteilt. Grundlage dieser Einteilung war die Unterteilung der gesunden Vergleichsgruppe in die Altersgruppen 6 Jahre, 7 bis 8 Jahre, 9 bis 11 Jahre und 12 bis 14 Jahre. Anschließend wurden für die nicht normierten Verfahren die kumulativen Häufigkeiten der Testwerte der einzelnen Variablen berechnet. Als unterdurchschnittliche oder auffällige Leistung wird eine Leistung unterhalb des 16. Prozentranges bei den normierten Verfahren, bzw. unterhalb von 16% in den kumulierten Häufigkeiten der nicht-normierten Verfahren gewertet. Die hier verwendeten Cut-Off-Werte der nicht-normierten Verfahren können Anhang C entnommen werden.

In der visuellen Wahrnehmung zeigte die CVI-Risikogruppe im Kreise durchstreichen und im mTBCT in 67.9% eine unterdurchschnittliche Leistung. Die Größenwahrnehmung war bei 28.6% beeinträchtigt. Höher fiel der Wert in der Positionsschätzung mit 57.1% aus, am höchsten jedoch in der Labyrinthaufgabe mit 95.8%. Im Lesen der drei Worttafeln waren 58.3 bis 62.5% beeinträchtigt. Im Lesen von Zahlen fiel der Bereich geringer mit 33.3 bis 36.0% aus. In der Objekterkennung waren je nach Vorlagenkonzeption 25.0

bis 35.3% beeinträchtigt. Die visuokonstruktiven Leistungen in der modifizierten SLP waren bei 57.1% nicht altersentsprechend. Die drei Untertests des FEW-2 und FEW-JE fielen in 60.7% (Figur-Grund-Unterscheidung und Formkonstanz) bis 72.7% (Gestaltschließen) unterhalb des Durchschnitts aus. Überdurchschnittliche Leistungen ließen sich in allen visuellen Wahrnehmungsleistungen nur in Einzelfällen beobachten. Die Leistungseinschätzung der visuellen Wahrnehmungsleistungen der peripheren Sehschädigungsgruppe befindet sich in Anhang D-1.

Tabelle 4-9: Einteilung der CVI-Risikogruppe in unterdurchschnittliche, durchschnittliche und überdurchschnittliche Leistungen in den Maßen der visuellen Wahrnehmung

	Leistungseinschätzung CVI-Risikogruppe		
	Unterdurchschnittlich (PR ≤ 16)	Durchschnittlich (16 < PR < 84)	Überdurchschnittlich (PR ≥ 84)
Kreise durchstreichen	67.9%	28.5%	3.6%
mTBCT	67.9%	32.1%	0.0%
Größenwahrnehmung	26.6%	71.4%	---
Labyrinthaufgabe	95.8%	4.2%	0.0%
Positionsschätzung	57.1%	42.9%	---
3-Buchstaben-Wörter	58.3%	37.5%	4.2%
6-Buchstaben-Wörter	70.8%	37.5%	4.2%
9-Buchstaben-Wörter	62.5%	37.5%	0.0%
1-Ziffer-Zahlen	36.0%	48.0%	16.0%
2-Ziffern-Zahlen	33.3%	54.2%	12.5%
3-Ziffern-Zahlen	35.3%	58.8%	5.9%
Objekterkennung Foto	25.0%	75.0%	---
Objekterkennung s/w	15.8%	84.2%	---
SLP 2x2x2	57.1%	42.9%	0.0%
Figur-Grund-Unterscheidung	60.7%	35.7%	3.6%
Formkonstanz	60.7%	35.7%	3.6%
Gestaltschließen	72.7%	22.7%	4.5%

Anmerkungen: PR = Prozentrang

Hypothese 1

Hypothese 1: Die Ergebnisse in den quantitativen Verfahren zur visuellen Wahrnehmung unterscheiden sich signifikant zwischen der Vergleichsgruppe, der peripheren Sehschädigungsgruppe sowie der CVI-Risikogruppe.
Erwartet werden signifikant schlechtere Leistungen der CVI-Risikogruppe als in der gesunden Vergleichsgruppe, bzw. der peripheren Sehschädigungsgruppe, in den folgenden visuellen Teilleistungen:

- *a) In der visuellen Exploration*
- *b) In der visuellen Suche*
- *c) In der Größenwahrnehmung*
- *d) In der Raumwahrnehmung*
- *e) In der räumlichen Orientierung*
- *f) In der Textverarbeitung*
- *g) In der Zahlenverarbeitung*
- *h) In der Objekterkennung*
- *i) In der Visuokonstruktion*
- *j) In der Figur-Grund-Unterscheidung*
- *k) In der Formwahrnehmung*
- *l) In der Gestaltwahrnehmung*

Hypothese 1 überprüfte mittels eines H-Tests nach Kruskal-Wallis, inwiefern sich die drei Teilstichproben signifikant bezüglich der visuellen Wahrnehmung unterscheiden. Hierbei wurde untersucht, ob die eingesetzten Testverfahren der visuellen Wahrnehmung zu signifikant unterschiedlichen Testleistungen in den Teilstichproben CVI-Risikogruppe, Periphere Sehschädigung und der Vergleichsgruppe führen. Erwartet wurde, dass die CVI-Risikogruppe signifikant schlechter in den Maßen zur visuellen Wahrnehmung abschneidet. Signifikante Gruppenvergleiche wurden zudem post-hoc paarweisen Vergleichen mittels Mann-Whitney-U Tests unterzogen. Alle nun folgenden Analysen können Tabelle 4-10 und Tabelle 4-11 entnommen werden.

Im Effektivitätsscore des Tests „Kreise durchstreichen“ ergab sich für den Gesamtvergleich nach Kruskal-Wallis ein signifikanter Unterschied zwischen den drei Untersuchungsgruppen ($H(2) = 11.81$, $p = 0.002$). Laut paarweiser Vergleiche schnitt die CVI-Risikogruppe signifikant schlechter im Kreise durchstreichen (EffSc) ab, als die Vergleichsstichprobe ($U = 339.00$, $p < 0.001$), ebenso wie die periphere Sehschädigungsgruppe. Nicht signifikant fiel der Unterschied zwischen CVI-Risikogruppe und Peripherer Sehschädigungsgruppe ($U = 500.00$, $p = 0.339$) aus, wohingegen der Unterschied zwischen Peripherer Sehschädigungsgruppe und der Vergleichsgruppe ($U = 559.00$, $p = 0.005$) signifikant war. Hypothese 1a) kann dennoch angenommen werden.

Tabelle 4-10: Hypothese 1 - H-Test nach Kruskal-Wallis (zweiseitig) zur Überprüfung der Gruppenunterschiede in der visuellen Wahrnehmung

Hypothese 1	CVI-Risiko (n = 28)	Periphere Sehschädigung (n = 38)	Vergleichsgruppe (n = 44)	H-Test nach Kruskal-Wallis	
	M (SD) Min - Max Mdn	M (SD) Min - Max Mdn	M (SD) Min - Max Mdn	H (2)	P
Kreise durchstreichen (EffSc)	1.21 (0.36) 0.48 - 1.82 1.25	1.25 (0.45) 0.39 - 2 1.22	1.50 (0.31) 0.83 - 2.08 1.54	11.81	0.002**
mTBCT (EffSc)	0.60 (0.28) 0.18 - 1.07 0.54	0.71 (0.32) 0.23 - 1.67 0.61	0.95 (0.36) 0.25 - 1.90 0.88	18.64	< 0.001**
Größenwahrnehmung (RW)	17.93 (2.07) 13 - 20 18.00	18.42 (2.10) 12 - 20 19.50	18.80 (1.79) 10 - 20 19.00	3.72	0.078
Positionsschätzung (RW)	11.21 (2.63) 7 - 14 11.00	13.00 (1.76) 7 - 14 14.00	13.32 (1.29) 8 - 14 14.00	13.27	< 0.001**
Labyrinthaufgabe (RW)	9.04 (3.48) 0 - 15 9.50	13.58 (6.45) 0 - 22 14.50	15.88 (3.80) 7 - 22 16.00	25.58	< 0.001**
Objekterkennung F (RW)	11.75 (0.44) 11 - 12 12.00	11.63 (0.71) 9 - 12 12.00	11.95 (0.21) 11 - 12 12.00	8.44	0.007**
Objekterkennung s/w (RW)	11.42 (0.84) 9 - 12 12.00	11.21 (1.28) 8 - 12 12.00	11.89 (0.39) 10 - 12 12.00	11.25	0.002**
3-Buchstaben (WpS)	0.99 (0.74) 0.06 - 2.67 1.00	1.41 (0.64) 0.38 - 2.67 0.00	1.59 (0.63) 0.44 - 4.00 0.00	11.60	0.002**
6-Buchstaben (WpS)	0.62 (0.61) 0 - 2.67 0.39	1.03 (0.60) 0.20 - 2.33 1.00	1.12 (0.50) 0.16 - 2.00 1.14	14.32	< 0.001**
9-Buchstaben (WpS)	0.46 (0.48) 0 - 1.60 0.29	0.77 (0.39) 0.19 - 1.60 0.80	0.88 (0.42) 0.14 - 1.60 0.80	14.57	< 0.001**
1-Ziffer (ZpS)	3.73 (2.11) 0.89 - 8 2.67	3.78 (1.70) 1.33 - 8 4.00	3.23 (0.87) 1.33 - 4.00 4.00	0.89	0.32
2-Ziffern (ZpS)	1.78 (1.09) 0.15 - 4 1.60	1.86 (0.50) 1.14 - 2.67 1.60	1.62 (0.53) 0.42 - 2.67 1.60	2.19	0.167
3-Ziffern (ZpS)	1.07 (0.40) 0.57 - 2 1.00	1.16 (0.33) 0.57 - 2 1.14	1.06 (0.32) 0.42 - 1.60 1.07	1.19	0.276
SLP 2x2x2 (RW)	5.96 (3.76) 1 - 13 5.50	8.89 (4.11) 1 - 14 10.00	9.79 (3.28) 2 - 14 10.00	15.72	< 0.001**

Anmerkungen: *signifikant; ** signifikant nach B-H Korrektur; M = Mittelwert; SD = Standardabweichung; Min = Minimum; Max = Maximum; Mdn = Median; EffSc = Effektivitätsscore; RW = Rohwert; WpS = Wörter pro Sekunde; ZpS = Zahlen pro Sekunde

Tabelle 4-11: Hypothese 1 - Mann-Whitney-U-Tests für paarweise Vergleiche der visuellen Wahrnehmung

	CVI-Risikogruppe vs. Vergleichsgruppe			CVI-Risikogruppe vs. Periphere Sehschädigung			Periphere Sehschädigung vs. Vergleichsgruppe		
	U	p	r	U	p	r	U	P	r
Kreise durchstreichen (EffSc)	339.00	0.001**	0.38	500.00	0.339	0.05	559.00	0.005*	0.29
mTBCT (EffSc)	280.50	0.001**	0.46	410.00	0.076	0.15	480.00	<0.001**	0.37
Positionsschätzung (RW)	97.00	<0.001**	0.41	231.50	0.001**	0.34	624.50	0.087	0.07
Labyrinthaufgabe (RW)	343.00	<0.001**	0.67	332.50	0.003**	0.41	775.00	0.254	0.15
Objekterkennung F (RW)	490.00	0.006**	0.30	514.50	0.383	0.04	651.00	0.003*	0.31
Objekterkennung s/w (RW)	279.50	0.001**	0.38	226.00	0.478	0.01	371.00	0.002*	0.36
3-Buchstaben (WpS)	186.50	0.001**	0.44	215.50	0.009*	0.33	388.00	0.134	0.14
6-Buchstaben (WpS)	169.50	<0.001**	0.48	184.00	0.002**	0.40	405.00	0.196	0.11
9-Buchstaben (WpS)	171.50	<0.001**	0.47	181.50	0.001**	0.41	390.00	0.142	0.14
SLP 2x2x2 (RW)	266.00	<0.001**	0.47	311.50	0.002**	0.35	738.00	0.226	0.08
Figur-Grund-Unterscheidung (WP)				492.00	0.301	0.06			
Formkonstanz (WP)				276.00	<0.001**	0.41			
Gestaltschließen (WP)				276.00	0.049*	0.22			

Anmerkungen: Deskriptive Statistik siehe Tabelle 4-6 und Tabelle 4-10; r = Effektstärke; * signifikant; ** signifikant nach Bonferroni-Holm-Korrektur; EffSc = Effektivitätsscore; RW = Rohwert; WpS = Wörter pro Sekunde; WP = Wertpunkte

Der Effektivitätsscore mTBCT unterschied sich zwischen den drei Untersuchungsgruppen ebenfalls hoch signifikant (H (2) = 18.64, p < 0.001). Hoch signifikant schlechter schnitt die CVI-Risikogruppe im Vergleich zur Vergleichsgruppe ab (U = 280.50, p < 0.001), wie auch die Periphere Sehstörungsgruppe im Vergleich zur Vergleichsgruppe (U = 480.00, p = 0.001) ab. Nicht signifikant unterschiedlich waren die Leistungen von CVI- Risikogruppe und Peripherer Sehstörungsgruppe (U = 410.00, p = 0.076). Hypothese 1b) kann ebenfalls angenommen werden.

Nicht signifikant fiel der Vergleich der Größenwahrnehmung über die drei untersuchten Gruppen aus (H (2) = 3.72, p = 0.078). Die drei Gruppen unterschieden sich somit statistisch nicht bedeutsam in der Aufgabe Größenwahrnehmung. Hypothese 3c) muss daher verworfen werden.

In der Labyrinthaufgabe (RW) unterschieden sich die drei Teilstichproben hoch signifikant (H (2) = 25.58, p < 0.001). Ein Blick auf die paarweisen Vergleiche zeigt, dass sich periphere Sehschädigungsgruppe und Normstichprobe nicht signifikant unterschieden (U = 624.50, p = 0.087), siehe Tabelle 4-11. Signifikant schlechter schnitt die CVI-Risikogruppe im Vergleich zur Vergleichsgruppe (U = 97.00, p < 0.001) und zur peripheren Sehschädigungsgruppe ab (U = 231.50, p < 0.001). Hypothese 1d) konnte bestätigt werden.

In der Positionsschätzung (RW) ergab sich ein ähnliches Muster wie bei der Labyrinthaufgabe, mit einem ebenfalls hoch signifikanten Gruppenunterschied (H (2) = 13.27, p < 0.001). Auch hier unterschieden sich periphere Sehschädigungsgruppe und Vergleichsgruppe nicht signifikant (U = 775.00, p = 0.254). Signifikanz erreichten hingegen die paarweisen Vergleiche der CVI-Risikogruppe mit der Normstichprobe (U = 343.00, p = 0.006) und der peripheren Sehschädigungsgruppe (U = 332.50, p = 0.003). Betrachtet man die Box-Plots für horizontale und vertikale Positionsschätzung, fällt auf, dass die Streuung der Werte in der vertikalen Positionsschätzung deutlich höher ausfiel (siehe Abbildung 4-4 und Abbildung 4-5). Auch Hypothese 1e) konnte bestätigt werden.

Der Rohwert der Objekterkennung für Fotos fiel für den Kruskal-Wallis-Test mit H (2) = 8.44 (p = 0.007) hoch signifikant aus. Die nähere Betrachtung durch paarweise Vergleiche ergab eine signifikant schlechtere Leistung der peripheren Sehstörungsgruppe im Vergleich zur Vergleichsgruppe (U = 490.00, p = 0.006). Weitere Vergleiche (CVI - Risikogruppe vs. Periphere Sehschädigungsgruppe bzw. Vergleichsgruppe fielen nicht signifikant aus (siehe Tabelle 4-11). Dies galt ebenfalls für den Rohwert der Objekterkennung bei schwarz-weißen Bildern. Auch hier wurde der Gesamtvergleich signifikant (H(2) = 11.25, p = 0.002), wie auch der paarweise Vergleich von peripherer Sehschädigungsgruppe und Vergleichsgruppe (U = 371.00, p = 0.002) von einer signifikant schlechteren Leistung der peripheren Sehschädigungsgruppe geprägt ist. Zusätzlich fiel hier auch der Vergleich von CVI-Risikogruppe und Vergleichsgruppe signifikant aus, die CVI-Risikogruppe schnitt signifikant schlechter ab (U = 279.50, p = 0.001). Nicht signifikant blieb hingegen der Unterschied zwischen peripherer Sehschädigungsgruppe und CVI-Risikogruppe (U = 311.50, p = 0.478). Hypothese 1f) konnte bestätigt werden.

Abbildung 4-4: Box-Plot der Testergebnisse in der horizontalen Positionsschätzung für die drei Untersuchungsgruppen

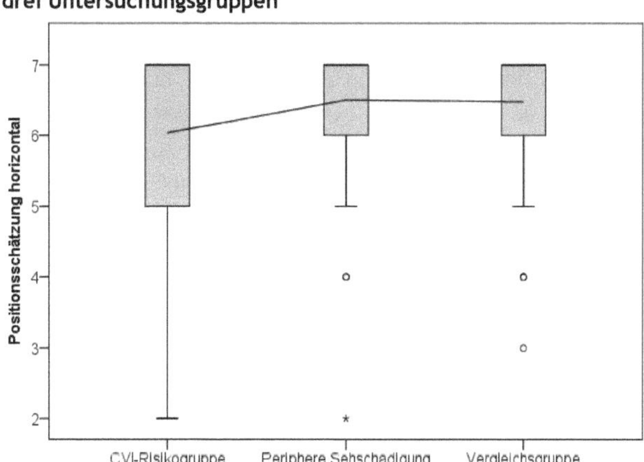

Abbildung 4-5: Box-Plot der Testergebnisse in der vertikalen Positionsschätzung für die drei Untersuchungsgruppen

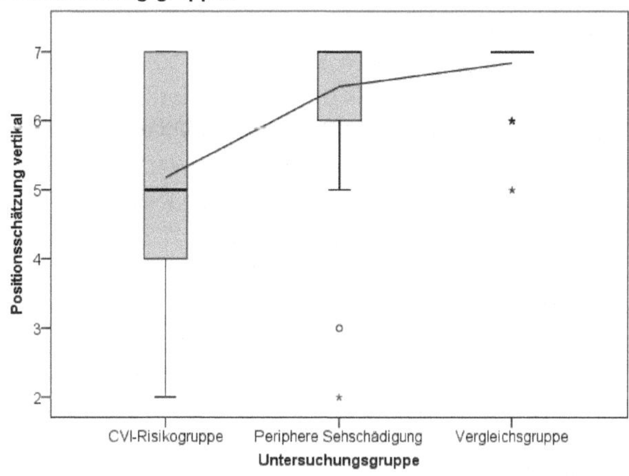

In der Leseleistung für Zahlen zeigten sich - unabhängig von der Anzahl an Ziffern - keine signifikanten Gruppenunterschiede (ZpS 1-Ziffer ($H(2) = 0.89$, $p = 0.32$), ZpS 1-Ziffern ($H(2) = 2.19$, $p = 0.167$), ZpS 3-Ziffern ($H(2) = 1.19$, $p = 0.276$)), siehe auch Tabelle 4-11. Hypothese 1g) wird daher verworfen.

In der Leseleistung für Wörter ergaben sich für alle Wortlängen signifikante Gruppenunterschiede im Kruskal-Wallis-Test (WpS 3-Buchstaben ($H (2) = 11.60$, $p = 0.002$), WpS 6-Buchstaben ($H (2) = 14.32$, $p < 0.001$),

WpS 9-Buchstaben (H (2) = 14.57, p < 0.001). Signifikante paarweise Vergleiche mittels Mann-Whitney-U Test fanden sich im Vergleich von CVI-Risikogruppe und Peripherer Sehschädigungsgruppe. Hier schnitt die CVI-Risikogruppe bei 6-Buchstaben (U = 184.00, p = 0.002) und 9-Buchstaben Wörter (U = 181.50, p = 0.001) statistisch bedeutsam schlechter ab. Signifikante Unterschiede in der Leseleistung (WpS) fanden sich auch in signifikant schlechteren Leistungen der CVI-Risikogruppe im Vergleich zur Vergleichsgruppe (3-Buchstaben (U = 186.50, p < 0.001), 6-Buchstaben (U = 169.50, p = 0.002), 9-Buchstaben (U = 171.50, p < 0.001)). Die Leseleistung von Peripherer Sehschädigungsgruppe und Vergleichsgruppe unterschied sich nicht signifikant. Hypothese 1h) konnte bestätigt werden.

Im Gesamtrohwert der SLP 2x2x2 unterschieden sich die drei Untersuchungsgruppen hoch signifikant (H(2) = 15.72, p < 0.001). Paarweise Vergleiche ergeben eine signifikant schlechtere Leistung der CVI-Risikogruppe als die Periphere Sehschädigungsgruppe (U = 31.50, p = 0.002) und als die Normstichprobe (U = 266.00, p < 0.001). Nicht signifikant fiel hingegen der Vergleich von Peripherer Sehschädigungsgruppe und Normstichprobe aus (U = 738.00, p = 0.226). Hypothese 1i) wurde bestätigt.

Signifikant schlechter als die Eichstichproben des FEW-2 bzw. FEW-JE schnitt die CVI-Risikogruppe in der Formkonstanz (T = 22.50, p < 0.001), der Figur-Grund-Unterscheidung (T = 21.00, p < 0.001) und dem Gestaltschließen (T = 30.53, p < 0.001) ab. Hier wurden mittels Wilcoxon-Vorzeichenrangtests die Mediane der drei Teilstichproben gegen einen festen Wert (10 Wertpunkte) getestet. Ebenso wurde mit der peripheren Sehschädigungsgruppe verfahren, die in der Figur-Grund-Unterscheidung (T = 60.50, p < 0.001) und im Gestaltschließen (T = 23.00, p < 0.001) signifikant schlechter abschnitt, als die Eichstichprobe des FEW-2/-JE. Nicht signifikant fiel der Vergleich bezüglich der Formkonstanz aus (siehe Tabelle 4-12). Vergleicht man hingegen CVI-Risikogruppe und periphere Sehschädigungsgruppe, unterschieden sich die beiden Teilstichproben nur in der Formkonstanz signifikant (U= 276.00, p < 0.001), siehe Tabelle 4-11. Die beiden Vergleiche bezüglich Figur-Grund-Unterscheidung und Gestaltschließen waren nicht signifikant (siehe Tabelle 4-11). Hypothese 1j) konnte bestätigt werden, ebenso wie Hypothese 1l). Hypothese 1k) konnte nur teilweise bestätigt werden.

Insgesamt fand sich eine teilweise Bestätigung der Hypothese 1. Die Hypothesen 1a), 1b), 1d), 1e), 1f), 1h), 1i), 1j) und 1k) konnten bestätigt werden. Gänzlich verworfen werden mussten die Teilhypothesen 1c) und 1g).

Tabelle 4-12: Wilcoxon-Vorzeichenrangtest (einseitig) zur Prüfung der Leistungen der klinischen Stichprobe in der Figur-Grund-Unterscheidung, der Formkonstanz und dem Gestaltschließen gegen die durchschnittlich zu erwartende Testleistung

Periphere Sehschädigung (n = 38)	**10 Wertpunkte**		
	M (SD) Min - Max Mdn	T	p
Figur-Grund-Unterscheidung (WP)	7.11 (3.06) 1 - 13 7.00	60.50	< 0.001**
Formkonstanz (WP)	9.29 (2.75) 1 - 14 9.00	221.50	0.094
Gestaltschließen (WP)	6.09 (3.50) 1 - 13 5.50	23.00	< 0.001**
CVI-Risikogruppe (n = 28)	10 Wertpunkte		
	M (SD) Min - Max Mdn	T	p
Figur-Grund-Unterscheidung (WP)	6.57 (3.56) 1 - 13 7.00	22.50	< 0.001**
Formkonstanz (WP)	6.04 (3.92) 1 - 14 7.00	21.00	< 0.001**
Gestaltschließen (WP)	4.64 (3.99) 1 - 13 3.50	11.00	< 0.001**

Anmerkungen: * signifikant; ** signifikant nach Bonferroni-Holm-Korrektur; M = Mittelwert; SD = Standardabweichung; Min = Minimum; Max = Maximum; WP = Wertpunkte

4.2.1.2 Kognition

Deskriptive Analyse

Auch für die Maße der Kognition soll eine Einordnung der Leistungen der CVI-Risikogruppe getroffen werden, deren Zusammenfassung Tabelle 4-13 entnommen werden kann. Eine unterdurchschnittliche Leistung wurde in der Konzentrationsleistung des FokAT-KJ bei 85.2% der CVI-Risikogruppe beobachtet. Im Zahlen nachsprechen waren 35.7% (rückwärts) bis 42.9% (vorwärts) der ProbandInnen im unterdurchschnittlichen Leistungsbereich. Im Matrizentest traf dies auf 67.9% zu. Überdurchschnittliche Leistungen konnten nicht, oder nur in Einzelfällen beobachtet werden. Die Leistungseinschätzungen der peripheren Sehschädigungsgruppe in der Kognition können Anhang D-2 entnommen werden.

Tabelle 4-13: Einteilung der CVI-Risikogruppe in unterdurchschnittliche, durchschnittliche und überdurchschnittliche Leistungen in den Maßen der Kognition

	Leistungseinschätzung CVI-Risikogruppe		
	Unterdurchschnittlich (PR ≤ 16)	Durchschnittlich (16 < PR < 84)	Überdurchschnittlich (PR ≥ 84)
FokAT-KJ	85.2%	14.8%	0.0%
Zahlen nachsprechen vorwärts	42.9%	53.6%	3.6%
Zahlen nachsprechen rückwärts	35.7%	60.7%	3.6%
Matrizentest	67.9%	25.0%	7.1%

Anmerkungen: PR = Prozentrang

Hypothese 2

***Hypothese 2**: Die Ergebnisse in den quantitativen Verfahren zur Kognition unterscheiden sich signifikant zwischen der Vergleichsgruppe, der peripheren Sehschädigungsgruppe sowie der CVI-Risikogruppe.*
Erwartet werden signifikant schlechtere Leistungen der CVI-Risikogruppe als in der gesunden Vergleichsgruppe, bzw. der peripheren Sehschädigungsgruppe, in den folgenden kognitiven Teilleistungen:

a) In der fokussierten Aufmerksamkeit
b) Im verbalen Kurzzeitgedächtnis
c) Im verbalen Arbeitsgedächtnis
d) Im visuellen Problemlösen

Hypothese 2 befasste sich mit der Untersuchung von Leistungsunterschieden zwischen den drei Teilstichproben hinsichtlich der kognitiven Leistungsfähigkeit. Für die Tests, die aus dem HAWIK-IV entnommen wurden, wurden Wertpunkte verwendet, da die Vergleichsgruppe ein Jahr jünger war und alterskorrigierte Wertpunkte zuverlässigere Aussagen erlauben. Eine Übersicht der Ergebnisse der H-Tests nach Kruskal-Wallis kann Tabelle 4-14 entnommen werden. Für die paarweisen Vergleiche mittels Mann-Whitney-U Test bietet Tabelle 4-15 eine Übersicht.

Signifikante Unterschiede finden sich über alle drei Gruppen hinweg im FokAT-KJ (KL) ($H(2) = 21.36$, $p < 0.001$). Die CVI-Risikogruppe erreichte einen signifikant niedrigeren Konzentrationsleistungswert als die Normstichprobe ($U = 246.00$, $p < 0.001$). Signifikant schlechter schnitt auch die periphere Sehschädigungsgruppe im Vergleich zur Normstichprobe ab ($U = 430.00$, $p < 0.002$). Nicht signifikant unterschied sich hingegen die Leistung von CVI-Risikogruppe und peripherer Sehschädigungsgruppe ($U = 399.00$, $p < 0.031$). Hypothese 2a) konnte bestätigt werden.

Tabelle 4-14: Hypothese 2 - H-Test nach Kruskal-Wallis (zweiseitig) zur Überprüfung der Gruppenunterschiede in der Kognition

	CVI-Risikogruppe (n = 28)	Periphere Sehschädigung (n = 38)	Vergleichsgruppe (n = 44)	H-Test nach Kruskal-Wallis	
	M (SD) Min - Max Mdn	M (SD) Min - Max Mdn	M (SD) Min - Max Mdn	H (2)	p
FokAT-KJ (KL)	174.52 (71.33) 68 - 294 173.00	196.92 (67.23) 40 - 348 205.50	270.70 (87.75) 128 - 501 253.50	21.36	< 0.001**
ZN-V (WP)	7.89 (3.29) 2.00 - 15.00 8.00	9.11 (3.16) 4.00 - 16.00 8.50	10.11 (2.74) 5.00 - 17.00 10.00	6.98	0.031**
ZN-R (WP)	8.21 (2.88) 1.00 - 13.00 9.00	10.08 (2.74) 5.00 - 15.00 10.00	10.80 (2.62) 7.00 - 18.00 10.00	10.98	0.004**
MT (WP)	6.50 (3.74) 1.00 - 14.00 6.50	9.68 (2.54) 4.00 - 16.00 10.00	11.89 (2.63) 5.00 - 17.00 12.00	36.47	< 0.001**

Anmerkungen: * signifikant; ** signifikant nach Bonferroni-Holm-Korrektur; M = Mittelwert; SD = Standardabweichung; Min = Minimum; Max = Maximum; Mdn = Median; KL = Konzentrationsleistungswert; WP = Wertpunkte

Signifikante Gruppenvergleiche wurden für die Zahlenspanne vorwärts (WP) (H (2) = 6.98 p = 0.031) gefunden. Die paarweisen Gruppenvergleiche führten beim Vergleich von CVI-Risikogruppe und gesunder Vergleichsgruppe ebenfalls zu einem signifikanten Ergebnis (U = 397.50; p = 0.011). Nicht signifikant unterschieden sich die CVI-Risikogruppe von der peripheren Sehschädigungsgruppe (U = 435.00; p = 0.205) sowie die periphere Sehschädigungsgruppe von der gesunden Vergleichsgruppe (U = 672.00; p = 0.124). Hypothese 2b) konnte bestätigt werden.

Auch für die Zahlenspanne rückwärts (WP) wurde ein signifikantes Ergebnis bei Vergleich aller dreier Untersuchungsgruppen gefunden (H (2) = 10.98, p = 0.031). Im paarweisen Vergleich wurden statistisch bedeutsame Unterschiede zwischen den Teilstichproben gefunden (siehe Tabelle 4-15). Die CVI-Risikogruppe unterschied sich signifikant von der gesunden Vergleichsgruppe sowie von der peripheren Sehschädigungsgruppe. Periphere Sehschädigungsgruppe und Vergleichsgruppe unterschieden sich hingegen nicht signifikant. Hypothese 2c) kann angenommen werden.

Ein weiterer hoch signifikanter Gruppenunterschied konnte für den Matrizentest (RW) gefunden werden (H (2) = 36.47, p < 0.001). Auch im paarweisen Vergleich schnitt die CVI-Risikogruppe signifikant schlechter ab, als die periphere Sehschädigungsgruppe (U = 256.50, p < 0.001). Auch der Vergleich von CVI-Risikogruppe und Vergleichsgruppe ergab signifikant schlechtere Leistungen der CVI-Gruppe (U = 156.50, p < 0.001). Ebenfalls signifikant schlechter waren die Leistungen der peripheren Sehschädigungsgruppe als die der Vergleichsgruppe ($U = 430.00$, $p < 0.001$). Hypothese 2d) kann angenommen werden.

Tabelle 4-15: Mann-Whitney-U-Test (einseitig) zum paarweisen Gruppenvergleich in der Kognition

	CVI-Risikogruppe vs. Vergleichsgruppe			CVI-Risikogruppe vs. Periphere Sehschädigung			Periphere Sehschädigung vs. Vergleichsgruppe		
	U	p	R	U	p	r	U	p	r
FokAT-KJ (KL)	246.00	< 0.001**	0.49	399.00	0.113	0.15	430.00	< 0.001**	0.39
ZN-V (WP)	397.50	0.011**	0.30	435.00	0.205	0.16	672.00	0.124	0.17
ZN-R (WP)	338.00	0.001**	0.38	339.00	0.012**	0.31	775.00	0.567	0.06
MT (WP)	156.50	< 0.001**	0.63	256.50	< 0.001**	0.44	430.00	< 0.001**	0.42

Anmerkungen: Deskriptive Statistik siehe Tabelle 4-7 oder Tabelle 4-14; ZN-V = Zahlen nachsprechen vorwärts; ZN-R = Zahlen nachsprechen rückwärts; MT= Matrizentest; r = Effektstärke; * signifikant; ** signifikant nach Bonferroni-Holm-Korrektur

Zusatzanalyse: Da die gesunde Vergleichsgruppe mit einer mittleren Wertpunktsumme von $M = 11.89$ ($SD = 2.63$; $Mdn = 12.00$) im Matrizentest deutlich von den zu erwartenden 10 Wertpunkten abwich, wurde zusätzlich ein einseitiger Wilcoxon-Vorzeichenrangtest berechnet und die Mediane der peripheren Sehschädigungsgruppe sowie der CVI-Risikogruppe gegen den 10 Wertpunkte getestet. Die CVI-Risikogruppe ($Mdn = 6.50$) zeigte in den Tests eine signifikant schlechtere Leistung ($T = 33.50$; $p < 0.001$), im Gegensatz zur peripheren Sehschädigungsgruppe ($Mdn = 10.00$), die keinen statistisch bedeutsamen Unterschied im Vergleich zum erwarteten Wert zeigte ($T = 220.50$; $p = 0.205$).

4.2.1.3 Nicht-kognitive Aspekte

Deskriptive Analyse

In den nicht-kognitiven Aspekten, deren Einteilung in Tabelle 4-16 genauer dargestellt werden, fällt besonders auf, dass von 28.6% der untersuchten SchülerInnen die subjektive Lebensqualität als überdurchschnittlich hoch empfunden wurde. Im Sozialverhalten waren 17.9% auffällig, dies überstieg kaum den zu erwartenden Prozentsatz von 16%.

In der Persönlichkeit der 9 bis 14-Jährigen beschrieben sich 28.6% als wenig extravertiert, dafür empfanden sich nur 9.4% im Sozialkontakt als zurückhaltend und scheu. In den Persönlichkeitsmaßen der 6 bis 8-Jährigen wurde bei 33.3% eine besonders geringe Frustrationsanfälligkeit berichtet. 50.0% wurden als wenig aktiv bezeichnet und 100.0% als wenig ausdauernd. In der Lern- und Leistungsmotivation fiel ein hoher Anteil geringer Annäherungs-Leistungsziele auf (31.3%). Mit 27.3% war die Vermeidungs-Leistungszielmotivation ebenfalls zu einem höheren Prozentsatz gering ausgeprägt. Dafür berichten 54.5% eine besonders geringe Arbeitsvermeidungshaltung. Es finden sich wenige Kinder und Jugendliche bei denen - außer in der Lebensqualität - ein Merkmal überdurchschnittlich hoch ausgeprägt ist.

Tabelle 4-16: Einteilung der CVI-Risikogruppe in unterdurchschnittliche, durchschnittliche und überdurchschnittliche Leistungen in den nicht-kognitiven Maßen

		Leistungseinschätzung CVI-Risikogruppe		
	n	Unterdurchschnittlich (PR ≤ 16)	Durchschnittlich (16 < PR < 84)	Überdurchschnittlich (PR ≥ 84)
ILK Lebensqualität	28	14.3%	57.1%	28.6%
SDQ-E Gesamt	26	17.9% (Auffällig)	17.9% (Grenzwertig)	53.6% (Unauffällig)
PFK Emotionale Erregbarkeit	21	19.0%	81.0%	0.0%
PFK Fehlende Willenskontrolle		19.0%	81.0%	0.0%
PFK Extravertierte Aktivität		28.6%	71.4%	0.0%
PFK Zurückhaltung und Scheu im Sozialkontakt		9.5%	90.5%	0.0%
SELLMO Lernziele	11	18.8%	81.2%	0.0%
SELLMO Annäherungs-Leistungsziele		31.3%	68.7%	0.0%
SELLMO Vermeidungs-Leistungsziele		27.3%	72.7%	0.0%
SELLMO Arbeitsvermeidung		54.5%	45.5%	0.0%
IKT Frustrationsanfälligkeit	6	33.3%	66.7%	0.0%
IKT Gehemmtheit		0.0%	100.0%	0.0%
IKT Aktivität		50.0%	50.0%	0.0%
IKT Ausdauer		100.0%	0.0%	0.0%
IKT Sensorische Empfindlichkeit		16.7%	83.3%	0.0%

Anmerkungen: PR = Prozentrang

Hypothese 3

Hypothese 3: *Die Ergebnisse in den quantitativen Verfahren bei nicht-kognitiven Aspekten unterscheiden sich signifikant zwischen der Vergleichsgruppe, der peripheren Sehschädigungsgruppe sowie der CVI-Risikogruppe.*
Erwartet werden signifikant andere Ergebnisse der CVI-Risikogruppe als in der gesunden Vergleichsgruppe, bzw. der peripheren Sehschädigungsgruppe, in den folgenden nicht-kognitiven Aspekten:

a) In der Lebensqualität
b) Im Sozialverhalten
c) In der Lern- und Leistungsmotivation
d) In der Persönlichkeit
e) Im subjektiven Seherleben

Hypothese 3 umfasste - bei einem Test der Daten gegen den Prozentrang 50 - die Überprüfung, ob sich die Ergebnisse nicht-kognitiver Untersuchungsinstrumente zwischen den klinischen Stichproben unterscheiden, bzw. signifikant anders als im Vergleich zur Normstichprobe des Originaltests abschneiden. Für die untersuchten nicht-kognitiven Parameter, die bei allen drei Untersuchungsgruppen erhoben wurden, ergab sich kein signifikanter Gruppenunterschied im Kruskal-Wallis-Test (siehe Tabelle 4-17). Die Hypothesen 3a) (Lebensqualität) und 3b) (Sozialverhalten) müssen daher verworfen werden.

Da für die Hypothesen 3c), 3d) und 3e) keine Daten der gesunden Vergleichsgruppe vorlagen, wurden die beiden klinischen Stichproben stellvertretend mittels zweiseitigen Wilcoxon-Vorzeichenrangtests gegen den Prozentrang 50 getestet. Zudem wurden die Untersuchungsdaten der beiden klinischen Stichproben mittels Mann-Whitney-U Tests paarweise verglichen (Tabelle 4-18).

Tabelle 4-17: Hypothese 3 - H-Test nach Kruskal-Wallis zur Überprüfung der Gruppenunterschiede in den nicht-kognitiven Maßen

	CVI-Risikogruppe (n = 28)	Periphere Sehschädigung (n = 38)	Vergleichsgruppe (n = 44)	H-Test nach Kruskal-Wallis	
	M (SD) Min - Max Mdn	M (SD) Min - Max Mdn	M (SD) Min - Max Mdn	H(2)	p
ILK (RW)	12.68 (4.30) 7 - 26 12.00	12.24 (3.00) 7 - 19 12.00	13.59 (3.91) 7 - 26 13.00	2.26	0.322
SDQ-E (RW)	11.68 (6.22) 3 - 26 11.00	11.85 (5.29) 2 - 23 12.00	8.83 (5.69) 0 - 25 8.00	6.78	0.034*

Anmerkungen: zweiseitige Untersuchung; * signifikant; ** signifikant nach Bonferroni-Holm-Korrektur; M = Mittelwert; SD = Standardabweichung; Min = Minimum; Max = Maximum; RW = Rohwert; Mdn = Median

Tabelle 4-18: Mann-Whitney-U-Test (einseitig) zum paarweisen Gruppenvergleich in den nicht-kognitiven Maßen

	CVI-Risikogruppe vs. Periphere Sehschädigung		
	U	p	r
SELLMO Lernziele (RW)	188.00	0.748	0.08
SELLMO Annäherungs-Leistungsziele (RW)	139.50	0.105	0.40
SELLMO Vermeidungs-Leistungsziele (RW)	144.00	0.134	0.37
SELLMO Arbeitsvermeidung (RW)	157.00	0.250	0.29
PFK Emotionale Erregbarkeit (RW)	169.50	0.025*	0.01
PFK Fehlende Willenskontrolle (RW)	272.00	0.983	0.49
PFK Extravertierte Aktivität (RW)	191.00	0.076	0.00
PFK Zurückhaltung und Scheu im Sozialkontakt (RW)	407.00	0.782	0.39
IKT Frustrationsanfälligkeit (RW)	26.50	0.953	0.02
IKT Gehemmtheit (RW)	10.00	0.030*	0.89
IKT Aktivität (RW)	13.50	0.110	0.65
IKT Ausdauer (RW)	24.50	0.768	0.12
IKT Sensorische Empfindlichkeit (RW)	23.50	0.480	0.29
InSerl (RW)	56.00	0.794	0.07

Anmerkungen: Deskriptive Statistik siehe Tabelle 4-8 und Tabelle 4-18; zweiseitige Untersuchung; r = Effektstärke; * = signifikant; ** = signifikant nach Bonferroni-Holm-Korrektur; RW = Rohwert

Für die Lern- und Leistungsmotivation ergab sich im Mann-Whitney-U-Test kein signifikanter Unterschied von CVI-Risikogruppe und peripherer Sehschädigungsgruppe (siehe Tabelle 4-18). Auch das Testen der CVI-Risikogruppe und der Peripheren Sehschädigungsgruppe gegen den Prozentrang 50 ergab keine signifikanten Unterschiede nach Bonferroni-Holm-Korrektur (siehe Tabelle 4-19 und Tabelle 4-20). Hypothese 3c) muss daher ebenfalls verworfen werden.

Auch für die Persönlichkeitsmaße, erfasst durch den PFK 9-14 sowie den IKT, zeigten im Mann-Whitney-U-Test keine signifikanten Unterschiede zwischen CVI-Risikogruppe und peripherer Sehschädigungsgruppe (siehe Tabelle 4-18). Der Test gegen den Prozentrang 50 für die einzelnen Dimensionen von PFK 9-14 und IKT ergaben nach Bonferroni-Holm-Korrektur nur einen signifikanten Gruppenunterschied (siehe Tabelle 4-19 und Tabelle 4-20). Die periphere Sehschädigungsgruppe erreichte einen signifikant geringeren Wert in der Emotionalen Erregbarkeit (PFK 9-14; $T = 69.50$; $p < 0.001$). Auch Hypothese 4d) kann nahezu vollständig verworfen werden.

Für Hypothese 4e) zum subjektiven Seherleben wurde nur der Mann-Whitney-U-Test durchgeführt, um CVI-Risikogruppe und periphere Sehschädigungsgruppe in ihrem Seherleben zu untersuchen. Da es keine Normwerte für den InSerl gibt, konnte der Wilcoxon-Vorzeichen-Rangtest nicht durchgeführt werden. CVI-Risikogruppe und Periphere Sehschädigungsgruppe unterschieden sich nicht signifikant (siehe Tabelle 4-18), sodass Hypothese 4e) gänzlich verworfen wird.

Tabelle 4-19: Wilcoxon-Vorzeichen-Rangtest (zweiseitig) zur Prüfung der Ergebnisse der klinischen Stichprobe in den nicht-kognitiven Maßen gegen die durchschnittlich zu erwartende Testleistung (Prozentrang 50)

CVI-Risikogruppe	Prozentrang 50			
	n	M (SD) Min - Max Mdn	T	p
ILK Lebensqualität (PR)	28	66.74 (28.53) 9.2 - 100.0 66.90	322.00	0.093
SELLMO Lernziele (PR)	16	56.58 (32.85) 2.3 - 100.0 56.70	86.00	0.351
SELLMO Annäherungs-Leistungsziele (PR)		58.05 (39.80) 4.3 - 100.0 79.55	86.00	0.918
SELLMO Vermeidungs-Leistungsziele (PR)		50.28 (32.58) 4.7 - 98.7 47.35	70.00	0.535
SELLMO Arbeitsvermeidung		44.38 (35.38) 1.6 - 100.0 44.30	56.00	0.041*
PFK Emotionale Erregbarkeit (PR)	21	40.00 (23.40) 8 - 80 38.00	60.00	0.434
PFK Fehlende Willenskontrolle (PR)		45.24 (31.21) 3 - 98 45.00	93.00	0.578
PFK Extravertierte Aktivität (PR)		46.33 (29.15) 3 - 90 48.00	99.50	0.297
PFK Zurückhaltung und Scheu im Sozialkontakt (PR)		56.00 (28.25) 3 - 91 51.00	145.50	0.352
IKT Frustrationsanfälligkeit (PR)	6	21.33 (16.69) 5 - 50 21.50	0.00	0.115
IKT Gehemmtheit (PR)		68.33 (20.41) 40 - 85 77.50	18.00	0.056
IKT Aktivität (PR)		22.50 (22.97) 5 - 60 12.50	1.50	0.140
IKT Ausdauer (PR)		64.17 (25.18) 25 - 85 77.50	17.50	0.674
IKT Sensorische Empfindlichkeit (PR)		56.17 (32.77) 5 - 82 72.50	12.50	0.007*

Anmerkungen: * signifikant; ** signifikant nach Bonferroni-Holm-Korrektur; M = Mittelwert; SD = Standardabweichung; Min = Minimum; Max = Maximum; PR = Prozentrang; Mdn = Median

Tabelle 4-20: Wilcoxon-Vorzeichen-Rangtest (zweiseitig) zur Prüfung der Ergebnisse der Peripheren Sehschädigungsgruppe in den nicht-kognitiven Maßen gegen das durchschnittlich zu erwartende Ergebnis (Prozentrang 50)

Periphere Sehschädigung	Prozentrang 50			
	n	M (SD) Min - Max Mdn	T	p
ILK Lebensqualität (PR)	38	64.65 (30.30) 0.0 - 100.0 71.95	549.50	0.007*
SELLMO Lernziele (PR)	25	53.49 (35.46) 1.3 - 100.0 66.00	182.00	0.061
SELLMO Annäherungs-Leistungsziele (PR)		38.00 (31.89) 0.7 - 93.2 29.90	93.00	0.032*
SELLMO Vermeidungs-Leistungsziele (PR)		36.10 (26.58) 1.3 - 94.9 27.90	83.00	0.025*
SELLMO Arbeitsvermeidung		32.35 (31.69) 2.2 - 100.0 24.10	79.00	0.024*
PFK Emotionale Erregbarkeit (PR)	26	37.04 (23.30) 1 - 98 38.00	69.50	< 0.001**
PFK Fehlende Willenskontrolle (PR)		24.50 (21.72) 1 - 80 18.00	20.00	0.713
PFK Extravertierte Aktivität (PR)		48.46 (30.68) 7 - 98 55.00	161.00	0.696
PFK Zurückhaltung und Scheu im Sozialkontakt (PR)		47.08 (25.47) 4 - 86 43.00	148.00	0.600
IKT Frustrationsanfälligkeit (PR)	9	25.56 (24.17) 5 - 75 15.00	2.00	0.219
IKT Gehemmtheit (PR)		37.00 (26.79) 5 - 70 42.50	15.50	0.342
IKT Aktivität (PR)		41.67 (26.22) 15 - 80 30.00	14.50	0.234
IKT Ausdauer (PR)		62.22 (34.20) 10 - 95 80.00	32.50	0.413
IKT Sensorische Empfindlichkeit (PR)		41.50 (31.01) 5 - 95 42.50	19.50	0.009*

Anmerkungen: Deskriptive Statistik siehe Tabelle 4-8; * signifikant; ** signifikant nach Bonferroni-Holm-Korrektur; M = Mittelwert; SD = Standardabweichung; Min = Minimum; Max = Maximum; PR = Prozentrang; Mdn = Median

4.2.2 (Neuro-) psychologische Charakterisierung von Kindern und Jugendlichen mit CVI

Die folgenden Auswertungen dienen der Charakterisierung der CVI-Risikogruppe hinsichtlich visueller Wahrnehmung, Kognition und nicht-kognitiven Aspekten.

4.2.2.1 Visuelle Wahrnehmung

Deskriptive Analyse: SLP 2x2x2

Anhand einer Verhaltensbeobachtung in einer Modifikation der Standardisierten Link'schen Probe mit acht Würfeln, wurde eine quantitative Bewertung des Vorgehens bei Konstruktion einer Figur ohne Vorlage mittels eines Beurteilungsbogens vorgenommen. Dieser bestand aus 8 Bewertungsdimensionen (siehe Kapitel 3.3.1.13).

Tabelle 4-21 zeigt die relativen und absoluten Verteilung der Häufigkeiten auf die verschiedenen Bewertungsdimensionen der SLP 2x2x2 in der CVI-Risikogruppe. Diese Verteilung wird nun deskriptiv beschrieben.

Tabelle 4-21: Häufigkeiten der Punkteverteilungen der CVI-Risikogruppe (n = 28) in der modifizierten Standardisierten Link'schen Probe (SLP 2x2x2) für die einzelnen Bewertungsdimensionen

Bewertungsdimension	0 Punkte		1 Punkt		2 Punkte	
Exploration	15	53.6%	8	28.6%	5	17.9%
Teilzielbildung	16	57.1%	11	39.3%	1	3.6%
Handlungsorganisation	11	39.3%	11	39.3%	6	21.4%
Mentaler Bauplan	12	42.9%	9	32.1%	7	25.0%
Fehlerkorrektur	13	46.4%	10	35.7%	5	17.9%
Kantenlänge	12	42.9%	10	35.7%	6	21.4%
Endzustand	12	42.9%	11	39.3%	5	17.9%
Hilfe (0P. = Ja; 1P. = Nein)	1	3.6%	27	96.4%		
	Nicht gelöst		Gelöst mit Farbfehler(n)		Korrekt gelöst	
Gelöst	4	14.3%	14	50.0%	10	35.7%

Anmerkungen: **Fettdruck** = häufigste Kategorie;

In der Exploration konnte bei Kindern mit CVI bei 53.6% sofortiges Losbauen ohne sichtbare Exploration der Steine beobachtet werden. Auch eine implizite Exploration, die zu einer korrekten Umsetzung der Kantenlänge führte, konnte bei 28.6% beobachtet werden. Am seltensten war mit 17.9% eine sichtbare Exploration der Würfel.

Die Teilzielbildung umfasst die korrekte Planung Würfelbaus in Teilzielen, z.B. in der Planung der Kantenlänge. Hier konnte bei den Probanden mit CVI-Risiko bei mehr als der Hälfte der Probanden kein erkennbarer Versuch zur Abschätzung der Kantenlänge beobachtet werden, bzw. war das Konstruktionsverhalten durch Probieren geprägt (57.1%). 39.3% schätzten intuitiv die Kantenlänge richtig ein und konstruierten so von Anfang an einen Würfel mit der richtigen Kantenlänge 2x2x2, ohne dafür gesonderte Berechnungen vorzunehmen.

Die Handlungsorganisation, im Sinne eines geordneten Bauablaufs, ist in der CVI-Risikogruppe gleichermaßen zu je 39.3% dadurch charakterisiert, dass entweder wiederholt mit dem Bauen begonnen wurde, der Würfel wiederholt umgebaut wurde, nur das Kriterium oder Form oder Farbe beachtet wurde, ein zielgerichtetes Handeln zu beobachten war, das aber unnötige Steinbewegungen enthielt oder anfänglich entweder Farbe oder Form beim Bauen nicht beachtet wurden. Nur halb so oft (21.4%) gestaltete sich der Bauablauf planvoll strukturiert mit folgerichtigen Handlungen und gezielter Würfelverwendung.

Hinsichtlich des mentalen räumlichen Bauplans, der bei visuokonstruktiven Aufgaben ohne visuelle Vorlage unerlässlich ist, fiel bei 42.9% auf, dass nur in der Ebene, also ohne dreidimensionalen Aufbau, gebaut wurde. Dabei wurden in der Ebene Ringe, Mauern oder Rechtecke geformt, aber keine Würfel. Etwa ein Drittel (32.0%) baute nur anfangs nicht dreidimensional, korrigierte sich aber später und setzt den Aufbau des Würfels in drei Dimensionen fort. Ein Viertel der ProbandInnen der CVI-Risikogruppe begann direkt mit einer dreidimensional angelegten Figur, die auch eine quadratische Grundform aufwies.

Bei der Korrektur von Fehlern, die während des Bauens passierten fiel auf, dass fast die Hälfte der ProbandInnen (46.4%) keine Korrekturversuche unternahm. Und dies, obwohl der Würfel in der vorliegenden Form noch Fehler hatte, die einer Korrektur bedurften um zu einem korrekten Endergebnis zu gelangen. Auch gelang es gut einem Drittel (35.7%) nicht, den fehlerhaften Würfel aus eigener Kraft vollständig zu korrigieren, sodass zwar Korrekturversuche unternommen wurden, diese aber nicht zu einem fehlerlosen Endergebnis führten. Bei 17.9% gelang die vollständige Korrektur, bzw. wurde der Würfel direkt korrekt zusammengesetzt, sodass eine Korrektur unnötig war.

Die korrekte Kantenlänge ergibt sich bei der SLP 2x2x2 auf verschiedene Arten. 21.4% begannen sofort mit der richtigen Kantenlänge zu bauen, wohingegen 35.7% erst bei offensichtlichem Steinmangel die Kantenlänge korrigierten (z.B. mit einer 3x3 Grundfläche begannen und aufgrund des fehlenden 9. Steins die Kantenlänge noch einmal überdachten) oder aus anderen Gründen erst mit der falschen Kantenlänge begannen, diese aber selbstständig korrigierten. Dem größten Teil mit 42.9% gelang es nicht die korrekte Kantenlänge zu ermitteln, bzw. erst nach mehrmaligem Probieren.

Bei der qualitativen Betrachtung ist es auch wichtig zu beachten, wie die Würfel am Ende aussahen. 17.9% gelang es den Würfel aus acht Steinen korrekt zusammenzusetzen, sodass am Ende die Form stimmte und alle blau eingefärbten Seiten nach außen zeigten. 39.3% gelang es zwar die korrekte Kantenlänge zu finden und den Würfel richtig zusammenzusetzen, jedoch nur in Bezug auf die Form. Es fand sich mindestens ein Farbfehler, d.h. eine nicht-blaue Seite eines kleinen Würfels war sichtbar. Der größte Teil mit 42.9% brach die Aufgabe ab, oder schaffte es nicht die Würfel in der gewünschten Form anzuordnen.

Zusammenfassend lässt sich feststellen, dass im Kontext von CVI mangelnde Exploration, mangelnde Teilzielbildung, mangelnde bis unvollständige Handlungsorganisation, das Fehlen eines mentalen räumlichen Bauplans, unvollständige oder fehlende Fehlererkennung und -korrektur sowie Schwierigkeiten beim Finden der korrekten Kantenlänge zu beobachten sind. Der Endzustand ist dabei bei korrekter Form meist farblich fehlerhaft oder in Form und Farbe fehlerhaft.

Hypothese 4

***Hypothese 4**: Der Visus korreliert signifikant positiv mit den visuellen Wahrnehmungsleistungen (visuelle Exploration, visuelle Suche, Größenwahrnehmung, Raumwahrnehmung, Räumliche Orientierung, Textverarbeitung, Zahlenverarbeitung, Objekterkennung, Visuokonstruktion, Figur-Grund-Unterscheidung, Formwahrnehmung und Gestaltwahrnehmung).*

In Hypothese 4 wurde überprüft, ob Visus und visuelle Wahrnehmungsleistungen in der CVI-Risikogruppe statistisch bedeutsam zusammenhängen. Die partiellen Rangkorrelationen mit einseitiger Testung ergaben nach Bonferroni-Holm-Korrektur keine signifikanten Zusammenhänge von visueller Wahrnehmung und Nahsehschärfe. Hypothese 4 wird abgelehnt. Für alle vorgenommenen Analysen können die Korrelationskoeffizienten Tabelle 4-22 entnommen werden. Unabhängig von ihrer Signifikanz fielen die Korrelationen sehr schwach bis mittel aus.

Tabelle 4-22: Hypothese 4 - Partielle Rangkorrelation (einseitig) des Visus mit den Maßen der visuellen Wahrnehmung in der CVI-Risikogruppe (n = 28)

Visuelle Teilleistung	Visus (n =28)	
	ρ	p
Kreise durchstreichen (EffSc)	.40	0.041*
mTBCT (EffSc)	.32	0.111
Größenwahrnehmung (RW)	.35	0.079
Positionsschätzung (RW)	.24	0.230
Labyrinthaufgabe (RW)	.05	0.814
Objekterkennung F (RW)	.27	0.176
Objekterkennung s/w (RW)	.24	0.351
3-Buchstaben (WpS)	.40	0.057
6-Buchstaben (WpS)	.28	0.190
9-Buchstaben (WpS)	.29	0.179
1-Ziffer (ZpS)	.10	0.659
2-Ziffern (ZpS)	.17	0.437
3-Ziffern (ZpS)	- .51	0.045
SLP 2x2x2 (RW)	- .15	0.472
Figur-Grund-Unterscheidung (WP)	.22	0.141
Formkonstanz (WP)	.02	0.471
Gestaltschließen (WP)	.04	0.434

Anmerkungen: * signifikant; ** signifikant nach B-H Korrektur; RW = Rohwert; WpS = Wörter pro Sekunde; ZpS = Zahlen pro Sekunde; WP = Wertpunkte

Hypothese 5

***Hypothese 5**: Die verschiedenen visuellen Wahrnehmungsleistungen korrelieren signifikant positiv miteinander. (visuelle Exploration, visuelle Suche, Größenwahrnehmung, Raumwahrnehmung, Räumliche Orientierung, Textverarbeitung, Zahlenverarbeitung, Objekterkennung, Visuokonstruktion, Figur-Grund-Unterscheidung, Formwahrnehmung und Gestaltwahrnehmung).*

Hypothese 5 befasste sich mit der Frage, ob die untersuchten visuellen Wahrnehmungsleistungen in der CVI-Risikogruppe voneinander unabhängig sind. Für die korrelativen Zusammenhänge von Figur-Grund-Unterscheidung, Formkonstanz und Gestaltschließen wurden die Wertpunkte verwendet, damit sowohl FEW-2, als auch FEW-JE gemeinsam ausgewertet werden konnten. Signifikante Ergebnisse der partiellen Rangkorrelation nach Bonferroni-Holm-Korrektur können Tabelle 4-23 entnommen werden, eine Übersicht über alle Korrelationen findet sich in Anhang E. Im Folgenden werden signifikante Korrelationen nach Bonferroni-Holm-Korrektur berichtet. Alle diese signifikanten Zusammenhänge fielen stark aus.

Tabelle 4-23: Hypothese 5 - Signifikante partielle Rangkorrelationen (einseitig) der Maße der visuellen Wahrnehmung miteinander in der CVI-Risikogruppe (n = 28)

	3-Buchstaben (WpS)	6-Buchstaben (WpS)	9-Buchstaben (WpS)	Formkonstanz (WP)
	ρ	ρ	ρ	ρ
6-Buchstaben (WpS)	0.86**			
9-Buchstaben (WpS)	0.84**	0.88**		
2-Ziffern (ZpS)	0.73**	0.70**	0.72**	
Gestaltschließen (WP)		0.81*		0.70**

Anmerkungen: * signifikant; ** signifikant nach B-H Korrektur; RW = Rohwert; WpS = Wörter pro Sekunde; ZpS = Zahlen pro Sekunde; WP = Wertpunkte; vollständige Korrelationstabelle mit allen Korrelationskoeffizienten siehe Anhang E

Für die Leseleistung bei Wörtern ergaben sich signifikante Korrelationen für alle Wortlängen miteinander (WpS 3-Buchstaben x WpS 6-Buchstaben (ρ = .86, p < 0.001), WpS 3-Buchstaben (ρ = .84, p < 0.001), WpS 6-Buchstaben x WpS 9-Buchstaben (ρ = .88, p < 0.001), die als sehr hoch einzuschätzen sind. Es korrelierten außerdem alle Wortlängen hoch mit der Leseleistung bei zweistelligen Zahlen (WpS 3-Buchstaben (ρ = .73, p < 0.001), WpS 6-Buchstaben (ρ = .70, p < 0.001) und WpS 9-Buchstaben (ρ = .72, p < 0.001)).

Zusammenhänge mit der Leseleistung fanden sich weiterhin mit der Aufgabe zum Gestaltschließen (RW). Bei 6-Buchstaben Wörtern (WpS) mit ρ = .84 (p < 0.001) und mit 9-Buchstaben-Wörtern mit ρ = .79 (p < 0.001) fielen diese hoch bis sehr hoch aus. Auch bei 3 Buchstaben fanden sich hohe Korrelationen mit dem Gestaltschließen (ρ = .72, p = 0.001), diese waren nach Bonferroni-Holm-Korrektur jedoch nicht mehr signifikant.

Eine letzte, ebenfalls hohe, statistisch bedeutsame Korrelation fand sich für Formkonstanz (RW) und Gestaltschließen (RW) mit ρ = .78 (p < 0.001).

Hypothese 5 konnte daher nur für wenige Maße der visuellen Wahrnehmung bestätigt werden. In 8 von 153 Korrelationsanalysen fand sich nach Bonferroni-Holm-Korrektur ein signifikanter Zusammenhang. Aus Gründen der Übersichtlichkeit wurden hier nur die signifikanten Korrelationen aufgeführt. Die gesamte Korrelationstabelle kann Anhang E entnommen werden.

Hypothese 6

***Hypothese 6:** Kinder mit Risiko für CVI zeigen eine niedrigere Genauigkeit und Geschwindigkeit in ihrer visuellen Verarbeitung als andere Kinder/sehbehinderte Kinder/normalsichtige Kinder.*

In Hypothese 6 wurde untersucht, wie die visuelle Suche in der CVI-Risikogruppe charakterisiert ist. Hierfür wurden vier Leistungsgruppen gebildet (schnell und genau, langsam und genau, schnell und ungenau, langsam und ungenau). Die Einteilung in die Leistungsgruppen erfolgte mithilfe der Einteilung der Gesamtstichprobe in Altersgruppen (6 Jahre, 7 bis 8 Jahre, 9 bis 11 Jahre und 12 bis 14 Jahre). Für jede Altersgruppe wurden die Mediane der Bearbeitungszeit und der Fehlerzahlen im mTBCT, bezogen auf die Vergleichsgruppe ermittelt. Anschließend wurde die Einteilung der ProbandInnen - bezogen auf ihre Altersgruppe - vorgenommen.

Wie aus Tabelle 4-24 ersichtlich, bearbeiteten 61.4% der Vergleichsgruppe die Aufgabe schnell und genau. 4.5% waren langsam und ungenau. Dem gegenüber steht die CVI-Risikogruppe, in der 67.9% die Aufgaben zwar genau, aber langsam bearbeiteten. 10.7% erreichten eine schnelle und genaue Suchleistung. 21.4% bearbeiteten die Aufgabe langsam und ungenau, wohingegen eine schnelle und ungenaue Suche auf keines der Kinder zutraf.

Vergleicht man diese Verteilungen mittels Chi-Quadrat-Test, fällt dieser beim Vergleich von Vergleichsgruppe und CVI-Risikogruppe hoch signifikant aus (x^2 (3) = 41.64, $p < 0.001$). Es finden sich weniger ProbandInnen der CVI-Risikogruppe in der schnellen und genauen bzw. schnellen und ungenauen Gruppe, wohingegen mehr Kinder der CVI-Risikogruppe eine langsame und genaue oder langsame und ungenaue Bearbeitungsstrategie zeigen.

Tabelle 4-24: Verteilung der drei Untersuchungsgruppen auf die vier Bearbeitungsstile in der visuellen Suchaufgabe (mTBCT) sowie x^2 - Tests zur Überprüfung der Gleichheit der Häufigkeitsverteilungen

	Vergleichsgruppe	CVI-Risikogruppe	Periphere Sehschädigung
Schnell und genau	61.4%	10.7%	10.5%
Langsam und genau	31.8%	67.9%	68.4%
Schnell und ungenau	2.3%	0.0%	0.0%
Langsam und ungenau	4.5%	21.4%	21.1%
x^2 - Test		X^2 (2) = 41.64; $p < 0.001$**	X^2 (2) = 0.004; p = .998

Anmerkungen: *signifikant; ** signifikant nach B-H Korrektur

Zusatzanalyse: Der Vergleich des Bearbeitungsstils von CVI-Risikogruppe und peripherer Sehschädigungsgruppe ergab keinen signifikanten Unterschied im Bearbeitungsstil der beiden Gruppen (x^2 (2) = 0.004; p = 0.998), die Verteilung der relativen Häufigkeiten in den Bearbeitungsstilen ist nahezu identisch (siehe Tabelle 4-24).

4.2.2.2 Kognition

Hypothese 7

Hypothese 7: *Die verschiedenen visuellen Wahrnehmungsleistungen korrelieren signifikant positiv mit kognitiven Funktionen.*

a) *Visuelle Wahrnehmung und fokussierte Aufmerksamkeit korrelieren signifikant positiv.*
b) *Visuelle Wahrnehmung und verbales Kurzzeitgedächtnis korrelieren signifikant positiv.*
c) *Visuelle Wahrnehmung und verbales Arbeitsgedächtnis korrelieren signifikant positiv.*
d) *Visuelle Wahrnehmung und visuelles Problemlösen korrelieren signifikant positiv.*

In Hypothese 7 wurde untersucht, ob kognitive Leistungsfähigkeit und visuelle Wahrnehmung in der CVI-Risikogruppe statistisch voneinander unabhängig sind. Die Berechnung der partiellen Rangkorrelationen erfolgte einseitig. Tabelle 4-26 gibt Aufschluss über die verschiedenen Korrelationsanalysen. Die nun berichteten signifikanten Korrelationen beziehen sich auf die Ergebnisse nach Bonferroni-Holm-Korrektur.

Hoch signifikante Korrelationen des Fokat-KJ (KL) ergaben sich mit dem Effektivitätsscore im Kreise durchstreichen (ρ (24) = .70; $p < 0.001$) dem Effektivitätsscore des mTBCT (ρ (24) = .59, $p < 0.001$) und der Positionsschätzung (RW) ρ (24) = .63, ($p < 0.001$). Die Korrelationskoeffizienten fielen mittel bis stark aus. In Hypothese 7a) konnte teilweise bestätigt werden, dass es einen signifikanten Zusammenhang von visueller Wahrnehmung und visueller fokussierter Aufmerksamkeit gibt.

Starke bis sehr starke Korrelationen fanden sich für das Zahlen nachsprechen vorwärts (RW) mit den verschiedenen Variablen der Leseleistung (WpS 3-Buchstaben (ρ = .78, $p < 0.001$) WpS 6-Buchstaben (ρ = .76, $p < 0.001$) und WpS 9-Buchstaben (ρ = .81, $p < 0.001$)) sowie der Leseleistung von Zahlen mit zwei Ziffern mit bei ρ = .63, ($p < 0.001$). Zudem ergab sich ein hoch signifikanter starker Zusammenhang mit dem Gestaltschließen (RW) mit ρ = .72 ($p < 0.001$). Auch Hypothese 7b) konnte daher teilweise bestätigt werden.

Tabelle 4-25: Hypothese 7 - Partielle Rangkorrelationen (einseitig) der kognitiven Leistungsmaße mit den visuellen Wahrnehmungsmaßen

	FokAT-KJ (KL)		ZN-V (RW)		ZN-R (RW)		MT (RW)	
	ρ	p	ρ	p	ρ	p	ρ	p
Kreise durchstreichen (EffSc)	.70	< 0.001**	-.00	0.495	.10	0.313	.12	0.273
mTBCT (EffSc)	.59	0.001**	.16	0.214	.10	0.314	.46	0.008
Größenwahrnehmung (RW)	.50	0.004*	.46	0.008*	.29	0.071	.36	0.034*
Positionsschätzung (RW)	.63	< 0.001**	.36	0.034*	.17	0.201	.51	0.003**
Labyrinthaufgabe (RW)	.43	0.022*	.40	0.029*	.30	0.081	.48	0.010*
Objekterkennung F (RW)	.10	0.311	-.20	0.159	- .19	0.170	.14	0.250
Objekterkennung s/w (RW)	.38	0.067	.01	0.484	.02	0.467	.37	0.064
3-Buchstaben (WpS)	.53	0.005*	.78	< 0.001**	.55	0.003*	.58	0.002**
6-Buchstaben (WpS)	.40	0.029*	.76	< 0.001**	.52	0.006*	.51	0.006*
9-Buchstaben (WpS)	.36	0.048*	.81	< 0.001**	.54	0.004*	.50	0.007*
1-Ziffer (ZpS)	.07	0.384	.33	0.059	.53	0.004*	-.05	0.413
2-Ziffern (ZpS)	.35	0.053	.63	0.001**	.52	0.005*	.38	0.036*
3-Ziffern (ZpS)	- .05	0.434	.48	0.029*	.44	0.042*	.16	0.277
SLP 2x2x2 (RW)	.39	0.024*	.21	0.147	.34	0.043*	.52	0.003**
Figur-Grund-Unterscheidung (WP)	.38	0.026*	.33	0.049*	.25	0.103	.70	< 0.001**
Formkonstanz (WP)	.31	0.063	.41	0.016*	.27	0.090	.66	< 0.001**
Gestaltschließen (WP)	.33	0.069	.62	0.001**	.46	0.018*	.37	0.049*

Anmerkungen: * signifikant;** signifikant nach B-H Korrektur; EffSc = Effektivitätsscore; RW = Rohwert; WpS = Wörter pro Sekunde; ZpS = Zahlen pro Sekunde; WP = Wertpunkte

Keine signifikanten Zusammenhänge fanden sich nach Bonferroni-Holm-Korrektur zwischen visueller Wahrnehmung und dem Zahlen nachsprechen rückwärts (RW). Die Korrelationen fielen sehr schwach bis mittel aus (siehe Tabelle 4-25). Hypothese 7c) muss daher verworfen werden.

Der Rohwert der Matrizen als Maß des visuellen Problemlösens korrelierte stark mit der Figur-Grund-Unterscheidung (WP) mit $\rho = .70$ ($p < 0.001$) sowie stark mit der Formkonstanz (RW) mit $\rho = .66$ ($p < 0.001$). Zudem ergaben sich hoch signifikante Korrelationen in mittlerer Höhe mit der Leseleistung bei 3-Buchstaben Wörtern (WpS) ($\rho = .58$, $p = 0.002$) und der SLP2 ($\rho = .52$, $p = 0.003$). Hypothese 7d) konnte somit ebenfalls teilweise bestätigt werden.

Hypothese 7 konnte insgesamt nur teilweise bestätigt werden. Die Hypothesen 7a), 7b) und 7d) konnten teilweise bestätigt werden, wohingegen Teilhypothese 7c) gänzlich verworfen werden muss.

4.2.2.3 Nicht-kognitive Aspekte

Deskriptive Analyse: InSerl

Die Betrachtung des InSerl umfasst ebenfalls eine qualitative Analyse, in diesem Falle bezüglich des subjektiven Seherlebens der CVI-Risikogruppe.

Bezüglich des Gesichtsfeldes wurden Einschränkungen wie Übersehen von Essen auf dem Teller, dem Stolpern über Spielzeuge am Boden oder dem Anstoßen an Möbeln oder beim Treppensteigen in unterschiedlicher Häufigkeit berichtet (max. eine zutreffende Aussage bei 53.8%). 46.2% berichteten für mindestens zwei exemplarische Situationen, die typische Beeinträchtigungen bei Gesichtsfeldausfall bezeichnen, Schwierigkeiten zu haben.

Mit der Bewegungswahrnehmung berichteten 53.8% keinerlei Probleme zu haben, wohingegen 46.2% Schwierigkeiten in mindestens einer der genannten exemplarischen Situationen (z.B. einen Ball fangen) zur Bewegungswahrnehmung angaben.

Keinerlei Probleme mit der räumlichen Orientierung zu haben, berichteten 87.0%. Nur selten treten Schwierigkeiten auf, beispielsweise das Klassenzimmer oder den Weg zum Bäcker zu finden (13.0%).

Den Überblick in visuell komplexen Situationen zu behalten und Dinge oder Personen nach denen man visuell sucht, ohne Hilfe zu bekommen (beispielsweise von der Mutter) gelang nach eigenen Angaben 38.5%. Dazu zählt auch das Finden von Kleidung im Schrank, Spielzeug in einer Kiste oder einen Freund in einer Gruppe von Mitschülern. In mindestens einer Situation Schwierigkeiten mit der visuellen Suche zu haben, berichteten fast zwei Drittel der befragten Kinder (61.5%) mit CVI-Risiko.

Hinsichtlich der Körperwahrnehmung im Sinne des präzisen Greifens nach Gegenständen oder des Meidens unebener Böden berichtete die Mehrheit keine Schwierigkeiten (57.7%), wohingegen 42.3% in mindestens einer Situation Probleme schilderten.

Die visuelle Aufmerksamkeit wurde nur für eine Situation erfragt: Ob es dem Kind schwer falle, sich auf zwei Dinge gleichzeitig zu konzentrieren, also beispielsweise mit seinen Mitschülern zu reden, während man über den

Pausenhof spaziert, ohne dabei in etwas oder jemanden hinein zu laufen. Dies bereitete 57.7% keinerlei Probleme, wobei auch 42.3% hier Schwierigkeiten einräumten.

Visuelle Anstrengung kann sich im Kontext von CVI insbesondere in vollen Einkaufszentren oder Supermärkten einstellen. Angesprochen darauf, ob es für sie anstrengend sei in Einkaufszentren zu gehen und ob sie mit den vielen visuellen Eindrücken umgehen könnten, berichteten 65.3% in mindestens einer Situation visuelle Anstrengung. Kein Problem bereitete dies hingegen etwa einem Drittel der Kinder (34.6%).

Auch visuelles Erkennen ist eine wichtige Teilleistung des Sehens. Dazu zählt das Erkennen bekannter Personen und ihrer Gesichtsausdrücke in der Realität und auf Fotos, wie auch das Erkennen von bekannten Gegenständen. Den befragten Kindern der CVI-Risikogruppe bereitet dies in 42.3% der Fälle keinerlei Schwierigkeiten. 57.7% gelang mindestens eine der eben genannten Teilleistungen das Erkennen nicht immer.

Hinsichtlich ihres visuellen Befindens, also ob sie ihre Beeinträchtigung als belastend empfinden, oder im Alltag bemerken, dass Sachen nicht gemacht werden können, die für andere Kinder kein Problem darstellen oder ob Blendempfindlichkeit besteht, berichten 20% keinerlei Probleme zu haben. 80% schildern Schwierigkeiten neben den eben genannten Situationen auch beim Lesen von Straßenschildern Beeinträchtigungen.

Auch die subjektive Sehschärfe wurde im Interview erfragt. So wurden verschiedene Beispiele gegeben, in denen die Kinder mit verschiedenen Schriftgrößen konfrontiert sind (Überschriften in Zeitungen, Etiketten auf Saftflaschen, Bücher, Nadel in Faden einfädeln, Schneiden mit der Schere etc.) Schwierigkeiten berichteten hier 65.0% der CVI-Risikogruppe, 35.0% bereiteten auch Aufgaben mit hohen Anforderungen an die Sehschärfe keine Probleme.

Im täglichen Leben, beispielsweise beim Ablesen der Uhrzeit, beim Schreiben und Lesen berichteten 80.0% keinerlei Beeinträchtigungen und kamen im Alltag mit ihrem Sehvermögen alleine gut zurecht. 20.0% sind hier in mindestens einer Situation mit mindestens einer Schwierigkeit konfrontiert.

Auf die Frage, wie gut sie subjektiv sehen können, unabhängig von dem was Ärzte, Eltern oder Geschwister über ihr Sehvermögen ihnen sagten, berichteten 46.4% sehr gut bis gut sehen zu können. 39.3% empfanden ihr Sehvermögen als mittelmäßig, lediglich 3.6% (entspricht einem Proband) empfanden ihr Sehvermögen als sehr schlecht.

Zusammenfassend ist festzuhalten, dass Kindern der CVI-Risikogruppe Sehprobleme im Alltag nicht oder nur in geringem Maße berichten. Tabelle 4-26 können die Verteilungen der Anzahl positiver Antworten für die einzelnen Dimensionen entnommen werden.

Tabelle 4-26: Deskriptive Statistik des InSerl - Relative Häufigkeiten der Anzahl an berichteten Beeinträchtigungen für jede Dimension in der CVI-Risikogruppe (n = 26)

	I.	0 P.	1 P.	2 P.	3 P.	4 P.	5 P.	6 P.	7 P.
Gesichtsfeld	6	23.1%	30.8%	23.1%	15.4%	3.8%	3.8%	0.0%	---
Bewegungs-wahrnehmung	3	53.8	15.4%	30.8%	0.0%	---	---	---	---
Topographische Orientierung	2	87.0%	4.3%	8.7%	---	---	---	---	---
Visueller Überblick und visuelle Suche	6	38.5%	30.8%	15.4%	3.8%	11.5%	0.0%	0.0%	---
Visuell gesteuerte Körperbewegungen	2	57.7%	26.9%	15.4%	---	---	---	---	---
Visuelle Aufmerksamkeit	1	57.7%	42.3%	---	---	---	---	---	---
Verhalten bei visueller Anstrengung	3	34.6%	53.8%	11.5%	0.0%	---	---	---	---
Visuelles Erkennen	5	42.3%	30.8%	11.5%	15.4%	0.0%	0.0%	---	---
Allgemeines Befinden	7	20.0%	40.0%	40.0%	0.0%	0.0%	0.0%	0.0%	0.0%
Sehschärfe	4	35.0%	40.0%	20.0%	5.0%	0.0%	---	---	---
Aktivitäten des täglichen Lebens	4	80.0%	20.0%	0.0%	0.0%	0.0%	---	---	---

Anmerkungen: I. = Itemanzahl der jeweiligen Dimension; P. = Punkte, 1 Punkt entspricht einer positiven Antwort, im Sinne einer Beeinträchtigung; **Fettdruck** = häufigste Kategorie.

Hypothese 8

Hypothese 8: *Visuelle Wahrnehmung und nicht-kognitive Aspekte korrelieren signifikant miteinander.*

a) Visuelle Wahrnehmung und Lebensqualität korrelieren signifikant miteinander.
b) Visuelle Wahrnehmung und Sozialverhalten korrelieren signifikant miteinander.
c) Visuelle Wahrnehmung und Lern- und Leistungsmotivation korrelieren signifikant miteinander.
d) Visuelle Wahrnehmung und Persönlichkeit korrelieren signifikant miteinander.
e) Visuelle Wahrnehmung und subjektives Seherleben korrelieren signifikant positiv miteinander.

Hypothese 8 befasste sich mit dem Zusammenhang von visueller Wahrnehmung und nicht-kognitiven Aspekten. Mittels partieller Rangkorrelationen für die CVI-Risikogruppe wurde die Hypothesenprüfung statistisch umgesetzt.

Für die Lebensqualität wurde angenommen, dass sich signifikante Korrelationen mit der visuellen Wahrnehmung ergeben würden. Die nähere Überprüfung ergab keinerlei statistisch bedeutsame Zusammenhänge (siehe Tabelle 4-27). Hypothese 8a) muss daher abgelehnt werden. Unabhängig von der Signifikanz fielen die Korrelationen sehr schwach bis schwach aus.

Tabelle 4-27: Hypothese 8a - Partielle Rangkorrelation (zweiseitig) des ILK mit den visuellen Wahrnehmungsmaßen

	ILK (RW)	
	ρ	p
Kreise durchstreichen (EffSc)	-.28	0.082
mTBCT (EffSc)	-.26	0.095
Größenwahrnehmung (RW)	.21	0.144
Positionsschätzung (RW)	-.13	0.264
Labyrinthaufgabe (RW)	.11	0.313
Objekterkennung F (RW)	.18	0.202
Objekterkennung s/w (RW)	-.04	0.437
3-Buchstaben (WpS)	.02	0.473
6-Buchstaben (WpS)	.05	0.414
9-Buchstaben (WpS)	-.11	0.314
1-Ziffer (ZpS)	.19	0.235
2-Ziffern (ZpS)	.26	0.096
3-Ziffern (ZpS)	-.05	0.423
SLP 2x2x2 (RW)	.13	0.258
Figur-Grund-Unterscheidung (WP)	.02	0.436
Formkonstanz (WP)	-.03	0.413
Gestaltschließen (WP)	-.28	0.046*

Anmerkungen: * signifikant;** signifikant nach B-H Korrektur; EffSc = Effektivitätsscore; RW = Rohwert; WpS = Wörter pro Sekunde; ZpS = Zahlen pro Sekunde; WP = Wertpunkte

Das Sozialverhalten, operationalisiert mittels des SDQ-E, wurde ebenfalls auf korrelative Zusammenhänge mit der visuellen Wahrnehmung überprüft. Wie bei der vorhergehenden Teilhypothese auch, ergab sich auch hier kein statistisch bedeutsamer Zusammenhang, wie Tabelle 4-28 verdeutlicht, sodass auch Hypothese 8b) abgelehnt werden muss. Betrachtet man neben der Signifikanz auch die Höhe der Zusammenhänge, finden sich keine bis schwache Korrelationen.

Tabelle 4-28: Hypothese 8b - Partielle Rangkorrelation (zweiseitig) des SDQ-E mit den visuellen Wahrnehmungsmaßen

	SDQ-E (RW)	
	ρ	p
Kreise durchstreichen (EffSc)	- .23	0.136
mTBCT (EffSc)	- .17	0.216
Größenwahrnehmung (RW)	- .40	0.027
Positionsschätzung (RW)	.20	0.195
Labyrinthaufgabe (RW)	- .36	0.040*
Objekterkennung F (RW)	- .51	0.010*
Objekterkennung s/w (RW)	- .47	0.018*
3-Buchstaben (WpS)	- .41	0.027*
6-Buchstaben (WpS)	- .08	0.363
9-Buchstaben (WpS)	- .53	0.008*
1-Ziffer (ZpS)	- .34	0.128
2-Ziffern (ZpS)	- .02	0.464
3-Ziffern (ZpS)	- .32	0.112
SLP 2x2x2 (RW)	- .41	0.022*
Figur-Grund-Unterscheidung (WP)	- .03	0.425
Formkonstanz (WP)	- .22	0.075
Gestaltschließen (WP)	- .27	0.066

Anmerkungen: * signifikant;** signifikant nach B-H Korrektur; EffSc = Effektivitätsscore; RW = Rohwert; WpS = Wörter pro Sekunde; ZpS = Zahlen pro Sekunde; WP = Wertpunkte

Hypothese 8c) befasste sich mit dem statistischen Zusammenhang von Lern- und Leistungsmotivation mit visueller Wahrnehmung. Die Testung erfolgte zweiseitig. Die Korrelationshöhe reichte von keinem bedeutsamen Zusammenhang bis zu schwachen Zusammenhängen. Nach Bonferroni-Holm-Korrektur war keiner der Zusammenhänge signifikant. Hypothese 8c) muss daher abgelehnt werden. Unabhängig von den nicht signifikanten Zusammenhängen, erreichten diese Korrelationskoeffizienten, die keinen bis einen mittleren Zusammenhang bedeuteten. Sie können Tabelle 4-29 entnommen werden.

Tabelle 4-29: Hypothese 8c - Partielle Rangkorrelation (zweiseitig) des SELLMO mit den visuellen Wahrnehmungsmaßen

	Lernziele (RW)		Annäherungs-Leistungsziele (RW)		Vermeidungs-Leistungsziele (RW)		Arbeits-vermeidung (RW)	
	ρ	p	ρ	p	ρ	p	ρ	p
Kreise durchstreichen (EffSc)	.26	0.174	.15	0.303	-.19	0.250	.06	0.423
mTBCT (EffSc)	.17	0.274	.50	0.028*	.19	0.248	.08	0.383
Größenwahrnehmung (RW)	.39	0.078	-.21	0.226	-.13	0.329	-.14	0.313
Positionsschätzung (RW)	-.16	0.290	.17	0.272	.03	0.464	-.25	0.180
Labyrinthaufgabe (RW)	.34	0.130	.27	0.183	.04	0.451	.52	0.034*
Objekterkennung F (RW)	.25	0.189	-.02	0.467	.27	0.169	-.18	0.257
Objekterkennung s/w (RW)	.14	0.305	.26	0.178	.30	0.136	-.00	0.499
3-Buchstaben (WpS)	.16	0.288	.28	0.160	.22	0.211	.19	0.254
6-Buchstaben (WpS)	.14	0.312	-.05	0.429	.43	0.055	-.14	0.304
9-Buchstaben (WpS)	.17	0.276	.18	0.259	.34	0.108	-.31	0.133
1-Ziffer (ZpS)	-.15	0.305	.06	0.423	.26	0.186	-.12	0.348
2-Ziffern (ZpS)	.28	0.154	.06	0.422	.20	0.244	-.27	0.162
3-Ziffern (ZpS)	-.00	0.495	.25	0.227	-.01	0.493	-.11	0.369
SLP 2x2x2 (RW)	-.16	0.286	-.26	0.174	.02	0.471	-.18	0.260
Figur-Grund-Unterscheidung (WP)	-.05	0.431	.24	0.195	-.17	0.271	-.07	0.407
Formkonstanz (WP)	-.32	0.122	-.13	0.322	-.07	0.410	-.31	0.130
Gestaltschließen (WP)	-.12	0.358	.09	0.397	.09	0.392	.01	0.483

Anmerkungen: * signifikant;** signifikant nach B-H Korrektur; EffSc = Effektivitätsscore; RW = Rohwert; WpS = Wörter pro Sekunde; ZpS = Zahlen pro Sekunde; WP = Wertpunkte

Die Korrelation von visueller Wahrnehmung und Persönlichkeit wurde in Hypothese 8d) überprüft. Aufgrund der niedrigen Anzahl an Probanden mit CVI-Risiko, für die der IKT ausgefüllt vorlag (n = 4), konnte für die 6 bis 8-Jährigen keine verlässliche korrelative Überprüfung vorgenommen werden. Die Analyse beschränkt sich daher auf die Korrelation der Verhaltensstile aus dem PFK 9-14 mit den Maßen der visuellen Wahrnehmung. Es ergaben sich nach Bonferroni-Holm-Korrektur keine signifikanten Zusammenhänge der partiellen Rangkorrelationen. Nicht-signifikante Zusammenhänge ergaben sich in sehr schwacher bis starker Höhe (siehe Tabelle 4-30). Hypothese 8d), dass Persönlichkeit und visuelle Wahrnehmung miteinander korrelieren, muss abgelehnt werden. Wird von der Signifikanz abgesehen, ergaben sich für die Zusammenhangsmaße Koeffizienten, die als nicht vorhanden bis mittel zu bewerten sind.

Tabelle 4-30: Hypothese 8d - Partielle Rangkorrelation (zweiseitig) des PFK 9-14 mit den visuellen Wahrnehmungsmaßen

	Emotionale Erregbarkeit (RW)		Fehlende Willenskontrolle (RW)		Extravertierte Aktivität (RW)		Zurückhaltung und Scheu im Sozialkontakt (RW)	
	ρ	p	ρ	p	ρ	p	ρ	p
Kreise durchstreichen (EffSc)	-.36	0.120	.46	0.044*	.02	0.936	-.08	0.729
mTBCT (EffSc)	-.28	0.226	.30	0.203	.14	0.566	-.23	0.324
Größenwahrnehmung (RW)	-.02	0.944	.11	0.631	.18	0.446	-.20	0.398
Positionsschätzung (RW)	-.04	0.061	.06	0.814	.12	0.624	-.00	0.990
Labyrinthaufgabe (RW)	.30	0.226	.16	0.520	-.19	0.457	.47	0.048*
Objekterkennung F (RW)	.05	0.835	.40	0.084	.15	0.529	-.06	0.815
Objekterkennung s/w (RW)	.17	0.482	.19	0.417	.24	0.309	-.33	0.154
3-Buchstaben (WpS)	.04	0.861	.24	0.307	.30	0.192	-.16	0.502
6-Buchstaben (WpS)	.32	0.176	-.05	0.846	.12	0.626	.02	0.947
9-Buchstaben (WpS)	-.13	0.590	.11	0.637	.63	0.003*	-.18	0.438
1-Ziffer (ZpS)	-.22	0.407	.22	0.419	.37	0.154	.11	0.675
2-Ziffern (ZpS)	-.19	0.420	-.04	0.867	.16	0.499	.12	0.616
3-Ziffern (ZpS)	-.35	0.245	.29	0.331	-.39	0.194	.04	0.887
SLP 2x2x2 (RW)	-.45	0.049*	-.28	0.231	-.02	0.929	-.01	0.959
Figur-Grund-Unterscheidung (WP)	-.15	0.538	-.29	0.215	.22	0.347	-.49	0.029
Formkonstanz (WP)	-.31	0.180	-.20	0.405	-.06	0.789	-.15	0.525
Gestaltschließen (WP)	.24	0.399	-.21	0.446	-.19	0.507	-.26	0.349

Anmerkungen: * signifikant;** signifikant nach B-H Korrektur; EffSc = Effektivitätsscore; RW = Rohwert; WpS = Wörter pro Sekunde; ZpS = Zahlen pro Sekunde; WP = Wertpunkte

Ein weiterer nicht-kognitiver Aspekt war das Interview zum Seherleben, das mit den ProbandInnen geführt wurde. Es stellte sich heraus, dass der Rohwert des Fragebogens mit keiner der visuellen Wahrnehmungsleistungen signifikant positiv korrelierte (siehe Tabelle 4-31). Hypothese 8e) muss daher ebenfalls verworfen werden. Einzig die Leseleistung in Wörtern mit 6-Buchstaben korrelierte in mittlerer Höhe mit dem Gesamtscore des InSerl (ρ = .52; p = 0.029), diese Korrelation war nach Bonferroni-Holm-Korrektur ebenfalls nicht mehr statistisch bedeutsam.

Insgesamt kann die gesamte Hypothese 5 verworfen werden.

Tabelle 4-31: Hypothese 8e - Partielle Rangkorrelation (zweiseitig) des InSerl mit den visuellen Wahrnehmungsmaßen

	InSerl (RW)	
	ρ	p
Visus	.35	0.222
Kreise durchstreichen (EffSc)	-.36	0.106
mTBCT (EffSc)	.34	0.117
Größenwahrnehmung (RW)	-.03	0.461
Positionsschätzung (RW)	-.34	0.474
Labyrinthaufgabe (RW)	.02	0.117
Objekterkennung F (RW)	.35	0.109
Objekterkennung s/w (RW)	.43	0.061
3-Buchstaben (WpS)	.23	0.218
6-Buchstaben (WpS)	.52	0.029*
9-Buchstaben (WpS)	.27	0.175
1-Ziffer (ZpS)	-.45	0.114
2-Ziffern (ZpS)	.20	0.248
3-Ziffern (ZpS)	-.60	0.079
SLP 2x2x2 (RW)	.06	0.420
Figur-Grund-Unterscheidung (WP)	.44	0.058
Formkonstanz (WP)	.08	0.393
Gestaltschließen (WP)	-.06	0.430

Anmerkungen: * signifikant;** signifikant nach B-H Korrektur; EffSc = Effektivitätsscore; RW = Rohwert; WpS = Wörter pro Sekunde; ZpS = Zahlen pro Sekunde; WP = Wertpunkte

4.2.3 Förderbedarf in der visuellen Exploration und Suche sowie beim Lesen

Ein weiterer wichtiger Aspekt der CVI-Diagnostik ist die Behandlungsindikation, die sich gegebenenfalls aus den Untersuchungsergebnissen ableiten lässt. Diese soll hier exemplarisch für die visuelle Exploration und Suche sowie das Lesen deskriptiv betrachtet werden.

Validierungsuntersuchung 1

Validierungsuntersuchung 1: *Welcher Cut-Off-Wert kann für die Dimension „Visuelle Exploration und Suche" aus dem FÜL-KJ abgeleitet werden, der die besten diagnostischen Eigenschaften für den Förderbedarf in der visuellen Exploration und Suche aufweist (Sensitivität und Spezifität)?*

Eine effiziente, d.h. schnelle und genaue visuelle Exploration, trägt zu einem kohärenten Seheindruck und Überblick bei. Daher wurde die gesamte gesunde Stichprobe wiederum in Altersgruppen (6 Jahre, 7 bis 8 Jahre, 9 bis 11 Jahre und 12 bis 14 Jahre) eingeteilt. Anhand der Mediane der visuellen Suche (mTBCT) für Zeitbedarf und Fehlerzahl dieser Altersgruppen, wurde die gesamte klinische Stichprobe anhand der Mediane der gesunden Vergleichsgruppe in die vier Leistungsgruppen schnell und genau, langsam und genau, schnell und ungenau sowie langsam und ungenau eingeteilt. Das Vorgehen entspricht der Einteilung in Leistungsgruppen wie in Hypothese 6. Wie viele ProbandInnen aufgrund dieser Kriterien welcher Leistungsgruppe zugeteilt wurden, kann Tabelle 4-32 entnommen werden.

Tabelle 4-32: Bearbeitungsstil der gesamten Klinischen Stichprobe, der CVI-Risikogruppe und der Peripheren Sehschädigungsgruppe in einer visuellen Suchaufgabe (mTBCT)

Bearbeitungsstil	Klinische Stichprobe	CVI-Risikogruppe	Periphere Sehschädigung
Schnell und genau	7 (10.6%)	3 (10.7%)	4 (10.5%)
Schnell und ungenau	0 (0.0%)	0 (0.0%)	0 (0.0%)
Langsam und genau	45 (68.2%)	19 (67.9%)	26 (68.4%)
Langsam und ungenau	14 (21.2%)	6 (21.4%)	8 (21.1%)

Anmerkungen: Abgebildet sind absolute und relative Häufigkeiten der jeweiligen Bearbeitungsstile.

Als behandlungsbedürftig gelten alle Leistungen der visuellen Suche, die nicht der Kategorie „schnell und genau" zugeordnet werden können. Einer Förderung bedurften demnach 85.7% der CVI-Risikogruppe, bzw. 86.8% der peripheren Sehschädigungsgruppe. Der FÜL-KJ bot neben Items, die mit Überblicksleistungen im Alltag verknüpft sind, ein Item in dem der Förderwunsch im Überblick geäußert werden konnte („Ja“ oder „Nein“). Die Lehrer kannten die Zuteilung zu CVI-Risikogruppe und peripherer Sehschädigungsgruppe nicht. Bei 37.5% der CVI-Risikogruppe bestand ein Förderwunsch der Lehrer im Überblick, gegenüber 20.0% in der peripheren Sehschädigungsgruppe. Die Übereinstimmung von Förderwunsch und objektivem Förderbedarf lohnt eine nähere Betrachtung (Tabelle 4-33). In der CVI-Risikogruppe benötigen nur 2 ProbandInnen keine Förderung (n = 3 in der peripheren Sehschädigungsgruppe), bei den fraglichen Kindern wurde diese auch von den Lehrern so empfunden. Allerdings blieb der Förderbedarf von Seiten der Lehrer oft unbemerkt. Bei 38 Kindern (64.41%), die eine objektive Förderung brauchten, wurde kein Förderwunsch geäußert, im Falle von CVI galt dies für 46.43% (n = 13), bzw. 77.14% (n = 27) bei peripherer Sehschädigung. Bei 9 ProbandInnen der CVI-Risikogruppe stimmten Förderwunsch und Förderbedarf überein. Alle ProbandInnen für die sich Lehrer eine Förderung wünschten, bedurften dieser auch objektiv (dies gilt auch für 7 SchülerInnen der peripheren Sehschädigungsgruppe).

Tabelle 4-33: Vier-Feldertafel zur Veranschaulichung der Übereinstimmung des Förderwunsches der Lehrkräfte mit dem objektiven Förderbedarf in der visuellen Exploration und Suche

Überblick			Förderwunsch Überblick (Lehrer)			
			Nein		Ja	
Förderung Überblick (Objektiv)	Nein	Klinische Stichprobe	8.47%	5	0.0%	0
		CVI-Risikogruppe	8.33%	2	0.0%	0
		Periphere Sehschädigung	8.57%	3	0.0%	0
	Ja	Klinische Stichprobe	64.41%	38	27.12%	16
		CVI-Risikogruppe	46.43%	13	37.50%	9
		Periphere Sehschädigung	77.14%	27	20.00%	7

Zieht man als objektives Kriterium für die Feststellung des Förderbedarfs in der visuellen Exploration und Suche die Medianeinteilung nach Geschwindigkeit und Genauigkeit der Vergleichsgruppe heran und gleicht diese mit dem Gesamtscore im Lehrerfragebogen ab, ergibt sich bei einer ROC-Kurven Analyse (siehe Abbildung 4-6) bei einem Cut-Off von ≥ 3 für die CVI-Risikogruppe die höchste Sensitivität der höchste Youden-Index (Youden = 0.63). Die Sensitivität beträgt dann 0.63, die Spezifität 1.00 (Tabelle 4-35). Für die gesamte klinische Stichprobe ist der ideale Cut-off ≥ 4 (Youden = 0.36; Sensitivität = 0.36; Spezifität = 1.00). Für beide Cut-Offs ist die

Spezifität hoch, d.h. keines der Kinder, die keine Förderung benötigen, würde eine solche infolge einer positiven Bewertung des Fragebogens erhalten. Dennoch ist die Sensitivität mit 0.63 bzw. 0.36 gering bis mittelgroß. Dies bedeutet, dass 37%, bzw. 64%, die eine Förderung brauchen, keine auffälligen Ergebnisse im Fragebogen erhielten. Insbesondere in letzterem Falle ist dies ein ungünstiges Ergebnis. Da keinem Kind, das Förderung braucht, eine solche vorenthalten werden soll, werden andere Cut-Offs festgelegt, die die Sensitivität begünstigen. Wird die ROC-Analyse erneut überprüft, ergibt sich eine höhere Sensitivität von 0.46 bei Cut-Off ≥ 3 und einer Spezifität von 0.75. Insgesamt scheint daher ein Cut-Off von ≥ 3 ratsam zu sein. All diese Angaben zu Sensitivität und Spezifität können in Tabelle 4-34 nachvollzogen werden. In der CVI-Risikogruppe wären dann 100% der SchülerInnen enthalten, für die sich die Lehrer eine Förderung wünschen, wohingegen die Übereinstimmung von fehlendem Förderwunsch und einem unauffälligen Fragebogenergebnis bei 72.7% läge.

Tabelle 4-34: Validierungsuntersuchung 1 - Sensitivität und Spezifität des Lehrerfragebogens zur visuellen Exploration und Suche

Schwellenwert	Sensitivität	Spezifität	Youden	AUC
0.50	0.86	0.25	0.11	0.619
1.50	0.68	0.25	-0.07	
2.50	0.46	0.75	0.21	
3.50	0.36	1.00	0.36	
4.50	0.25	1.00	0.25	
5.50	0.23	1.00	0.23	
6.50	0.09	1.00	0.09	
8.00	0.07	1.00	0.07	
9.50	0.05	1.00	0.05	
11.50	0.02	1.00	0.02	
14.00	0.00	1.00	0.00	

Anmerkungen: Youden = Youden-Index; AUC = Area under the curve

Abbildung 4-6: Validierungsuntersuchung 1 - ROC-Kurve für Lehrerfragebogen zur visuellen Exploration und Suche

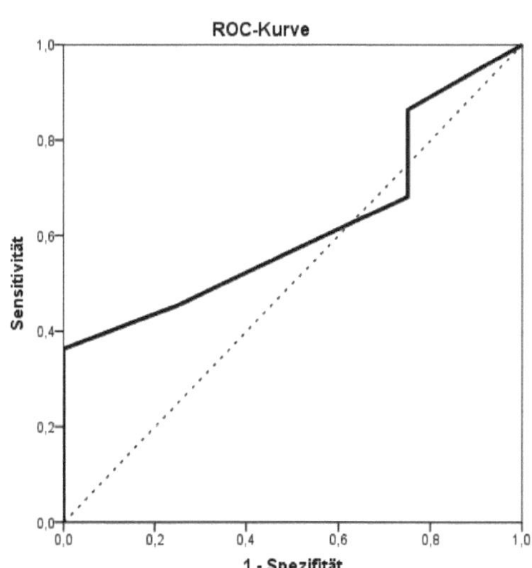

Anmerkungen: AUC = 0.619

Validierungsuntersuchung 2

Validierungsuntersuchung 2: Welcher Cut-Off-Wert kann für die Dimension „Lesen" aus dem FÜL-KJ abgeleitet werden, der die besten diagnostischen Eigenschaften für den Förderbedarf in der visuellen Exploration und Suche aufweist (Sensitivität und Spezifität)?

Für die deskriptive Auswertung des Förderbedarfs im Lesen wird äquivalent zum oberen Abschnitt verfahren. Für die Leseleistung wurde aus allen drei Worttafeln die Gesamtlesezeit sowie die Gesamtfehlerzahl ermittelt. Hieraus wurden in der Vergleichsgruppe - nach Altersgruppen geteilt - die Mediane ermittelt und entsprechend wiederum die vier Leistungsgruppen eingeteilt, wie dies auch bei der visuellen Suche der Fall war. Die Ergebnisse können Tabelle 4-35 entnommen werden.

Im Lesen benötigte nur ein Kind der CVI-Risikogruppe keine Förderung, dieses wurde auch von den Lehrern als nicht förderbedürftig eingestuft. Andererseits wurde bei 19 Kindern von Seiten der Lehrkräfte keine Förderung gewünscht, die objektiv einer Förderung bedurften. Bei 21 ProbandInnen der CVI-Risikogruppe stimmen Förderbedarf und Förderwunsch überein (Tabelle 4-36).

Tabelle 4-35: Bearbeitungsstil der gesamten Klinischen Stichprobe, der CVI-Risikogruppe und der Peripheren Sehschädigungsgruppe einer Leseaufgabe (Worttafeln)

Bearbeitungsstil	Klinische Stichprobe		CVI-Risikogruppe		Periphere Sehschädigung	
Schnell und genau	7	(13.2%)	1	(4.2%)	6	(20.7%)
Schnell und ungenau	3	(5.7%)	1	(4.2%)	2	(6.9%)
Langsam und genau	17	(32.1%)	5	(20.8%)	12	(41.4%)
Langsam und ungenau	26	(49.1%)	17	(70.8%)	9	(31.0%)

Anmerkungen: Abgebildet sind absolute und relative Häufigkeiten der jeweiligen Bearbeitungsstile.

Tabelle 4-36: Vier-Feldertafel zur Veranschaulichung der Übereinstimmung des Förderwunsches der Lehrkräfte mit dem objektiven Förderbedarf im Lesen

Lesen	Förderwunsch Lesen (Lehrer)					
			Nein		Ja	
Förderung Lesen (Objektiv)	Nein	Klinische Stichprobe	10.87%	5	2.20%	1
		CVI-Risikogruppe	5.00%	1	0.00%	0
		Periphere Sehschädigung	15.38%	4	3.85%	1
	Ja	Klinische Stichprobe	41.30%	19	45.65%	21
		CVI-Risikogruppe	40.00%	8	55.00%	11
		Periphere Sehschädigung	42.31%	11	38.46%	10

Sofern wieder als objektives Förderkriterium die Leistungseinteilung im Lesen anhand der Vergleichsgruppe herangezogen wird, beträgt der Cut-Off des Lehrerfragebogens für die Leseförderung für die CVI-Risikogruppe ≥ 3 (Youden = 0.64; Sensitivität = 0.64; Spezifität = 1.00). Wird die gesamte klinische Stichprobe herangezogen, ist der Cut-Off identisch (Youden = 0.63; Spezifität = 1.00; Sensitivität = 0.63). Wird zugunsten der Sensitivität eine Minderung der Spezifität in Kauf genommen, ist ein Cut-Off von ≥ 2 für die gesamte klinische Stichprobe zu bevorzugen (Sensitivität = 0.69; Spezifität = 0.80; Youden = 0.49). Bei einem Cut-Off von ≥ 2 in der CVI-Risikogruppe wird ein positiver Förderwunsch der Lehrer dann in 70.6% abgedeckt. Gleichzeitig erreichen 50.0% einen unauffälligen Wert im Fragebogen, wo auch keine weitere Förderung gewünscht wird. Alle Angaben zur Sensitivität und Spezifität können Tabelle 4-37 entnommen werden und zur Illustration der Ergebnisse Abbildung 4-7 herangezogen werden.

Tabelle 4-37: Validierungsuntersuchung 2 - Sensitivität und Spezifität des Lehrerfragebogens zum Lesen

Schwellenwert	Sensitivität	Spezifität	Youden	AUC
0.50	0.74	0.60	0.34	0.797
1.50	0.69	0.80	0.49	
2.50	0.63	1.00	0.63	
3.50	0.54	1.00	0.54	
4.50	0.51	1.00	0.51	
5.50	0.46	1.00	0.46	
6.50	0.34	1.00	0.34	
8.00	0.29	1.00	0.29	
9.50	0.20	1.00	0.20	
10.50	0.17	1.00	0.17	
11.50	0.11	1.00	0.11	
13.00	0.09	1.00	0.09	
15.00	0.06	1.00	0.06	
17.00	0.00	1.00	0.00	

Anmerkungen: AUC = Area under the curve

Abbildung 4-7: Validierungsuntersuchung 2 - ROC-Kurve des Lehrerfragebogens zum Lesen

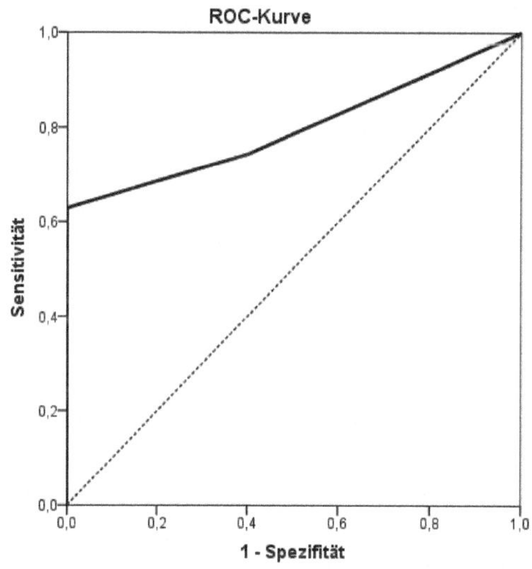

Anmerkungen: AUC = 0.797

5 Diskussion

5.1 Überprüfung von Verfahren zur (neuro-) psychologischen Diagnostik von CVI

Das Diskussionskapitel dient der Zusammenfassung, Interpretation und Einbettung der im vorherigen Kapitel geschilderten Ergebnisse. Zudem werden Limitationen der Studie berichtet, zukünftige Forschungsausblicke zusammengefasst sowie ein Fazit über die gesamte Studie gezogen.

5.1.1 Zusammenfassung

Vor der Einbettung der Untersuchungsergebnisse in den aktuellen Stand der Forschung, werden diese hier nun kurz zusammengefasst.

5.1.1.1 Visuelle Wahrnehmung

Eine Zusammenfassung der signifikanten Gruppenunterschiede kann Tabelle 5-1 entnommen werden. Von den quantitativen Verfahren zur CVI-Diagnostik diskriminierten die folgenden Verfahren in der visuellen Wahrnehmung zwischen CVI-Risikogruppe und Vergleichsgruppe bzw. Peripherer Sehschädigungsgruppe, nicht aber zwischen Peripherer Sehschädigungsgruppe und der gesunden Vergleichsgruppe: die Labyrinthaufgabe, die Positionsschätzung, das Lesen von Wörtern mit sechs bzw. neun Buchstaben, die SLP 2x2x2 und die Formkonstanz. Dies sind also die Verfahren, die sich als am aussagekräftigsten für die CVI-Diagnostik erwiesen, da sie sowohl in der Lage sind die CVI-Risikogruppe von den gesunden Kindern, als auch der peripheren Sehschädigungsgruppe abzugrenzen. Gleichzeitig sind diese Funktionen bei einer peripheren Sehbeeinträchtigung im Normalfall vergleichbar mit gesunden Gleichaltrigen.

Aufgaben, in denen sich die CVI-Risikogruppe und die periphere Sehschädigungsgruppe nicht signifikant unterschieden, jedoch in der visuellen Wahrnehmung signifikant schlechter abschnitten, als die gesunde Vergleichsgruppe, waren die Aufgaben Kreise durchstreichen, mTBCT, die Objekterkennung der schwarz-weiß Zeichnungen sowie die Figur-Grund-Unterscheidung und das Gestaltschließen. Ebenfalls gut geeignet, aber nicht im gleichen Maße aussagekräftig, sind daher diese Verfahren. Sie vermögen zwischen Kindern mit CVI und gesunden Gleichaltrigen zu diskriminieren, allerdings lässt sich hierbei keine eindeutige Abgrenzung treffen, ob die Beeinträchtigungen der visuellen Wahrnehmung peripherer oder zentraler Genese sind.

Keine Unterschiede zeigten sich hinsichtlich der visuellen Wahrnehmung in den drei Untersuchungsgruppen beim Lesen von Zahlen, von Wörtern mit drei Buchstaben sowie in der Objekterkennung anhand von Fotografien. Diese Maße sind - zumindest in der hier konzipierten Testform - wenig geeignet für die CVI-Diagnostik, da sie nicht zwischen gesund, zentral sehbeeinträchtigt und peripher sehbeeinträchtigt zu unterscheiden vermögen.

Tabelle 5-1: Zusammenfassung der Gruppenvergleiche der visuellen Wahrnehmung

Aufgabe	CVI-Risikogruppe vs. Vergleichsgruppe	CVI-Risikogruppe vs. Periphere Sehschädigung	Periphere Sehschädigung vs. Vergleichsgruppe
Kreise durchstreichen	O		O
mTBCT	O		O
Größenwahrnehmung			
Positionsschätzung	O	O	
Labyrinthaufgabe	O	O	
Worttafeln	O	O	
Zahlentafeln			
Objekterkennung Foto			
Objekterkennung s/w	O		O
SLP 2x2x2	O	O	
Figur-Grund-Unterscheidung	O		O
Formkonstanz	O	O	
Gestaltschließen	O		O

Anmerkungen: O bedeutet einen signifikanten Unterschied zwischen den oben genannten Gruppen

5.1.1.2 Kognition

In den kognitiven Maßen diskriminierte der Matrizentest erfolgreich zwischen den drei Untersuchungsgruppen, d.h. alle paarweisen Vergleiche wurden signifikant. Die CVI-Risikogruppe erreichte ein signifikant schlechteres Ergebnis als die periphere Sehschädigungsgruppe, die wiederum eine schlechtere Testleistung zeigte als die gesunden Gleichaltrigen. Kritisch muss hier angemerkt werden, dass die gesunde Vergleichsgruppe mit einer mittleren Wertpunktsumme von $M = 11.89$ ($SD = 2.63$) deutlich über der zu erwartenden Wertpunktsumme von 10 lag. Eine Zusatzanalyse zeigte, dass bei einer Testung er beiden klinischen Stichproben gegen den Wertpunktemedian 10 die periphere Sehschädigungsgruppe vergleichbare Leistungen erreichte.

Im Zahlen nachsprechen rückwärts unterschied sich die CVI-Risikogruppe signifikant von der peripheren Sehschädigungsgruppe sowie von der gesunden Vergleichsgruppe. Nicht verschieden waren hingegen die Unterschiede zwischen peripherer Sehschädigungsgruppe und Vergleichsgruppe. Beeinträchtigungen im Matrizentest oder dem Zahlen nachsprechen rückwärts können als vor allem im Kontext von CVI auftreten und eignen sich daher gut für den diagnostischen Einsatz.

Die Testleistungen im FokAT-KJ sowie im Zahlen nachsprechen vorwärts waren zwischen CVI-Risikogruppe und Peripherer Sehschädigungsgruppe vergleichbar, aber dennoch signifikant schlechter im Vergleich zur gesunden Vergleichsgruppe. Zusätzlich unterschied sich die Leistung im FokAT-KJ signifikant zwischen Peripherer Sehschädigungsgruppe und Vergleichsgruppe. Sie sind daher für den diagnostischen Einsatz geeignet, vermögen aber nicht zwischen Sehstörung zentraler oder peripherer Genese zu diskriminieren.

Tabelle 5-2: Zusammenfassung der Gruppenvergleiche zur Kognition

Aufgabe	CVI-Risikogruppe vs. Vergleichsgruppe	CVI-Risikogruppe vs. Periphere Sehschädigung	Periphere Sehschädigung vs. Vergleichsgruppe
FokAT-KJ	O		O
Zahlen nachsprechen vorwärts	O		
Zahlen nachsprechen rückwärts	O	O	
Matrizentest	O	O	(O)

Anmerkungen: O bedeutet einen signifikanten Unterschied zwischen den oben genannten Gruppen

In der Kognition fällt auf, dass besonders in der fokussierten Aufmerksamkeit und dem visuellen Problemlösen ein hoher Anteil der CVI-Risikogruppe unterdurchschnittlich abschneidet (85.2%, bzw.85.7%).

5.1.1.3 Nicht-kognitive Aspekte

Keinerlei signifikante Unterschiede zeigten sich in den drei untersuchten Gruppen hinsichtlich der nicht-kognitiven Aspekte, mit Ausnahme eines signifikant geringeren Ausmaßes an emotionaler Erregbarkeit in der peripheren Sehschädigungsgruppe.

In den nicht-kognitiven Aspekten zeigte sich, dass 85.7% der untersuchten Kinder mit CVI-Risiko ihre Lebensqualität als durchschnittlich hoch (57.1%) oder überdurchschnittlich hoch einschätzen (28.6%). In der Persönlichkeit empfanden sich nur 9.4% als zurückhaltend und scheu im Sozialkontakt, dafür waren 28.6% wenig extravertiert. 54.5% bewerten ihr

Arbeitsvermeidungsverhalten als gering. 31.3% bzw. 27.3% waren wenig motiviert gute Leistungen zu erreichen, bzw. schlechte Leistungen zu vermeiden.

5.1.2 Interpretation

Im folgenden Teilkapitel soll eine inhaltliche Interpretation der statistischen Auswertung versucht werden und die Ergebnisse in bereits publizierte Forschungsbefunde eingebettet werden.

5.1.2.1 Visuelle Wahrnehmung

Visuelle Exploration und Suche

Beeinträchtigungen der visuellen Exploration zeigten 67.9% der CVI-Risikogruppe. Als Testverfahren eignet sich das Kreise durchstreichen zur Abgrenzung von Kindern mit CVI von gesunden Gleichaltrigen, nicht aber von rein peripher sehgeschädigten Kindern. Für die visuelle Suche ergab sich ein sehr ähnliches Bild wie bei der visuellen Exploration. Dieses Ergebnis bedeutet, dass sich anhand dieser beiden Verfahren zwar Beeinträchtigungen der visuellen Suche und Exploration feststellen lassen. Auf Basis des Untersuchungsergebnisses ist es jedoch nicht möglich zwischen einer peripher oder zentral verursachten visuellen Wahrnehmungsstörung zu unterscheiden.

Im Falle einer nicht vorhandenen ophthalmologischen Erkrankung ist die Befundlage jedoch recht eindeutig, sodass eine schlechte Testleistung auf eine Beeinträchtigung der zerebralen visuellen Verarbeitung zurückgeführt werden kann, sofern ein medizinischer Risikofaktor oder eine Hirnschädigung bekannt sind. 67.9% der CVI-Risikogruppe zeigten Beeinträchtigungen der visuellen Suche. Salati et al. (2002) stellten Beeinträchtigungen der visuellen Suche sogar bei 88% fest. Beide Studien stimmen dahingehend überein, dass ein hoher Anteil an Kindern mit Hirnschädigung Beeinträchtigungen in der visuellen Suche aufweisen.

Wie lassen sich die Untersuchungsergebnisse erklären, insbesondere die vergleichbaren Leistungen der beiden klinischen Stichproben? Bereits Tadin et al. (2012) beobachteten, dass mit einer Visusminderung auch ein erhöhter Zeitbedarf in der visuellen Suche einhergeht. Dies steht im Einklang mit den Untersuchungsergebnissen in der peripheren Sehschädigungsgruppe und könnte den fehlenden Unterschied in der visuellen Suche und Exploration zwischen peripherer Sehschädigung und CVI-Risiko erklären. Da die periphere Sehschädigungsgruppe durch den hohen Anteil an ProbandInnen mit Visusminderung charakterisiert ist, sind Beeinträchtigungen der visuellen Suche wahrscheinlich. Auch bei CVI konnten bereits mehrfach Beeinträchtigungen der visuellen Suche und Exploration repliziert werden, unter anderem bei Laurent-Vannier et al. (2006), Salati et al. (2002), Scerif et al. (2004) und Tinelli et al. (2011). Letztere stellten fest, dass sich die visuelle Suche bei angeborenen Hirnschädigungen besser entwickelt, als bei einer erworbenen kindlichen Hirnschädigung.

Insgesamt konnte die Verwendbarkeit der Aufgaben Kreise durchstreichen und mTBCT für die Diagnostik visueller Wahrnehmungsstörungen bestätigt werden.

Größenwahrnehmung

Die Aufgabe zur Größenwahrnehmung diskriminierte nicht zwischen den drei Untersuchungsgruppen. 26.6% der CVI-Risikogruppe zeigte eine unterdurchschnittliche Leistung in der Größenwahrnehmung, eine höherer Anteil als zu erwarten wäre. Dies kann auf zwei verschiedene Arten erklärt werden. Zum einen ist es möglich, dass die Konzeption der Aufgabe nicht zielführend war, sodass eine Modifikation der Aufgabe möglicherweise Unterschiede zwischen gesunden, peripher sehbeeinträchtigten und CVI-Kindern aufzeigen könnte. Beispielsweise könnte es sinnvoll sein, das Ergebnismaß der Punktsumme durch ein Schwellenmaß zu ersetzen, d.h. die Schwelle zu bestimmen ab der zwei verschieden große Objekte nicht mehr als unterschiedlich groß wahrgenommen werden. Dieses Maß könnte anschließend für weiterführende Analysen genutzt werden.

Eine andere Erklärung ist, dass sich in der CVI-Risikogruppe nur in Einzelfällen Beeinträchtigungen der Größenwahrnehmung finden, sodass entsprechend keine Gruppenunterschiede festgestellt werden können. Es ist möglich, dass sich die Größenwahrnehmung als recht basale kognitive Wahrnehmungsleistung, auch bei CVI altersentsprechend entwickelt und nur in Einzelfällen beeinträchtigt ist. Die Evidenzlage von CVI zeigt sich dahingehend in Übereinstimmung, dass bisher nur in einem Einzelfall Beeinträchtigungen der Größenwahrnehmung beobachtet wurden (Valtonen et al., 2008), jedoch muss einschränkend ergänzt werden, dass die Größenwahrnehmung sehr selten Untersuchungsgegenstand war.

Gori et al. (2012) postulierten in ihrer Studie, dass die haptische Erfahrung von Größe für die Entwicklung der Größenwahrnehmung kritisch ist. Da an dieser Studie keine Kinder mit Beeinträchtigungen des Bewegungsapparates teilnahmen, ist es möglich, dass speziell die Kinder in dieser CVI-Risikogruppe die wesentlichen Voraussetzungen für eine altersentsprechende Größenwahrnehmung erfüllen und daher nur selten betroffen sind.

Formwahrnehmung

In der Formkonstanz erreichte mit 60.7% der CVI-Risikogruppe ein hoher Prozentsatz keine altersentsprechenden Leistungen in der Formwahrnehmung. Auch die drei paarweisen Gruppenvergleiche zeigen, dass die CVI-Risikogruppe deutlich unter den altersentsprechenden Leistungen von Gesunden, aber auch von peripher sehbeeinträchtigten Kindern und Jugendlichen bleibt. Die Formwahrnehmung der peripher sehbeeinträchtigten Gruppe ist hingegen mit der Formwahrnehmung gesunder Gleichaltriger vergleichbar. Dies zeigt, dass Beeinträchtigungen der Formwahrnehmung auch als Hinweis auf CVI gewertet werden können, da diese im Kontext von CVI häufiger auftreten, als bei peripher sehbeeinträchtigten Kindern und Jugendlichen. Somit ist die Aufgabe zur Formwahrnehmung für den Einsatz in der CVI-Diagnostik sehr gut geeignet, da es möglich ist auf Basis der Untersuchungsergebnisse zwischen peripher und zentral verursachten visuellen Wahrnehmungsstörungen zu unterscheiden.

Überraschenderweise steht dieses Ergebnis im Kontrast zu mehreren anderen Studien, die unter anderem die Formwahrnehmung bei CVI thematisiert hatten und zu dem Schluss kamen, dass die Formwahrnehmung in diesen Untersuchungen nicht überdurchschnittlich oft beeinträchtigt war (Amicuzi et al., 2006; Fazzi et al., 2004; Houliston et al., 1999). Allerdings berichten Valtonen et al. (2008) und Kiper et al. (2002) in ihren Einzelfallstudien von deutlichen Beeinträchtigungen der Formwahrnehmung in der gleichen Aufgabe, die auch hier Anwendung fand.

Figur-Grund-Unterscheidung

In der Figur-Grund-Unterscheidung zeigte ein gleich hoher Anteil der CVI-Risikogruppe, wie in der Formwahrnehmung Beeinträchtigungen mit einem Anteil von 60.7%. Dies drückt sich auch im hoch signifikanten Gesamtgruppenvergleich aus. Im paarweisen Vergleich zeigte sich, dass die Figur-Grund-Unterscheidung der peripheren Sehschädigungsgruppe und der CVI-Risikogruppe vergleichbar waren, und in beiden Gruppen signifikant geringer als die zu erwartenden 10 Wertpunkte ausfiel. Für die CVI-Diagnostik bedeutet das, dass Beeinträchtigungen der visuellen Wahrnehmung mit diesem Test zwar identifiziert werden können, aber eine sichere Interpretation, ob diese Beeinträchtigung zentral oder peripher verursacht ist, wenn beides komorbid besteht, nicht möglich ist. Der hohe Anteil an unterdurchschnittlichen Testergebnissen in der CVI-Risikogruppe spricht dafür, dass die Figur-Grund-Unterscheidung eine der visuellen Teilleistungen ist, die bei CVI mit am häufigsten betroffen sind. Dies bestätigen auch die Studien von Fazzi et al. (2004), Lê et al. (2002), Stiers et al. (2001), Valtonen et al. (2008) und Kiper et al. (2002). Die Autoren fanden aber auch in ihren Studien bei weitem nicht bei jedem Probanden Beeinträchtigungen der Figur-Grund-Unterscheidung. Simic et al. (2013) konnten auf der anderen Seite keine Beeinträchtigungen der Figur-Grund-Unterscheidung bei Hypothyreose beobachten. Die hier beobachteten Untersuchungsergebnisse stehen weitestgehend im Einklang mit der Forschung der letzten Jahre über Figur-Grund-Unterscheidung bei CVI.

Objekterkennung

In der Objekterkennung waren 15.8 bis 25.0% der CVI-Risikogruppe beeinträchtigt. Die Objekterkennung unterschied sich signifikant zwischen allen drei Untersuchungsgruppen. Im paarweisen Vergleich zeigten sich vergleichbar gute Objekterkennungsfähigkeiten der CVI-Risikogruppe und der peripheren Sehschädigungsgruppe, in beiden Gruppen jedoch signifikant vermindert im Vergleich zur gesunden Vergleichsgruppe. Daraus kann geschlossen werden, dass Beeinträchtigungen der Objekterkennung in beiden klinischen Gruppen auftreten können und daher nicht sicher abgegrenzt werden kann, welcher Genese (zentral oder peripher) Objekterkennungsbeeinträchtigungen sind, wenn sie beobachtet werden. Aus 84.2% altersentsprechender Erkennungsleistungen bei der Identifikation von schwarz-weiß-Bildern sowie 75.0% bei der Erkennung von fotografischen Aufnahmen in der CVI-Risikogruppe, kann geschlossen werden, dass die Objekterkennung nur in Einzelfällen beeinträchtigt ist und meist auch bei CVI intakt ist. Die Objekterkennung wurde bei CVI bereits in vielen Studien thematisiert. Houliston et al. (1999) fanden, anders als in dieser Studie, keinen erhöhten Anteil an Beeinträchtigungen der Objekterkennung bei CVI, im Vergleich zu gesunden Kindern. In Übereinstimmung mit den Ergebnissen fanden Stiers et al. (1998), Bova et al. (2007) und Fazzi et al. (2009) bei Präsentation von Aufnahmen von Objekten aus unüblicher Perspektive oder bei ungewohnter Beleuchtung durchaus Beeinträchtigungen der Objektwahrnehmung bei CVI. Fraglich ist jedoch, ob bei diesen Studien Objekterkennung im tatsächlichen Sinne oder vielmehr die Fähigkeit zur mentalen Rotation in die Untersuchungsergebnisse einging. Bei Einsatz ähnlicher Testverfahren wie in dieser Testsammlung, d.h. bei Präsentation von Fotos von Objekten, prototypischen Abbildungen oder echten Gegenständen, beobachteten Dutton et al. (1996),

Valtonen et al. (2008) und Lê et al. (2002) ebenfalls Beeinträchtigungen der Objekterkennung.

Möglich ist, dass die Beeinträchtigung der Objekterkennung keine typische Beeinträchtigung der visuellen Teilleistungen darstellt, sondern ähnlich wie bei der Größenwahrnehmung eher in Einzelfällen auftritt.

Visuelle Textverarbeitung

In der visuellen Textverarbeitung zeigten sich für alle Wortlängen signifikante Gesamtgruppenunterschiede. Dabei war die Leseleistung bei einer peripheren Sehbeeinträchtigung vergleichbar mit der Leistung gesunder Gleichaltriger. Größere Probleme bereitete das Lesen hingegen der CVI-Risikogruppe. Die Leseleistung war signifikant schlechter als die der gesunden Vergleichsgruppe, als auch der peripheren Sehschädigungsgruppe. Das bedeutet wiederum, dass die Worttafeln zum einen für die CVI-Diagnostik geeignet sind, da sie vermögen zwischen CVI, peripherer Sehschädigung und gesunden Gleichaltrigen zu diskriminieren. Bereits bei kurzen Wörtern manifestieren sich Beeinträchtigungen des Lesens. Für die diagnostische Nutzung bedeutet das, dass es auf Basis der Worttafeln möglich ist, zentral verursachte Beeinträchtigungen der visuellen Textverarbeitung zu identifizieren. Eine periphere Sehschädigung bietet keine ausreichende Erklärung für eventuelle Störungen. 58.3 - 70.8% der CVI-Risikogruppe zeigten Beeinträchtigungen der visuellen Textverarbeitung. Lesen ist, wie in Kapitel 2.3.2.6 ausführlich dargestellt, ein komplexer Prozess der viele verschiedene visuelle und kognitive Teilleistungen einschließt. So lässt sich hier vermutlich auch der hohe Anteil von Beeinträchtigungen der visuellen Textverarbeitung in der CVI-Risikogruppe erklären. Dieser hohe Anteil steht jedoch im Gegensatz zu den Forschungsergebnissen von Fazzi et al. (2009), die keine Beeinträchtigungen der Leseleistung bei CVI fanden. Dem widersprechen neben den Ergebnissen dieser Studie auch Chokron et al. (2010) und O'Hare et al. (1998), die durchaus von Beeinträchtigungen der visuellen Textverarbeitung bei CVI berichten.

Wie bei so vielen visuellen Teilleistungen bei CVI kann auch im Lesen eine Entwicklungsstörung bestehen, es sind aber bei weitem nicht alle Kinder davon betroffen. In jedem Falle erwies sich die Aufgabe hier als äußerst sinnvoll und nützlich für die CVI-Diagnostik.

Visuelle Zahlenverarbeitung

In der visuellen Zahlenverarbeitung unterschieden sich die drei Untersuchungsgruppen nicht signifikant. Das heißt, dass Beeinträchtigungen der

Zahlenverarbeitung seltener zu beobachten sind, als beispielsweise im Lesen von Wörtern. Mit 33.5 bis 36.0% der CVI-Risikogruppe, die Beeinträchtigungen der visuellen Zahlenverarbeitung zeigten, ist immer noch ein erhöhter Anteil beeinträchtigt, als dies in einer gesunden Gruppe der Fall ist. Bei allen anderen Probanden der CVI-Risikogruppe ist die visuelle Zahlenverarbeitung altersgemäß entwickelt. Dies ist besonders für das positive Leistungsbild von Bedeutung.

Dieses Ergebnis kann auf zwei Arten interpretiert werden. Zum einen ist es möglich, dass methodische Schwächen in der Umsetzung der visuellen Zahlenverarbeitung für die fehlenden signifikanten Gruppenunterschiede verantwortlich sind. So könnte es sinnvoll sein, statt der Leseleistung von Zahlen die Mengenwahrnehmung, das sogenannte Subitizing zu erfassen, also die Fähigkeit Mengen visuell zu schätzen. Arp und Fagard (2005) fanden bei Kindern mit Zerebralparese in genau dieser Funktion Einbußen. Zum anderen könnte es sein, dass wie in der Größenwahrnehmung auch, Beeinträchtigungen nur in Einzelfällen auftreten, sodass sich dies insgesamt nicht zu signifikanten Gruppenunterschieden führt.

Gestaltwahrnehmung

In der Gestaltwahrnehmung war ein besonders hoher Anteil der CVI-Risikogruppe beeinträchtigt, der Anteil lag bei 72.7%. Im Vergleich zur Normstichprobe des FEW-2 bzw. des FEW-JE war die Testleistung der CVI-Risikogruppe sowie der peripher sehbeeinträchtigten Gruppe bedeutsam gemindert. Hingegen waren die Leistungen der beiden klinischen Gruppen vergleichbar. Dies identifiziert die Aufgabe Gestaltschließen als geeignete Aufgabe für die CVI-Diagnostik, jedoch muss bei der Interpretation vorsichtig vorgegangen werden, da sich unterdurchschnittliche Testleistungen nicht eindeutig peripheren oder zentralen Ursachen zuordnen lassen. Für beide Gruppen scheint die Entwicklung der ganzheitlichen Wahrnehmung gleichermaßen erschwert. Die Studie steht im Einklang mit einigen anderen Studien, die ebenfalls unter anderem die Gestaltwahrnehmung thematisierten und diese visuelle Teilleistung teilweise mit dem gleichen Verfahren untersuchten, die auch hier Einsatz fanden. So fanden Fazzi et al. (2004) bei 68%, also einem ähnlich hohen Anteil wie in der CVI-Risikogruppe, Beeinträchtigungen der Gestaltwahrnehmung. Auch Fazzi et al. (2009), Kiper et al. (2002), Valtonen et al. (2008) und Amicuzi et al. (2006) beobachteten Einbußen der Gestaltwahrnehmung im Kontext von CVI. Bei Fazzi et al. (2009) lag der Anteil der untersuchten Kinder und Jugendlichen mit CVI im Alter von 6 bis 15 Jahren bei 22% unterhalb von Prozentrang drei. Bei Hypothyreose wurde kein überdurchschnittlich hoher Anteil an Kindern mit Einbußen in der Gestaltwahrnehmung beobachteten Simic et al. (2013).

Visuelle Raumwahrnehmung

Die Aufgabe zur Positionsschätzung, die der Erfassung der Raumwahrnehmung diente, ergab trotz Deckeneffekten in der klinischen und der gesunden Untersuchungsgruppe vielversprechende Ergebnisse. Es zeigte sich, dass die Raumwahrnehmung in der peripheren Sehschädigungsgruppe sowie der gesunden Vergleichsgruppe bedeutend besser entwickelt war, als in der CVI-Risikogruppe. 57.1% der CVI-Risikogruppe zeigten in dieser Funktion keine altersentsprechende Wahrnehmungsfähigkeit. Die Raumwahrnehmung war auch bei peripherer Sehschädigung in der gleichnamigen Gruppe altersentsprechend entwickelt und vergleichbar mit der gesunden Vergleichsgruppe.

Somit ist der Test sensitiv für CVI, d.h. er eignet sich für die Diagnostik zentral bedingter visueller Wahrnehmungsstörungen. Dies ist besonders insofern erfreulich, da es sich bei der hier eingesetzten Aufgabe um ein Verfahren handelt, das bisher in der CVI-Diagnostik nicht eingesetzt wurde. Beeinträchtigungen der Raumwahrnehmung wurden bei CVI in zahlreichen Fällen beobachtet, z.B. Kesler et al. (2004), Reiss et al. (1995), Valtonen et al. (2008), Haberecht et al. (2001), van den Hout et al. (2004), Clark und Woodward (2010) und Fazzi et al. (2009). Die Untersuchungsergebnisse reihen sich also ohne Widerspruch in die Ergebnisse anderer Studien ein. Lediglich Stiers et al. (2005) fanden bei CVI keine Beeinträchtigungen der visuellen Raumwahrnehmung.

Topographische Orientierung

In der Labyrinthaufgabe ergab sich ein ähnliches Bild wie in der Raumwahrnehmung. Die CVI-Risikogruppe erreichte signifikant geringere Testleistungen als die anderen beiden Untersuchungsgruppen, wohingegen die anderen beiden Gruppen vergleichbare Leistungen erreichten. Das bedeutet, dass sich die Labyrinthaufgabe dazu eignet, zentral bedingte visuelle Wahrnehmungsstörungen zu identifizieren. Durch eine periphere Sehbeeinträchtigung alleine lässt sich ein schlechtes Abschneiden in den Aufgaben nicht alleine erklären. Ein besonders hoher Anteil von 95.8% in der CVI-Risikogruppe ist im Vergleich zu gesunden Gleichaltrigen in dieser Aufgabe beeinträchtigt.

Beeinträchtigungen der topographischen Orientierung wurden im Kontext von CVI mehrfach berichtet (Dutton et al., 1996; Fazzi et al., 2009; Pavlova et al., 2007; Reiss et al., 1993). Die Ergebnisse der Untersuchung stehen also im Einklang mit bereits publizierten Forschungsergebnissen. Auch Pavlova et al. (2007) widmeten sich der Untersuchung der topographischen Orientierung bei Jugendlichen mit Periventrikulärer Leukomalazie im Alter von 13 bis 16 Jahren und verglichen hier gesunde Jugendliche mit frühgeborenen Jugendlichen ohne sichtbare Hirnschädigung und mit frühgeborenen Jugendlichen mit Periventrikulärer Leukomalazie. Günstigerweise setzten sie das gleiche Verfahren zur Untersuchung der topographischen Orientierung ein, wie in dieser Studie. Beeinträchtigungen der topographischen Orientierung waren mit einer Volumenminderung der rechten Hemisphäre frontal assoziiert. Die topographische Orientierung war gänzlich unabhängig von der Intelligenz der ProbandInnen, zudem ließen sich Beeinträchtigungen in der Orientierung nicht ausschließlich auf eine Frühgeburt zurückführen. Vielmehr wurden Beeinträchtigungen erst im Falle einer Kombination einer Frühgeburt mit dadurch bedingter Periventrikulärer Leukomalazie beobachtet. Von der Labyrinthaufgabe ist daher anzunehmen, dass die äußert sensitiv für zentrale verursachte visuelle Wahrnehmungsstörungen ist und ihr Einsatz für die CVI-Diagnostik mehr als befürwortet werden kann. Die Ergebnisse der vorliegenden Studie sowie der Untersuchung von Pavlova et al. (2007) legen diesen Schluss nahe.

Visuokonstruktion

In der Visuokonstruktion unterschieden sich alle drei Untersuchungsgruppen signifikant. Besonders hervorzuheben ist dabei, dass die periphere Sehschädigungsgruppe vergleichbare Leistungen zur gesunden Vergleichsgruppe erreichte. Die CVI-Risikogruppe erreichte durchschnittlich eine niedrigere Gesamtpunktzahl, sowohl als die periphere Sehschädigungsgruppe, als auch als die gesunde Vergleichsgruppe. Aus diesem Grunde ist dieses Verfahren, gut für die CVI-Diagnostik geeignet, da Beeinträchtigungen auf eine zentrale Sehschädigung zurückgeführt werden können. Eine isolierte periphere Sehschädigung alleine führt im Normalfall nicht zu einer bedeutenden Beeinträchtigung der Visuokonstruktion. Bei 57.1% der CVI-Risikogruppe wurden die visuokonstruktiven Leistungen als unterdurchschnittlich bewertet. Das bedeutet, dass Beeinträchtigungen der Visuokonstruktion bei CVI vorkommen können und vor allem, dass das hier verwendete Verfahren gut geeignet ist, sie zu identifizieren. Bezüglich der Visuokonstruktion zeigen sich bisher noch kontroverse Befunde in der Forschung der letzten Jahre. Stiers et al. (2001) und Marlow et al. (2007) fanden im Kontext von CVI eine Häufung von visuokonstruktiven Einbußen, die Stiers und Vandenbussche (2004) nicht bestätigen konnten. Hoffman et al. (2003) beobachteten zudem, dass Beeinträchtigungen vor allem bei komplexeren visuokonstruktiven Aufgaben im Kontext von CVI auftreten. In dieser Untersuchung stellte sich die visuokonstruktive als eine der besten für die CVI-Diagnostik heraus, da Kinder und Jugendliche mit peripherer Sehschädigung die Aufgabe ähnlich gut bewältigten, wie gesunde Gleichaltrige. Eine unterdurchschnittliche Testleistung lässt daher auf zentral bedingte Beeinträchtigungen der Visuokonstruktion schließen.

5.1.2.2 Kognition

Fokussierte Aufmerksamkeit

In der visuellen fokussierten Aufmerksamkeit zeigte die CVI-Risikogruppe zu einem hohen Prozentsatz (85.2%) unterdurchschnittliche Leistungen. Dabei unterschieden sich die Leistungen der CVI-Risikogruppe nicht signifikant von der peripheren Sehschädigungsgruppe, wohl aber von der gesunden Vergleichsgruppe, die einen wesentlich höheren Konzentrationsleistungswert erreicht. Ein hoher Anteil der CVI-Risikogruppe und der peripheren Sehschädigungsgruppe scheint somit in der visuellen fokussierten Aufmerksamkeit beeinträchtigt zu sein. Die CVI-Risikogruppe sowie die periphere Sehschädigungsgruppe waren vergleichbar in der Sehschärfe.

Es ist also möglich, dass Beeinträchtigungen der visuellen Wahrnehmung, unabhängig von ihrer Genese, die Entwicklung der fokussierten Aufmerksamkeit erschweren. Für die CVI-Diagnostik hat dies elementare Bedeutung. Bisher wurde auf die kognitive Leistungsfähigkeit bei der diagnostischen Abklärung von CVI nur wenig Rücksicht genommen und meist auf unspezifische Maße wie den Intelligenzquotienten zurückgegriffen (Fazzi et al., 2009; Stiers et al., 2002). Der hier hoch signifikante Unterschied zwischen CVI-Risikogruppe und gesunder Vergleichsgruppe zeigt deutlich die Relevanz der Untersuchung der fokussierten Aufmerksamkeit in der CVI-Diagnostik, da diese Ergebnisse vermuten lassen, dass sich Kinder mit CVI nicht nur in der visuellen Wahrnehmung von gesunden Gleichaltrigen unterscheiden, sondern auch in der kognitiven Leistungsfähigkeit. Auch Pasman et al. (1998) fanden Beeinträchtigungen der fokussierten Aufmerksamkeit bei frühgeborenen Kindern, die Taylor et al. (1998) und Bayless und Stevenson (2007) nicht replizieren konnten. In keiner der Studien war jedoch die visuelle Wahrnehmung Gegenstand der Untersuchung. Es besteht also noch dringender Forschungsbedarf, beispielsweise darüber, ob nur die visuelle Modalität der fokussierten Aufmerksamkeit bei einer visuellen Wahrnehmungsstörung beeinträchtigt ist, oder auch die auditive. Dennoch bleibt festzuhalten, dass der FokAT-KJ einen wertvollen Beitrag in der Diagnostik visueller Wahrnehmungsstörungen leistet.

Verbales Kurzzeitgedächtnis

Im Zahlen nachsprechen vorwärts zeigten sich signifikante Unterschiede zwischen den drei Untersuchungsgruppen, daher kann auch dieses Verfahren in der CVI-Diagnostik gewinnbringend eingesetzt werden. 42.9% der CVI-Risikogruppe erreichten Leistungen unterdurchschnittlichen Bereich, bei nur 3.6% überdurchschnittlichen Leistungen. Neben dem signifikanten Gesamtgruppenunterschied, zeigte sich ebenso eine bedeutend schlechtere Leistung der CVI-Risikogruppe im Vergleich zur gesunden Vergleichsgruppe, nicht aber zwischen Vergleichsgruppe und peripherer Sehschädigungsgruppe. Daraus lässt sich schließen, dass speziell im Kontext von zentral bedingten visuellen Wahrnehmungsstörungen Beeinträchtigungen des (verbalen) Kurzzeitgedächtnisses auftreten können. Diese lassen sich nicht alleine auf Einschränkungen der fokussierten Aufmerksamkeit zurückführen, da dann auch in der peripheren Sehschädigungsgruppe entsprechende Einbußen zu beobachten sein müssten. Die periphere Sehschädigungsgruppe erreichte Testleistungen, die zwischen Vergleichsgruppe und CVI-Risikogruppe angesiedelt waren, sodass kein Unterschied signifikant wurde. Somit lässt sich eine Beteiligung des Kurzzeitgedächtnisses bei Störungen der visuellen Wahrnehmung peripherer Genese nicht ausschließen, können aber auch keinesfalls als gesichert gelten. Clark und Woodward (2010) untersuchten bei 6-Jährigen sehr früh geborenen Kindern das verbale Kurzzeitgedächtnis und beobachteten Ergebnisse, die vergleichbar mit den Leistungen von gesunden Gleichaltrigen waren. Dieses Ergebnis widerspricht also den Ergebnissen dieser Studie. Zusätzlich prüften sie, ob die Kinder im visuellen und verbalen Kurzzeitgedächtnis unterschiedlich gute Ergebnisse erreichten und fanden keinen Unterschied. Einschränkend muss hier aber erwähnt werden, dass nur eine Erkrankung, die als Risikofaktor für CVI gilt, in der Studie untersucht wurde. Mögliche visuelle Wahrnehmungsstörungen wurden nicht beachtet.

Das Ergebnis dieses Tests zeigt deutlich, dass er für den Einsatz in der CVI-Diagnostik geeignet ist und hebt ein weiteres Mal hervor, wie wichtig es ist, die Kognition bei CVI umfassend zu berücksichtigen.

Verbales Arbeitsgedächtnis

Im Zahlen nachsprechen rückwärts unterschieden sich die drei Untersuchungsgruppen ebenfalls signifikant. 35.7% der CVI-Risikogruppe zeigten eine unterdurchschnittliche Leistung. Äquivalent zum Zahlen nachsprechen vorwärts wurde auch hier die Wertpunkte für die statistischen Analysen genutzt. In dieser Analyse zeigte sich, dass die CVI-Risikogruppe signifikant schlechtere Ergebnisse erreichte als die gesunde Vergleichsgruppe, wie auch als die periphere Sehschädigungsgruppe. Die periphere Sehschädigungsgruppe und die Vergleichsgruppe waren in ihrer Arbeitsgedächtnisleistung vergleichbar. Daraus können einige praktische Implikationen gezogen werden. Zum einen ist die Aufgabe zum verbalen Arbeitsgedächtnis ein wichtiges Maß, das in der CVI-Diagnostik Anwendung finden sollte, um die kognitive Leistungsfähigkeit zu berücksichtigen. Zum anderen lassen sich die Beeinträchtigungen des Arbeitsgedächtnisses nicht alleine auf Einbußen in der fokussierten Aufmerksamkeit oder auf eine periphere Sehschädigung zurückführen, da in diesem Falle auch die Leistung der peripheren Sehschädigungsgruppe bedeutsam vermindert sein müsste. Die hier gefundenen Ergebnisse decken sich mit einigen anderen Studien, bei denen Kinder mit frühkindlicher Hirnschädigung, bzw. Frühgeburt Beeinträchtigungen des Arbeitsgedächtnisses zeigten (Atkinson & Braddick, 2007; Barca et al., 2012; Haberecht et al., 2001).

Visuelles Problemlösen

Die letzte kognitive Teilleistung, die Eingang in die Untersuchung fand, war das visuelle Problemlösen, gemessen durch den Matrizentest, als Maß des visuellen Problemlösens. Auch hier fand sich ein signifikanter Gruppenunterschied über alle drei Untersuchungsgruppen hinweg. Der paarweise Vergleich zeigt zudem signifikant schlechtere Ergebnisse der CVI-Risikogruppe, im Vergleich zur gesunden Vergleichsgruppe sowie zur peripheren Sehschädigungsgruppe. Einschränkend muss erwähnt werden, dass die gesunde Vergleichsgruppe mit einem Median von 12 Wertpunkten (entspricht Prozentrang 75) eine Leistungsfähigkeit im oberen Durchschnitt bezüglich des visuellen Problemlösens zeigte. Insbesondere die periphere Sehschädigungsgruppe, deren Median bei 10 Wertpunkten lag, wurde dadurch künstlich abgewertet. Ein Test gegen den festen Wert von 10 Wertpunkten, der nicht signifikant ausfiel, bestätigt, dass der Leistungsbereich tatsächlich altersentsprechend ist. Der Wertpunktemedian in der CVI-Risikogruppe hingegen weicht nicht nur von der Vergleichsgruppe, sondern auch deutlich von den zu erwartenden zehn Wertpunkten ab. Besonders im Falle von CVI scheint das visuelle Problemlösen beeinträchtigt zu sein, hier waren 67.9% im unterdurchschnittlichen Bereich, wohingegen es nur 22.7% bei einer peripheren Sehschädigung waren. Der Matrizentest eignet sich daher ebenfalls besonders gut für den Einsatz in der CVI-Diagnostik, da er zwischen zentraler visueller Wahrnehmungsstörung und gesunden Gleichaltrigen, bzw. peripher sehbeeinträchtigten Kindern und Jugendlichen zu diskriminieren vermag. Bedenken bestanden im Vorfeld der Untersuchung hinsichtlich der Eignung des Matrizentests für Kinder und Jugendliche mit Visusminderung. Die Ergebnisse der peripheren Sehschädigungsgruppe zeigen aber, dass auch Kinder und Jugendliche mit Sehbeeinträchtigung den Matrizentest problemlos bearbeiten können. Das heißt auch, dass die Beeinträchtigungen im visuellen Problemlösen in der CVI-Risikogruppe nicht alleine durch eine periphere Sehschädigung erklärt werden können, ebenso wenig wie durch eine Beeinträchtigung der fokussierten Aufmerksamkeit, da dann auch in der peripheren Sehschädigungsgruppe deutliche Einbußen in der Testleistung manifest geworden wären. Auch andere Studien stützen die hier gefundenen Ergebnisse, die Autoren berichten von Beeinträchtigungen des Planen und Problemlösens bei frühkindlicher Hirnschädigung (Anderson, P. & Doyle, 2004; Harvey et al., 1999; Luciana et al., 1999; Marlow et al., 2007).

Die Untersuchungsergebnisse der Kognition zeigen deutlich, dass der kognitive Leistungsaspekt bei CVI bisher unterschätzt wurde. In allen vier Aufgaben zeigte die CVI-Risikogruppe eine geringere Leistungsfähigkeit als gesunde Gleichaltrige. Zusätzlich diskriminierten drei von vier Aufgaben auch zwischen zentral und peripher verursachter Sehschädigung, d.h. dass dort ausschließlich die CVI-Risikogruppe durch geringere Leistungen charakterisiert war. In einen diagnostischen Standard muss die Kognition daher zwingend Eingang finden.

5.1.2.3 Nicht-kognitive Aspekte

Lebensqualität

Ihre Lebensqualität schätzten alle drei untersuchten Gruppen ähnlich ein. Besonders fällt auf, dass 28.6% der Kinder der CVI-Risikogruppe sogar überdurchschnittlich zufrieden mit ihrem Leben sind. Dieses Ergebnis steht im Gegensatz zu Chadha und Subramanian (2011), die bei Kindern und Jugendlichen mit Sehbeeinträchtigung im Alter von 3 bis 16 Jahren eine verminderte subjektive Lebensqualität feststellen. Eine Einschätzung der Lebensqualität ihrer Kinder von den Eltern der ProbandInnen war nicht Gegenstand der Untersuchung, daher kann keine Aussage über eventuelle Diskrepanzen in der subjektiven Lebensqualität der Kinder sowie der Einschätzung ihrer Eltern getroffen werden, wie dies in Chak und Rahi (2007) geschah. Für die Etablierung eines diagnostischen Standards ist die Lebensqualität daher nicht vorrangig von Interesse, wohl aber bei der Feststellung, welche Beeinträchtigungen auch eine Behinderung im Alltag darstellen und wo gegebenenfalls therapeutische Hilfsangebote sinnvoll sind. Auch spricht es für die Qualität der familiären Unterstützung, des pädagogischen Konzepts des Sehbehinderten- und Blindenzentrums und der Fördermaßnahmen, dass die Kinder und Jugendlichen eine derart hohe subjektive Lebensqualität zeigen.

Von Interesse wäre es, die Lebensqualität von Kindern mit CVI fortlaufend über mehrere Jahre, nach Möglichkeit auch nach Verlassen der Schule zu erheben. Damit könnte überprüft werden, ob die Lebensqualität stabil bleibt, oder ob sich eine Veränderung äußerer Umstände (Erlangen eines Schulabschlusses, Studien- oder Ausbildungsbeginn), die zu neuen Herausforderungen für das funktionelle Sehen führt, in der Konsequenz in einer Minderung der Lebensqualität äußert.

Lern- und Leistungsmotivation

Sowohl die CVI-Risiko- als auch die Periphere Sehschädigungsgruppe waren in ihrer Motivation mit gesunden Gleichaltrigen vergleichbar. Dies ist eine hilfreiche Erkenntnis bei der Interpretation der Ergebnisse von visueller Wahrnehmung und Kognition. Sie lassen sich somit nicht durch eine verminderte Motivation erklären. Obwohl sich hier keine signifikanten Ergebnisse ergaben, ist diese Untersuchung dennoch wegweisend, da Lern- und Leistungsmotivation bei CVI bisher nicht thematisiert wurden. Die scheinbar fehlende Motivation, die Freeman (2010) im Kontext von CVI beschreibt, konnte hier objektiv nicht bestätigt werden. Aus den Untersuchungsergebnissen kann abgeleitet werden, dass eine Überprüfung der Lern- und Leistungsmotivation keinen wesentlichen Erkenntnisgewinn in der Diagnostik von CVI verspricht und daher nicht in einen diagnostischen Standard integriert werden muss.

Persönlichkeit

Für die Persönlichkeit liegen derzeit keinerlei Studien vor, wie sich CVI auf die Persönlichkeitsentwicklung auswirkt und umgekehrt. Die vorliegende Studie konnte zeigen, dass sich Kinder und Jugendliche durch CVI in ihrer Persönlichkeitsentwicklung nicht von gesunden Gleichaltrigen unterscheiden. Und auch der Fragebogen für die jüngeren Kinder im Alter von 6 bis 8 Jahren ergab keine Unterschiede in der Aktivität, der Ausdauer, der Frustrationsanfälligkeit, der Gehemmtheit und der sensorischen Empfindlichkeit. Lediglich die sensorische Empfindlichkeit empfanden Eltern mit Kindern mit CVI-Risiko als erhöht, allerdings war dieser Effekt nach einer Bonferroni-Holm-Korrektur nicht mehr signifikant. Auch auf die jüngeren Kinder scheint die Persönlichkeitsentwicklung weitestgehend von einer möglichen visuellen Wahrnehmungsstörung zu verlaufen.

Sozialverhalten

Im Sozialverhalten unterschieden sich die drei Untersuchungsgruppen ebenfalls nicht signifikant. Mit 17.9% auffälligen Testergebnissen im Sozialverhalten, war dieser Anteil gegenüber dem zu erwartenden Anteil von 16% nur geringfügig erhöht. Für das Sozialverhalten im Kontext von CVI gibt es keine systematischen Studien, lediglich Erfahrungsberichte wie von Freeman (2010). Er berichtet von Manierismen, Stereotypien, Zwängen, Vermeidungsverhalten, aggressivem Verhalten, Desinteresse und Ordnungszwängen im Kontext von CVI. Über den Umgang mit Gleichaltrigen oder das Sozialverhalten im Allgemeinen ist nichts bekannt. Auch aus diesem Grund legt die vorliegende Studie einen Grundstein in der Forschung. In ihrem Sozialverhalten unterschieden sich Kinder mit CVI-Risiko nicht von gesunden Kindern. Das bedeutet, dass sich das Sozialverhalten unabhängig von der visuellen Wahrnehmung positiv entwickeln kann und nicht zwangsläufig bei jedem Kind mit Verdacht auf CVI integriert werden muss, da kein diagnostischer Erkenntnisgewinn zu erwarten ist. Dennoch kann es sinnvoll sein, das Sozialverhalten zu untersuchen, wenn die Fragestellung der Untersuchung ist, ob sich durch eine visuelle Wahrnehmungsstörung bestehende Veränderungen des Sozialverhaltens erklären lassen.

Subjektives Seherleben

Im subjektiven Seheindruck unterscheiden sich peripher sehgeschädigte Kinder und CVI-Risikokinder nicht. Beide Gruppen berichten geringe Beeinträchtigungen. Aufgrund der meist angeborenen Sehbeeinträchtigung kennen weder Kinder mit CVI, noch peripher sehgeschädigte Kinder einen anderen Seheindruck, als den ihren. Aus diesem Grunde scheinen ihnen Beeinträchtigungen wenig bewusst zu sein. Auch erwerben Kinder im jungen Alter oft von alleine Kompensationsstrategien, ohne diese bewusst einzusetzen. Die automatische Kompensation sowie die fehlende Erfahrung eines altersentsprechenden Seheindrucks erklären das geringe subjektive Maß an Beeinträchtigungen. Diese Studie ist die erste, in der die betroffenen Kinder direkt zu ihrem Sehvermögen befragt wurden. Als diagnostische Information scheint es zuverlässiger zu sein, wieder auf die Eltern oder andere Bezugspersonen bei der Beurteilung des Sehvermögens zurück zu greifen, da sie das Sehvermögen ihres Kindes in Relation zu ihrer eigenen Sehkraft sowie der anderer Gleichaltriger setzen können. So wertvoll das Wissen um den subjektiven Seheindruck ist, vor allem für die Einschätzung, was eine behandlungsbedürftige Einschränkung darstellt, so wenig eignet sich der Fragebogen für die diagnostische Abklärung von CVI, da die Angaben der Kinder und Jugendlichen nicht ausreichend aussagekräftig sind. Die Fragebogenverfahren zur CVI-Diagnostik, die von den Eltern oder anderen Bezugspersonen ausgefüllt wurde, zeigten in der Vergangenheit verlässliche Ergebnisse (Dutton et al., 2010; Houliston et al., 1999; McCulloch et al., 2007; Ortibus, Laenen, et al., 2011; van Genderen et al., 2012).

Zusammenfassend kann über die nicht-kognitiven Aspekte der Untersuchung folgendes Fazit gezogen werden. Die Untersuchung von Sozialverhalten, Persönlichkeit und Motivation leisten in den meisten Fällen keinen entscheidenden Beitrag in der CVI-Diagnostik. In Einzelfällen kann der Einsatz dieser Testverfahren dennoch ratsam sein, beispielsweise wenn mangelnde Lern- und Leistungsmotivation eines Kindes von Eltern oder Lehrern berichtet werden. Auch die Untersuchung des Sozialverhaltens kann wichtig sein, wenn ein Kind insbesondere Verhaltensauffälligkeiten bestehen, die u.U. auf eine mögliche visuelle Wahrnehmungsstörung zurückgehen. Die Fragebogenverfahren können daher einer Objektivierung subjektiver Beschwerden dienen und das Gesamtbild eines untersuchten Kindes abrunden. Ein Fragebogen über das subjektive Seherleben der Kinder kann wertvolle Hinweise darüber liefern, in welchen Bereichen sie ihre Beeinträchtigungen tatsächlich als solche erleben. Als Screeningverfahren zur visuellen Wahrnehmung, das einen Hinweis darauf gibt, ob eine umfassende neuropsychologische Untersuchung auf die Verdachtsdiagnose CVI hin nötig ist, ist der hier eingesetzte Fragebogen nicht geeignet. Den Fragebogen den Eltern oder anderen Bezugspersonen zur Bearbeitung zu geben, dürfte zu verlässlicheren Informationen führen, wie vorhergehende Untersuchungen anderer Arbeitsgruppen bestätigen (Dutton et al., 2010, 2013; Houliston et al., 1999; van Genderen et al., 2012).

5.2 (Neuro-) psychologische Charakterisierung von Kindern und Jugendlichen mit CVI

In diesem Teilkapitel werden die Ergebnisse der zweiten Fragestellung zusammengefasst und interpretiert.

5.2.1 Zusammenfassung und Interpretation

Im Folgenden wird eine Zusammenfassung und Interpretation der Ergebnisse zur (neuro-)psychologischen Charakterisierung der CVI-Risikogruppe gewagt. Leider können die Ergebnisse meist nicht in Bezug zu anderen Studien gesetzt werden, da bisher keine Studie die Zusammenhänge von visueller Wahrnehmung mit der Kognition bzw. den nicht-kognitiven Aspekte bei CVI thematisierte. So bedauerlich dies ist, so sehr hebt es doch den explorativen und neuartigen Aspekt dieser Studie hervor.

5.2.1.1 Visuelle Wahrnehmung

Innerhalb der visuellen Wahrnehmungsfunktionen ergaben sich nur wenige signifikante Korrelationen. Dazu zählten die Interkorrelationen der Worttafeln miteinander, die Korrelation der zweistelligen Zahlen mit der visuellen Textverarbeitung (3-,6- und 9-Buchstaben-Wörter) sowie die Korrelation der Leseleistung von 6-Buchstaben-Wörtern mit der Gestaltwahrnehmung und die Korrelation der Gestaltwahrnehmung mit der Formwahrnehmung. Der Visus korrelierte mit keiner der kognitiven visuellen Wahrnehmungsleistungen signifikant. Keine der visuellen Wahrnehmungsleistungen korrelierte signifikant mit dem Nahvisus.

Hypothese 4 überprüfte, inwiefern Visus und kognitive visuelle Wahrnehmungsleistungen miteinander korrelieren. Wider Erwarten ergaben sich nach Bonferroni-Holm-Korrektur keinerlei signifikante Zusammenhänge und auch davor ergab sich ein signifikant positiver Zusammenhang lediglich mit dem Kreise durchstreichen, also dem Maß der visuellen Exploration. Dieses Ergebnis zeigt einen Sachverhalt sehr deutlich. Kognitive visuelle Wahrnehmungsleistungen entwickeln sich unabhängig von der Sehschärfe. Dieses Ergebnis widerspricht vorhergehenden Studien (Birch & Bane, 1991; Fazzi et al., 2007), die im Visus einen wesentlichen Prädiktor für die kognitive visuelle Wahrnehmung sahen. Andererseits steht dieses Ergebnis in Einklang mit den

Studien von Pike et al. (1994), die feststellten, dass mit einer Hirnschädigung auch das Risiko einer Visusminderung steigt, andere Sehleistungen aber nicht durch den Visus vorhergesagt werden können. Diese Erkenntnis ist von besonderer Bedeutung, hat sie doch eine wichtige praktische Implikation. Bisher wird eine Sehbehinderung vor allem in Abhängigkeit des Visus gesetzlich anerkannt (Sehbeeinträchtigung: Fernvisus = 0.30 bis 0.60; Sehbehinderung: Fernvisus = 0.10 bis 0.30, wesentliche Sehbehinderung: Fernvisus = 0.05 bis 0.10; hochgradige Sehbehinderung: Fernvisus = 0.02 bis 0.05; Blind: Fernvisus = Amaurose bis 0.02). Aber auch ein Gesichtsfeld von weniger als 5° Sehwinkel, wird als Blindheit anerkannt, genauso wie eine Hemianopsie, ein visueller Neglect, Doppelbilder, Blickparesen und kortikale Blindheit (World Health Organization - WHO, 1998). Dennoch zeigt diese Einteilung, dass die schwerpunktmäßige Festlegung einer Sehbehinderung anhand des Visus viel zu kurz gegriffen ist, wenn man beachtet, dass der Visus als solcher nichts über das funktionelle Sehen auszusagen vermag. Diese Studie wird sicher nicht reichen, um grundlegende Änderungen der Definition des Begriffs der Sehbehinderung zu erreichen, dennoch ist sie ein wichtiger Schritt in Richtung der Anerkennung von CVI als eine spezielle Form der Sehbeeinträchtigung, bzw. -behinderung, die nicht anhand des Visus oder anderer elementarer visueller Wahrnehmungsleistungen festgelegt werden kann.

Die signifikant positiven Zusammenhänge der visuellen Textverarbeitungsmaße miteinander, betonen in erster Linie die Konsistenz des Testmaterials. Da die drei Worttafeln identisch konzipiert sind und sich nur in der dargebotenen Wortlänge unterscheiden, waren hohe positive Zusammenhänge zu erwarten, die hier bestätigt wurden. Gleichzeitig bringen diese hohen Zusammenhänge einen interessanten Aspekt mit sich. Sie sprechen dafür, dass sich Beeinträchtigungen der visuellen Textverarbeitung oder auch überdurchschnittliche Leistungen der visuellen Textverarbeitung bereits bei kurzen Wörtern äußern, die sich dann auch in längeren Wörtern zeigen. Damit kann die Leseleistung unabhängig von der Wortlänge zuverlässig abgebildet werden.

Interessant ist auch der Zusammenhang der visuellen Textverarbeitung mit der visuellen Zahlenverarbeitung, genauer dem Lesen von zweistelligen Zahlen. Auch mit einstelligen und dreistelligen Zahlen zeigte sich ursprünglich ein positiver Zusammenhang, der nach Bonferroni-Holm-Korrektur nicht mehr signifikant war. Diese Zusammenhänge zeigen dennoch, dass Zahlen- und Buchstabenverarbeitung stark miteinander assoziiert sind. Beide Tests waren identisch konzipiert und unterschieden sich lediglich im Stimulusmaterial (Buchstaben vs. Zahlen).

Ein weiterer signifikant positiver Zusammenhang bestand zwischen der Leseleistung bei Wörtern mit sechs Buchstaben und der Gestaltwahrnehmung. Die ebenfalls signifikant positiven Zusammenhänge mit den 3-Buchstaben-Wörtern und 9-Buchstaben-Wörtern, hielten der Bonferroni-Holm-Korrektur nicht stand. Diese Zusammenhänge zeigen dennoch, dass die Leseleistung wesentlich mit der ganzheitlichen Wahrnehmung assoziiert ist. Dies bestätigen auch Arp et al. (2006) und Di Filippo und Zoccolotti (2011). Mit fortschreitendem Leseerwerb liest der Mensch ein Wort nicht mehr Buchstabe für Buchstabe, sondern das Wort wird als Ganzes verarbeitet. Gelingt die ganzheitliche Wahrnehmung im Lesen nicht, hat dies oft eine erhöhte Fehlerzahl beim Lesen, eine verminderte Lesegeschwindigkeit sowie buchstabierendes Lesen zur Folge. Dass insbesondere die 6-Buchstaben-Wörter signifikant mit der Gestaltwahrnehmung korrelieren, könnte dadurch bedingt sein, dass die ganzheitliche Wahrnehmung mit steigender Buchstabenzahl an Bedeutung gewinnt. Da der Leselernprozess bei den meisten ProbandInnen der CVI-Risikogruppe noch nicht abgeschlossen war, ist es möglich, dass insbesondere 6-Buchstaben-Wörter bereits ganzheitlich verarbeitet werden, für längere Wörter diese Kompetenz jedoch noch in der Entwicklung ist. Aber auch andersherum ist es möglich, dass der zunehmende Leseerwerb und damit verbunden der Erwerb des ganzheitlichen Lesens auch einen günstigen Effekt auf die Gestaltwahrnehmung im Allgemeinen hat und sich daher Transfereffekte auf die Gestaltwahrnehmung ergeben. Aus diesem Zusammenhang lässt sich insgesamt schlussfolgern, dass auch Kinder mit CVI die enge Assoziation von Lesen und ganzheitlicher Wahrnehmung zeigen, die Arp et al. (2006) und Di Filippo und Zoccolotti (2011) bereits beobachten konnten.

Ein letzter statistisch bedeutsamer positiver Zusammenhang ergab sich in der visuellen Wahrnehmung für die Formwahrnehmung sowie die Gestaltwahrnehmung. Wie kann diese nun im Kontext von CVI erklärt werden? Zum einen ist es wichtig, sich zu vergegenwärtigen, was Gestaltwahrnehmung bedeutet. Sie bedeutet das Zusammensetzen von Einzelteilen zu einem Ganzen, z.B. zu einer Figur, also einer Form. Für die Formwahrnehmung ist die Gestaltwahrnehmung daher von großer Bedeutung, da sie es beispielsweise ermöglicht, einzelne Striche mental zu einer Form zusammenzusetzen. Auf der anderen Seite ist eine intakte Formwahrnehmung bedeutsam für die ganzheitliche Wahrnehmung. Nur wenn geometrische Formen als Prototypen gespeichert sind, ist es möglich eine Form ganzheitlich wahrzunehmen, indem nicht jedes einzelne Element genau exploriert werden muss, sondern auf den eingespeicherten Formprototyp zurückgegriffen werden kann und automatisch die Assoziation von Vorlage und mentalem Formprototyp entsteht. So lässt sich auch die starke Assoziation der beiden Funktionen miteinander erklären. Obwohl Zusammenhänge der beiden Aufgaben in den beiden Testmanualen berichtet werden, war hier der Korrelationskoeffizient deutlich höher ausgeprägt (Büttner & Frostig, 2008; Petermann et al., 2012).

Neben den korrelativen Analysen wurde auch die visuelle Suche der CVI-Risikogruppe in Hypothese 6 qualitativ analysiert. Es zeigte sich, dass die CVI-Risikogruppe insbesondere durch einen genauen, aber langsamen Suchstil in der visuellen Suche charakterisiert ist (67.9%). Ein vergleichsweise geringer Anteil von 10.7% war schnell und genau, wohingegen 21.4% langsam und ungenau arbeiteten. Die Verteilung dieser Bearbeitungsstile ist mit der peripheren Sehschädigungsgruppe vergleichbar. Das bedeutet, dass Kinder mit CVI in der Lage sind, sich Überblick über eine Szene zu verschaffen und gesuchtes zu finden, sie benötigen hierfür jedoch meist mehr Zeit. Diese Erkenntnis steht im Einklang mit Tadin et al. (2012), die eine Verlangsamung der visuellen Suche infolge einer Visusminderung beobachteten. Die nahezu identische Verteilung der Suchstile in der peripheren Sehschädigungsgruppe bei vergleichbaren Visuswerten mit der CVI-Risikogruppe, stützt dieses Ergebnis. Nicht bestätigt werden konnten hingegen die Untersuchungsergebnisse von Scerif et al. (2004), die auch eine erhöhte Fehlerzahl in der visuellen Suche fanden. Die CVI-Risikogruppe charakterisierte hier in 78.6% ein genauer Suchstil.

In einer qualitativen Analyse wurde auch das Konstruktionsverhalten in der modifizierten Standardisierten Link'schen Probe betrachtet. Dabei fiel auf, dass die am häufigsten vergebene Bewertung in jeder Bewertungsdimension, die qualitativ schlechteste Kategorie mit null Punkten war. So zeigten sich bei mindestens 40% jeder Bewertungsdimension in der CVI-Risikogruppe. Die Gruppe ist daher häufig charakterisiert durch mangelnde Exploration und sofortiges Losbauen, fehlende Bestimmung der Kantenlänge, mangelnder Handlungsplanung und dadurch bedingtes wiederholtes Beginnen des Konstruktionsprozesses, bzw. der Beachtung nur eines Aufgabenkriteriums (Farbe oder Form). Zudem zeigt sich oft ein fehlender mentaler Bauplan, im Sinne zweidimensionalen Bauens oder des Bauens von nicht-würfelförmigen Objekten. Auch in der Fehlerkorrektur zeigt sich oft, dass keine Versuche zur Fehlerkorrektur unternommen werden. Die Kantenlänge wird wiederholt falsch festgelegt oder ist auch am Ende nicht korrekt. In über 40% ist der Fehler am Ende in Form oder Farbe fehlerhaft oder die Aufgabe wurde abgebrochen, Dennoch ist zu erwähnen, dass 50% den Würfel in der Form korrekt mit Fehlern im Farbkriterium konstruierten und 35.7% den Würfel fehlerlos zusammensetzten. Das bedeutet, dass 85.7% den Würfel in seiner Form korrekt zusammensetzen konnten. Hoffman et al. (2003) untersuchten die visuokonstruktiven Leistungen bei Kindern im Alter von 7 bis 13 Jahren mit Williams-Syndrom und stellten fest, dass sich qualitative Unterschiede im Vergleich zu gesunden Kindern zeigten. Beide Gruppen prüften zwar in vergleichbarer Weise das Endergebnis, die Gruppe mit Williams-Syndrom zeigte aber seltener Kontrollen von Teillösungen. Die gesunde Vergleichsgruppe, die häufiger auch Teillösungen überprüfte, zeigte daher auch häufiger Korrekturversuche als die Gruppe mit Williams-Syndrom. Daraus lässt sich schließen, dass die klinische Gruppe insbesondere bei der Kontrolle von Teillesungen sowie in der Fehlerkorrektur beeinträchtigt war. Dies steht im Einklang mit dieser Studie. 57.1% zeigten eine unzureichende Teilzielbildung, zusätzlich unternahmen 46% keine Korrekturversuche. Es scheinen also neben visuell-räumlichen Aspekten der Visuokonstruktion auch exekutive Prozesse Einfluss auf die Leistung in der Visuokonstruktion zu haben. Dies wird gestützt durch den mittleren, aber hoch signifikant positiven Zusammenhang von Visuokonstruktion und visuellem Problemlösen, auf den im nächsten Teilkapitel (5.2.1.2) noch detailliert eingegangen werden wird.

Insgesamt lässt sich aus den wenigen signifikanten Korrelationen folgendes schließen. Sie unterstreichen einen sehr wichtigen Aspekt, dem in der CVI-Diagnostik ausreichend Rechnung getragen werden muss: der Unabhängigkeit der visuellen Funktionen untereinander. Es ergaben sich nach Bonferroni-Holm-Korrektur nur wenige signifikant positive Korrelationen der visuellen Wahrnehmungsleistungen. Das bedeutet, dass hinsichtlich CVI ein äußerst heterogenes Störungsprofil in der visuellen Wahrnehmung besteht, das individuell sehr verschieden sein kann. Auch scheint es keine generalisierte visuelle Wahrnehmungsbeeinträchtigung zu geben, sondern CVI vielmehr eine individuell verschiedene Kombination selektiver Beeinträchtigungen zu sein. Wenn eine visuelle Teilleistung beeinträchtigt ist, bedeutet dies nicht, dass auch andere Teilleistungen beeinträchtigt sind. Eine CVI-Diagnostik muss daher immer ausführlich und umfassend sein, da von einer visuellen Teilleistung nicht auf die Leistung in anderen visuellen Teilleistungen geschlossen werden kann. Auch kann angenommen werden, dass sich die verschiedenen visuellen Teilleistungen auch im Kontext von CVI unabhängig voneinander entwickeln, wie dies auch Stiers et al. (2001) annehmen. Dies erschwert Prognosen über die visuelle Wahrnehmungsentwicklung bei CVI, beinhaltet jedoch einen wertvollen, positiven Hinweis, im Sinne der Nutzung des positiven Leistungsbildes für die visuelle Wahrnehmungsförderung. Da die meisten visuellen Teilleistungen nicht miteinander assoziiert sind, kann idealerweise in der visuellen Förderung auf die gut entwickelten visuellen Wahrnehmungsleistungen kompensatorisch zurückgegriffen werden.

5.2.1.2 Kognition

Signifikant positive Zusammenhänge von fokussierter Aufmerksamkeit und visueller Wahrnehmung fand sich in der visuellen Exploration, der visuellen Suche sowie der Raumwahrnehmung. Ohne Bonferroni-Holm-Korrektur ergaben sich außerdem statistisch bedeutsame Zusammenhänge mit der Größenwahrnehmung, der topographischen Orientierung, der Leseleistung, der Visuokonstruktion sowie der Figur-Grund-Unterscheidung.

Die positiven Korrelationen von visueller Exploration und visueller Suche mit der fokussierten Aufmerksamkeit unterstreichen, dass diese Funktionen wesentlich in wechselseitiger Beziehung zueinander stehen. Beeinträchtigungen der visuellen Exploration und Suche führen zu Beeinträchtigungen der visuellen Aufmerksamkeitsleistung, da die Beachtung relevanter Stimuli, bei Vernachlässigung von Distraktoren durch CVI beeinträchtigt ist. Diese Erklärung erscheint plausibel, da die Aufgaben zur visuellen Suche und Exploration deutliche Ähnlichkeiten aufweisen. Umgekehrt ist ein möglicher Erklärungsansatz ist, dass eine Beeinträchtigung der visuellen Exploration und der visuellen Suche kompensatorisch zu einem erhöhten Bedarf an Aufmerksamkeit führt, der zur Orientierung eingesetzt werden muss. Dadurch bleibt weniger Aufmerksamkeitskapazität für die Aufmerksamkeitsaufgabe als solche und in der Folge eine verminderte Testleistung.

Auch der positive Zusammenhang von Raumwahrnehmung und fokussierter Aufmerksamkeit unterstreicht, dass visuelle Wahrnehmung auch aufmerksamkeitsabhängig ist. Raumwahrnehmung ist beispielsweise dann von Bedeutung, wenn man nach etwas greifen möchte. Es ist vorstellbar, dass die Präzision der Greifbewegung mit sinkender Aufmerksamkeit abnimmt. Auch in der anderen Richtung, kann der Zusammenhang erklärt werden. Ist die Raumwahrnehmung beeinträchtigt, ergeben sich auch Schwierigkeiten die Zielreize sicher zu treffen, bzw. es steigt der Zeitbedarf hierfür an, ebenso wie beim Zeilenwechsel, was in der Konsequenz zu einer verminderten Konzentrationsleistung führt, wenn diese - wie in dieser Studie - in Abhängigkeit von der Zeit erfasst wird.

Positive Zusammenhänge fanden sich in der CVI-Risikogruppe zwischen verbalem Kurzzeitgedächtnis und Leseleistung von Wörtern sowie zweistelligen Zahlen und der Gestaltwahrnehmung. Signifikante - nach Bonferroni-Holm-Korrektur nicht mehr bedeutsame - positive Zusammenhänge fanden sich außerdem mit der Größenwahrnehmung, der Raumwahrnehmung, der topographischen Orientierung, der Leseleistung bei dreistelligen Zahlen, mit der Figur-Grund-Unterscheidung, der Formwahrnehmung sowie der Gestaltwahrnehmung.

Erklären lässt er sich der Zusammenhang von verbalem Kurzzeitgedächtnis und Lesen zum einen durch die gemeinsame, verbal-auditive Modalität der beiden Aufgaben. Zum anderen ist das Kurzzeitgedächtnis wesentliche Voraussetzung für das Arbeitsgedächtnis, das mit dem Lesen assoziiert ist (Eden et al., 1994; Poblano et al., 2000; Shastry, 2007; Trauzettel-Klosinski et al., 2006). Zudem ist es beim Lesen von Bedeutung die bereits gelesenen Buchstaben mental präsent zu halten, um diese anschließend zu einem Wort zusammensetzen zu können.

Intuitiv nicht unmittelbar nachvollziehbar ist der Zusammenhang von verbalem Kurzzeitgedächtnis und visueller Gestaltwahrnehmung, daher soll hier ein Erklärungsversuch gewagt werden. Unter Umständen liegt beiden Funktionen ein ähnlicher Prozess zugrunde. Für die Gestaltwahrnehmung ist es von Bedeutung einzelne Striche als eine Figur wahrzunehmen. Ein ähnliches Prinzip gilt auch im Kurzzeitgedächtnis. Bei Erwachsenen wird die Kapazität des Kurzzeitgedächtnisses mit 7 ± 2 beziffert. Dies bezieht sich jedoch nicht nur auf einzelne Zahlen, sondern kann auch für Cluster gelten. Das heißt, dass das Zusammenfassen mehrerer Zahlen zu einer Einheit es dem Betreffenden erlaubt, sich mehr Informationen auf einmal zu merken. Eine Erklärung wäre daher, dass Kinder, denen es gelingt einzelne Ziffern zu größeren Clustern zusammenzufassen, auch in der Lage sind im visuellen Bereich, einzelne Objekte zu einer Figur zusammenzufügen.

Signifikante Zusammenhänge des Arbeitsgedächtnisses mit der visuellen Wahrnehmung in der CVI-Risikogruppe fanden sich nach Bonferroni-Holm-Korrektur in keiner Variablen. Vernachlässigt man die Korrekturmaßnahme, finden sich statistisch bedeutsame Zusammenhänge des verbalen Arbeitsgedächtnisses mit der visuellen Text- und Zahlenverarbeitung. Dieses Ergebnis steht im Einklang mit zahlreichen anderen Studien, die Assoziationen des Arbeitsgedächtnisses, speziell der phonologischen Schleife mit der Leseleistung fanden (Eden et al., 1994; Poblano et al., 2000; Shastry, 2007; Trauzettel-Klosinski et al., 2006). Auch hier kann diese wichtige Frage, ob es einen Zusammenhang von Leseleistung und Arbeitsgedächtnis gibt, nicht abschließend geklärt werden, da die Zusammenhänge nach Bonferroni-Holm-Korrektur nicht mehr signifikant waren. Weitere Zusammenhänge des Arbeitsgedächtnisses fanden sich vor der Fehlerkorrektur mit der Visuokonstruktion sowie der Gestaltwahrnehmung.

Positive Zusammenhänge des visuellen Problemlösens mit Teilleistungen der visuellen Wahrnehmung in der CVI-Risikogruppe wurden mit der

Leseleistung in 3-Buchstaben-Wörtern, der Raumwahrnehmung, der Visuokonstruktion, der Figur-Grund-Unterscheidung sowie der Formwahrnehmung gefunden. Signifikante - aber nach Bonferroni-Holm-Korrektur nicht mehr bedeutsame - Zusammenhänge fanden sich außerdem mit der visuellen Suche, der Größenwahrnehmung, der topographischen Orientierung, der visuellen Textverarbeitung (6 und 9 Buchstaben), der Leseleistung von zweistelligen Zahlen sowie in der Gestaltwahrnehmung.

Nach Bonferroni-Holm-Korrektur korrelierten visuelles Problemlösen und die Leseleistung von Wörtern mit drei Buchstaben signifikant positiv. Da auch die anderen Wortlängen vor Alpha-Fehler-Korrektur signifikant positiv miteinander korrelierten, ist anzunehmen, dass die visuelle Textverarbeitung im Gesamten mit dem visuellen Problemlösen assoziiert ist. Auch Thome et al. (2014) fanden hoch signifikant positive Zusammenhänge der Leseleistung mit dem Problemlösen bei Kindern mit Epilepsie. Wie kann dieses Ergebnis erklärt werden? Auf der einen Seite helfen effiziente Strategien eine gute Leseleistung zu entwickeln. Auf der anderen Seite ist es möglich, dass der Leseerwerb die Entwicklung der Fähigkeit zur Strategiebildung begünstigt, da für eine bestmögliche Leseleistung auch individuelle, effiziente Lesestrategien gebildet werden müssen.

Der Zusammenhang von visuellem Problemlösen und Visuokonstruktion ist nicht überraschend. Beide Funktionen erfordern unter anderem Strategiebildung. Ein ähnliches Ergebnis fanden Metzler (2011) bei erwachsenen Probanden mit Hirnschädigung. Das visuelle Problemlösen ist außerdem ein Teilprozess der Visuokonstruktion, da hier ein visuelles Problem im dreidimensionalen Raum gelöst werden muss. So lässt sich auch der wechselseitige Zusammenhang der beiden Funktionen erklären. Es ist zu erwarten, dass ein Kind mit guten visuokonstruktiven Leistungen auch im visuellen Problemlösen gute Leistungen zeigt und umgekehrt. Zudem erfordern beide Aufgaben ein hohes Maß an Strategiebildung und Monitoring. Im Kontext der CVI-Risikogruppe bedeutet das, dass sich Beeinträchtigungen der Strategiebildung sich auch auf die Visuokonstruktion und das visuelle Problemlössen auswirken können. Auch bedeutet es, dass Kognition, in diesem Fall die exekutiven Funktionen, vertreten durch das Planen und Problemlösen sowie visuelle Wahrnehmung bei CVI nicht gänzlich voneinander unabhängig sind, sondern sich wechselseitig beeinflussen und unterstreicht erneut, dass bei CVI immer auch die Kognition ausreichende Beachtung finden muss.

Das Maß zum visuellen Problemlösen zeigte zudem einen signifikant positiven Zusammenhang mit der Raumwahrnehmung. Neben einem erneuten Hinweises auf die Verknüpfung von Kognition und visueller Wahrnehmung, bietet sich auch eine weitere inhaltliche Interpretation dieses Zusammenhanges an. Es ist anzunehmen, dass Kinder mit einer intakten Raumwahrnehmung auch einen Vorteil in der Strategiebildung haben, da sie die Items visuell-räumlich korrekt verarbeiten können um entsprechend die Entwicklung einer effizienten Lösungsstrategie begünstigt wird. Auf der anderen Seite hilft eine effiziente Strategiebildung und planvolles Vorgehen, die Aufgabe zur Raumwahrnehmung korrekt zu lösen.

Ein weiterer signifikant positiver Zusammenhang konnte in der CVI-Risikogruppe mit dem visuellen Problemlösen und der Figur-Grund-Unterscheidung beobachtet werden. Dieser lässt sich unter Umständen so erklären, dass Figur-Grund-Unterscheidung eine wichtige visuelle Teilleistung beim Lösen von Matrizenaufgaben sein könnte. Eine altersentsprechende Figur-Grund-Wahrnehmung erleichtert die visuelle Strategiebildung deutlich, da Details, die Hinweise auf die zugrundeliegende Logik geben, dann zuverlässig von anderen Reizen unterschieden werden können. Auf der anderen Seite ist es möglich, dass eine altersentsprechende Problemlösefähigkeit auch die Figur-Grund-Unterscheidung begünstigt, da eine effiziente Explorationsstrategie nötig ist, um alle versteckten Formen zu finden. Auf diese Weise lässt sich die hohe positive Korrelation von visuellem Problemlösen und Figur-Grund-Unterscheidung erklären.

Zuletzt ergab sich noch ein bedeutsamer Zusammenhang von Formwahrnehmung und visuellem Problemlösen. Eine Erklärung könnte hier wiederum zunächst im Aufgabenformat zu finden sein. Das Lösen der Aufgaben zur Formwahrnehmung sowie der Matrizenaufgaben erfordert eine intakte Formwahrnehmung, da Formen zum einen oft gewähltes Testmaterial in Matrizentests bilden und Formen auch ein kritisches Merkmal für die Strategiebildung sein können. Auf der anderen Seite ist das visuelle Problemlösen auch eine kritische Teilleistung für die Bearbeitung von Aufgaben zur Formwahrnehmung, da für die Aufgaben zur Formwahrnehmung eine altersentsprechend entwickelte Problemlösefähigkeit die Aufgabenbearbeitung zur Formwahrnehmung erleichtert und eine effiziente Aufgabenbearbeitung ermöglicht.

Zusammenfassend lässt sich über die kognitiven Leistungen im Kontext der visuellen Wahrnehmung feststellen, dass die Überprüfung der fokussierten Aufmerksamkeit, des Kurzzeit- und Arbeitsgedächtnisses und des visuellen Problemlösens von großer Bedeutung sind, da die kognitive Leistungsfähigkeit mit vielen verschiedenen visuellen Teilleistungen assoziiert ist. Das bedeutet, dass CVI nicht nur eine visuelle, sondern eine visuo-kognitive Beeinträchtigung ist. Auch zeigt die vorliegende Studie, dass die gezielte

Untersuchung weniger kognitiver Funktionen mehr praktische Implikationen bietet, als ein unspezifischer Intelligenztest. Die vielen Korrelationen weisen aber auch auf einen wichtigen Aspekt hin, der bei CVI nicht vernachlässigt werden darf. Die Untersuchung der CVI-Risikogruppe zeigt, dass CVI durch ein komplexes Zusammenspiel von visueller Wahrnehmung und Kognition entsteht und die beiden Funktionen eng verknüpft sind. Diese Erkenntnis bietet auch für die Förderung von Kindern mit CVI wertvolle Implikationen. So ist es möglich, dass sich eine Förderung der kognitiven Leistungsfähigkeit, beispielsweise der fokussierten Aufmerksamkeit günstig auf die visuelle Wahrnehmung auswirken. Auch anders herum könnte sich eine spezifische Förderung der visuellen Wahrnehmungsleistungen günstig auf die kognitive Leistungsfähigkeit auswirken, da weniger Kompensation der visuellen Beeinträchtigungen durch kognitive Leistung nötig ist. Der Kognition wurde im Kontext von CVI bisher wenig Rechnung getragen. Für künftige Testsammlungen zur CVI-Diagnostik wäre es von Interesse, die Untersuchung der kognitiven Leistungsfähigkeit visuell und verbal-auditiv in die Untersuchung zu integrieren, um mögliche Beeinträchtigungen dieser Funktionen zu identifizieren und auf eine Diskrepanz von visuell und verbal zu überprüfen, um geeignete didaktische Methoden für den Schulunterricht abzuleiten.

5.2.1.3 Nicht-kognitive Aspekte

Für die nicht-kognitiven Aspekte zeigten sich in der CVI-Risikogruppe nach Bonferroni-Holm-Korrektur keinerlei signifikante Zusammenhänge. Vor der Korrektur fanden sich positive Zusammenhänge von Lebensqualität und Gestaltwahrnehmung. Im Sozialverhalten fanden sich vor der der Alpha-Fehler-Korrektur jeweils ein negativer Zusammenhang mit der visuellen Textverarbeitung, der topographischen Orientierung, der visuellen Zahlenverarbeitung (zweistellige Zahlen), sowie der Visuokonstruktion. In der Lern- und Leistungsmotivation korrelierten vor der Fehlerkorrektur Annäherungs-Leistungsziele und visuelle Suche signifikant positiv sowie Arbeitsvermeidung und topographische Orientierung. In den Maßen zur Persönlichkeit fand sich anfangs zudem ein signifikanter Zusammenhang von fehlender Willenskontrolle und visueller Exploration, von extravertierter Aktivität und der visuellen Zahlenverarbeitung (zweistellige Zahlen) sowie von Zurückhaltung und Scheu im Sozialkontakt und topographischer Orientierung. In der Persönlichkeit fand sich anfangs zudem ein signifikant negativer Zusammenhang von emotionaler Erregbarkeit und Visuokonstruktion und dem subjektiven Seherleben mit einstelligen Ziffern. Alle diese Zusammenhänge hielten der

Bonferroni-Holm-Korrektur jedoch nicht stand. Daher kann davon ausgegangen werden, dass die visuelle Wahrnehmung weitestgehend unabhängig von nicht-kognitiven Aspekten ist. Auch im Falle einer zentralen Sehstörung entwickelt sich die visuelle Wahrnehmung unabhängig von den nicht-kognitiven Aspekten und auch andersherum wirkt sich eine Störung der visuellen Wahrnehmung nicht ungünstig auf die Lebensqualität, die Persönlichkeit, das Sozialverhalten oder die Lern- und Leistungsmotivation aus.

Auch im subjektiven Seherleben fanden sich keine Korrelationen mit den verschiedenen visuellen Teilleistungen. Das bedeutet, dass der Gesamtscore des InSerl, der durch Auswertung des Interviews zum Seherleben gebildet wird, keine Übereinstimmung mit den objektiven Beeinträchtigungen der visuellen Wahrnehmungsleistungen zeigt. Dies ist besonders interessant, da bisher keine Studien berichtet werden, in denen Gegenstand der Untersuchung war, die betroffenen Kinder zu ihrem subjektiven Seheindruck zu befragen. Die aktuelle Studie zeigt, dass Kinder mit CVI ihre Beeinträchtigungen anders im Alltag erleben, als sich dies in den Untersuchungsergebnissen objektiv zeigt. Aus diesem Grunde ist davon auszugehen, dass den betroffenen Kindern der volle Umfang ihrer Beeinträchtigung nicht bewusst ist, da sie nur ihren angeborenen Seheindruck kennen. Dies ist positiv, da ein gewisses Maß an Unbewusstheit für die eigene Beeinträchtigung auch einen protektiven Faktor für die sozial-emotionale Entwicklung der betroffenen Kinder bedeuten kann und sie so vor psychiatrischen Erkrankungen schützt und eine unbeschwertere Kindheit ermöglicht. Dennoch wäre es für zukünftige Forschungsprojekte es von Interesse, eine andere Auswertungsmethode zu nutzen, die bei Ortibus, Laenen, et al. (2011) berichtet wird. Die Autoren werteten die einzelnen Dimensionen getrennt aus, indem null Punkte vergeben wurden, wenn in einer Dimension keinerlei Beeinträchtigungen berichtet wurden oder ein Punkt, wenn in mindestens einem Item einer Dimension Beeinträchtigungen berichtet wurden. Dies könnte die spezifischere Analyse von Zusammenhängen einzelner visueller Teilleistungen mit ihrem subjektiven Seheindruck ermöglichen und entsprechend andere, präzisere Ergebnisse liefern.

Die CVI-Risikogruppe zeigt sich im Kontext der Untersuchung in den nicht-kognitiven Aspekten unabhängig von ihrer visuellen Wahrnehmung. Insbesondere die fehlende Assoziation von Lebensqualität und Beeinträchtigungen der visuellen Wahrnehmung ist bemerkenswert. Das bedeutet, dass die meisten Kinder der CVI-Risikogruppe ihre Lebensqualität nicht wesentlich durch CVI als beeinträchtigt empfinden. Die fehlenden Korrelationen von nicht-kognitiven Aspekten und visueller Wahrnehmung lassen sich unter Umständen dadurch erklären, dass die von CVI betroffenen Kinder und Jugendlichen keinen anderen Seheindruck als den ihren kennen. Daher fehlt ihnen unter Umständen eine gewisse Krankheitseinsicht, was eine altersentsprechende sozial-emotionale Entwicklung begünstigen würde. Die fehlenden Korrelationen lassen zudem den Schluss zu, dass die nicht-kognitiven Aspekte weder einen günstigen noch einen ungünstigen Einfluss auf die visuelle Wahrnehmung haben und sich auch andersherum die Beeinträchtigungen der visuellen Wahrnehmung nicht ungünstig auf die sozial-emotionale Entwicklung auswirken.

5.3 Förderbedarf in der visuellen Exploration und Suche sowie dem Lesen

Die beiden Validierungsuntersuchungen zeigen, dass im Kontext von CVI ein Förderwunsch des Lehrers meist auch objektiv bestätigt werden kann. Auf der anderen Seite zeigte sich aber auch, dass von Seiten der Lehrkräfte seltener der Wunsch nach einer Förderung geäußert wird, als objektiv Kinder einer Förderung bedürfen. Dies war bei 46.43% (CVI-Risikogruppe) bis 77.14% (Periphere Sehschädigungsgruppe) der Fall.

Zusätzlich wurde untersucht, welcher Cut-Off-Wert des Lehrerfragebogens zur visuellen Suche den objektiven Förderbedarf am besten abbildet. Für die Festlegung des Cut-Offs wurde die gesunde Vergleichsstichprobe als Referenzgruppe für die objektive Behandlungsindikation genommen. Im Lehrerfragebogen erwies sich ein Cut-Off von ≥ 3 als bestes Maß für eine Behandlungsindikation (Gesamte klinische Stichprobe: Sensitivität = 0.46,Spezifität = 0.75, Youden = 0.21). In der CVI-Risikogruppe führt dieser Cut-Off dazu, dass 63.0% in Übereinstimmung mit den Ergebnissen der neuropsychologischen Untersuchung eine Förderung erhielten, wohingegen kein Kind unnötigerweise in die Förderungsgruppe aufgenommen würde. In der peripheren Sehschädigungsgruppe würden bei diesem Cut-Off nur 32.0%, die einer Förderung bedürfen, auch im Fragebogen auffällige Ergebnisse erreichen, wohingegen 33.7% ungerechtfertigt in das Förderprogramm aufgenommen würden.

Im Lesen zeigte sich ein ähnliches Bild. Fast alle SchülerInnen, bei denen sich die Lehrkräfte eine unterstützende Förderung wünschten, bedurften dieser auch. Ähnlich wie in der visuellen Suche zeigte sich aber dennoch, dass bei einem relativ hohen Prozentsatz, d.h. 40.0% (CVI-Risikogruppe) bis 42.3% (Periphere Sehschädigungsgruppe) keine Förderung gewünscht wurde, wo sie anhand der objektiven Kriterien sinnvoll wäre.

Als optimaler Cut-Off in der Dimension Lesen mit der besten Sensitivität und Spezifität, bei Bevorzugung der Sensitivität, ergab sich ein idealer Gesamtscore von ≥ 2 für die gesamte klinische Stichprobe (Sensitivität = 0.69; Spezifität = 0.80; Youden = 0.49). Dabei werden 70.6% der SchülerInnen der CVI-Risikogruppe korrekt als förderungsbedürftig eingestuft. 50.0% hingegen würden dann unnötig Förderung erhalten, wenn keine weitere diagnostische Abklärung im Vorfeld stattfände. In der peripheren Sehschädigungsgruppe würden auf Basis dieses Cut-Offs 66.7% in Übereinstimmung mit den Testergebnissen als förderbedürftig eingestuft. Kein Kind, bei dem auch objektiv keine Förderung nötig ist, würde subjektiv als förderbedürftig betrachtet.

Der Fragebogen sowie der Förderwunsch der Lehrer in der visuellen Suche und dem Lesen zeigen deutlich, dass ein Fragebogen darüber, ob ein Förderbedarf in der visuellen Suche besteht, zwar wertvolle Hinweise liefert, alleine aber nicht ausreichend ist. Gleiches gilt für einen Fragebogen zum Förderbedarf im Lesen. Die Angaben der Lehrkräfte helfen bei der Identifikation von Kindern, die durch ihre Beeinträchtigungen bereits im Alltag deutlich auffallen. Für die Feststellung des genauen Förderbedarfs ist dann eine umfassende Diagnostik notwendig.

Kritisch zu reflektieren, ist hier auch das Einteilungskriterium anhand dessen entschieden wurde, ob ein Förderbedarf in der visuellen Suche vorliegt. Entgegen der allgemein üblichen Richtlinien, unterhalb des Prozentrangs 16 von einer Beeinträchtigung zu sprechen, wurde hier ein doppelter Mediansplit (Geschwindigkeit und Genauigkeit) durchgeführt und festgelegt, dass ein Förderbedarf dann besteht, wenn entweder die Bearbeitungszeit oder die Fehlerzahl über dem Mediansplit der gesunden Vergleichsgruppe liegen. Dieses Kriterium weicht also von der Standardeinteilung ab. Der Grund hierfür ist, dass in einem Fragebogen nicht derart differenzierte Antworten erwartet werden können, vielmehr werden Leistungen aus dem Gefühl heraus Leistungen intuitiv in „gut“ und „schlecht“ eingeteilt. Ein Mediansplit ist daher die objektive Abbildung dieser subjektiven Einschätzung.

Keine der in Kapitel 2.6 beschriebenen diagnostischen Verfahren widmete sich der Frage, wie der Förderbedarf bei Kindern mit CVI aus den Testergebnissen abgeleitet werden kann. Die Studie hier legt also auch in dieser Richtung einen wichtigen Grundstein.

5.4 Limitationen

Auch diese Studie stößt an einige Begrenzungen in ihrer Aussagekraft. Diese finden sich zum einen in der Befundlage zu den elementaren Wahrnehmungsleistungen. Mit Ausnahme der Sehschärfe wurde für diese Daten auf die Schülerakten zurückgegriffen. Dadurch ergab sich eine große Heterogenität des Alters der Befunde sowie ihrer Vollständigkeit. Aus diesem Grunde wurde auch auf weitere Analysen dieser Daten verzichtet und die ophthalmologischen und neurologischen Diagnosen lediglich zur Einteilung der klinischen Stichproben eingesetzt und deskriptiv berichtet. Daher konnten leider auch insbesondere keine Daten zum Gesichtsfeld Berücksichtigung finden. Diese wären von großem Nutzen gewesen, da Gesichtsfeldausfälle immer auch zu Beeinträchtigungen der visuellen Suche und des Lesens führen können, sodass Befunde darüber vor allem in der CVI-Risikogruppe wichtige Hinweise zur Erklärung der Beeinträchtigungen in diesen Bereichen hätten liefern können.

Dies führt wiederum direkt zur nächsten Limitation, der Einteilung der Stichproben. Die Einteilung in periphere Sehschädigung und CVI-Risikogruppe erfolgte auf Grundlage der im Schülerakt enthaltenen Befunde. Da es bisher keinen festen Kriterienkatalog für CVI gibt und die Diagnose bisher nicht offiziell vergeben wird, fand die Einteilung anhand von a priori festgelegter Kriterien zu den einzelnen Stichproben statt, es fehlt jedoch ein valides Außenkriterium. Die Zuteilung zu den Gruppen aufgrund medizinischer Risikofaktoren erscheint zwar gerechtfertigt, stellt aber keinesfalls sicher, dass bei den ProbandInnen der CVI-Risikogruppe tatsächlich CVI vorliegt. Genauso wenig kann mit Sicherheit ausgeschlossen werden, dass in der peripheren Sehschädigungsgruppe keine ProbandInnen mit visuellen Wahrnehmungsstörungen enthalten sind, die sekundär aufgrund der ophthalmologischen Auffälligkeiten, Beeinträchtigungen der visuellen Wahrnehmung aufweisen.

In der Unterteilung der klinischen Stichprobe verbirgt sich eine weitere Limitation. Das Design der vorliegenden Studie war bewusst naturalistisch definiert, mit entsprechend weitgefassten Einschlusskriterien. Dies bietet auf der einen Seite den Vorteil einer realitätsnahen Stichprobenzusammensetzung, wie sie an Sehbehindertenschulen tatsächlich existieren. Aus Forschungssicht ist dennoch einschränkend zu bemerken, dass es eine Vielzahl unterschiedlicher Diagnosen in der klinischen Stichprobe gab, die die Interpretation der beobachteten Testleistungen erschweren. Obwohl es legitim ist, die Ergebnisse so zu interpretieren, wie es in diesem Kapitel geschehen ist, ist es dennoch wichtig, diesen Aspekt im Blick zu behalten. Die kleine

Stichprobengröße erlaubte jedoch keine Analysen, die eine Aussage über die Kausalität von Testleistungen erklären.

Eine weitere Limitation, die sich ebenfalls in der klinischen Stichprobe befindet, ist die Tatsache, dass nur Schülerinnen und Schüler der Grund-, Förder-, Mittel- und Realschule einer Sehbehinderten- und Blindenschule untersucht wurden. Somit ergibt sich naturgemäß ein Selektionsbias, da in Spezialeinrichtungen nur Kinder beschult werden, die auch tatsächliche in irgendeiner Form spezielle Bedürfnisse haben. Es nahmen keine Kinder mit peripherer Sehbeeinträchtigung oder CVI an der Untersuchung teil, die als hoch leistungsfähig eingestuft werden können und daher Regelschulen oder Gymnasien besuchen. Die vorliegenden Daten können daher nicht unmittelbar auf diese Gruppe übertragen werden.

Eine letzte Limitation der Studie stellt letztlich auch der Einsatz von normierten und unnormierten Verfahren in derselben Untersuchung dar. Dies führt unweigerlich dazu, dass die Einteilung in auffällige und auffällige Testleistungen unterschiedliche Referenzgruppen heranzieht. Obwohl die Referenzdaten aller eingesetzten Verfahren von gesunden Kindern aus Deutschland stammen, wurden dennoch den Untertests aus den Testbatterien und den unnormierten die Leistungen anderer Kinder zugrunde gelegt. Auch dieser wichtige Aspekt muss daher bei der Interpretation der Daten berücksichtigt werden.

5.5 Ausblick

Wie sich aus der gesamten Arbeit ergab, ist die Thematik CVI ein recht neues, unerforschtes und vor allem sehr komplexes Thema. Diese Arbeit verleiht einen groben Überblick über die erhebliche Komplexität der Thematik und es bieten sich noch zahlreiche Forschungsmöglichkeiten.

Aus den oben erwähnten Limitationen ergeben sich unmittelbare Implikationen für die zukünftige Forschung. Zum einen unterstreicht die große Anzahl von Variablen, die bei einer verhältnismäßig geringen Probandenzahl untersucht wurde, den explorativen Charakter der Studie. Die Daten können als Orientierung dienen, eine Validierung der Testsammlung an einer wesentlich höheren Probandenzahl ist dennoch dringend erforderlich. Dies gilt sowohl für die Erhebung einer großen gesunden Vergleichsgruppe, um verlässliche Normdaten für die nicht-normierten Verfahren zu erhalten, wie auch für die klinische Gruppe, um eine umfassende (neuro-) psychologische Charakterisierung von Kindern mit CVI, vor allem in Kombination mit kognitiven und nicht-kognitiven Aspekten zu ermöglichen. Die Erhebung großer Stichproben erlaubt zudem die Durchführung statistischer Verfahren, die Auskunft darüber können, welche der untersuchten Maße einander bedingen und welche Beeinträchtigungen sich sekundär auch auf andere Teilleistungen ungünstig auswirken etc.

Im Zuge dessen wäre es wünschenswert, ein valides Außenkriterium zu haben, anhand dessen die Zuteilung zur CVI-Gruppe erfolgt. Dies lässt sich jedoch aufgrund der fehlenden Diagnosekriterien voraussichtlich auch in den nächsten Jahren noch nicht realisieren.

Zusätzlich beschränkte sich die Untersuchung in dieser Testsammlung auf Kinder, die in einer Spezialeinrichtung beschult waren. Keines der Kinder besuchte ein Gymnasium. Wünschenswert wäre es, die Testsammlung an Kindern mit CVI aus dem Regelschulsetting sowie aus Gymnasien zu untersuchen, um auch dieser Gruppe eine adäquate Diagnostik zukommen zu lassen. Vor allem vor dem Hintergrund der gegenseitigen Abhängigkeit von visueller Wahrnehmung und Kognition ist es von großer Bedeutung auch die Fähigkeiten einer kognitiv hochleistungsfähigen Gruppe mit CVI einzuschließen, um einen allgemeingültigen diagnostischen Standard zu schaffen.

Zudem sind umfassende und aktuelle ophthalmologische Befunde, die die elementaren Sehleistungen einschließen von großer Wichtigkeit. Im Zuge einer zukünftigen Untersuchung wäre es daher wichtig, die Untersuchung in ein klinisches Setting zu verlegen, damit der Zugang zu derartigen Befunden erleichtert wird, oder alternativ eine Kooperation mit einem Ophthalmologen anzustreben. Auch sind für die Untersuchung welche elementaren Teilleistungen unter Umständen kausal für Beeinträchtigungen der visuellen Wahrnehmung verantwortlich sind, vergleichbare und aktuelle Befunde nötig.

Funktionen, die in dieser Studie nicht überprüft wurden, deren Untersuchung sich aber aus den Ergebnissen als erforderlich erweist, ist zum einen eine Gesichtsfeldüberprüfung. Angaben zu möglichen Gesichtsfelddefekten sind von Bedeutung, da sie zum einen die Erklärung von Testergebnissen erleichtern und auf der anderen Seite auch wertvolle Hinweise für mögliche Fördermaßnahmen liefern, die der Förderung der visuellen Exploration und Suche sowie des Lesens dienen. Hier ist das Wissen um Gesichtsfeldausfälle von großer Bedeutung, da nur Blickstrategien entsprechend des Restgesichtsfeldes abgeleitet werden müssen. Gleiches gilt für die Okulomotorik.

Konkrete Verbesserungen der Testsammlung, die sich aus den berichteten Ergebnissen ergeben, sind die Hinzunahme, das Weglassen sowie die Modifikation bestehender Testverfahren. Wünschenswert wäre beispielsweise die Hinzunahme von Maßen des visuellen Kurzzeitgedächtnisses und des visuellen Arbeitsgedächtnisses. Hieraus könnte die Diskrepanz zwischen verbalem und visuellem Kurzzeit- und Arbeitsgedächtnis abgeleitet werden. Dies hätte den entscheidenden Vorteil, dass sich daraus konkrete Maßnahmen für den Schulunterricht ableiten ließen. Die Ergebnisse dieser Studie ergaben, dass das verbale Kurzzeit- und Arbeitsgedächtnis von CVI-Risikokindern schlechter entwickelt ist, als bei gesunden Gleichaltrigen. Dennoch erreichen 57.1% bis 64.3% mindestens durchschnittliche Ergebnisse. Dies impliziert für den Schulunterricht, dass es sinnvoll sein kann, eine verbal geprägte Unterrichtsdidaktik zu bevorzugen, insbesondere dann, wenn sich zusätzlich vermehrt Beeinträchtigungen des visuellen Kurzzeit- und oder Arbeitsgedächtnis feststellen ließen. Es ist zu erwarten, dass Kinder mit CVI dann von entsprechend verbal vermitteltem Unterrichtsstoff profitieren würden. Nicht zuletzt kann sich eine solche Anpassung auch in einer Notenverbesserung manifestieren. Gleiches gilt für die Hinzunahme von Aufgaben zur Lern- und Merkfähigkeit, sowohl in der visuellen, als auch der verbalen Modalität. Da CVI oft mit Minderungen der Intelligenz assoziiert sein kann, Intelligenz selber aber ein sehr unspezifisches Maß ist, wäre es wünschenswert auch über die Lern- und Merkfähigkeit Befunde zu erheben, da sie ebenfalls helfen können, eine angepasste Beschulung von Kindern mit CVI zu finden.

Bezüglich der visuellen Text- und Zahlenverarbeitung ist es auch von Interesse, statt einzelnen Wörtern auch die textgebundene Leseleistung zu untersuchen, um zu überprüfen, inwiefern der Kontext einen positiven Beitrag zur Leseleistung beitragen kann. Bezüglich der visuellen Textverarbeitung könnten zukünftige Studien statt das Vorlesen von Zahlen zu untersuchen, die Mengenwahrnehmung zu überprüfen, im Sinne des Subitizing, also der Fähigkeit Mengen visuell auf einen Blick zu erfassen.

Eine visuelle Teilleistung, die in der vorliegenden Studie keine Berücksichtigung fand, aber besonders für den Alltag von Kindern mit CVI von Bedeutung ist, ist die visuelle Szenenintegration. Auf Basis der vorliegenden Testsammlung kann keine Aussage darüber getroffen werden, ob ein Kind, bei dem Verdacht auf CVI besteht, in der Lage ist, Szenen korrekt einzuschätzen. Dies ist gerade für das soziale Lernen eines Kindes von großer Bedeutung. Zudem hilft eine intakte Szenenwahrnehmung einem Kind dabei, adäquat auf soziale Situationen zu reagieren. Gerade vor dem Hintergrund, dass CVI oft als Autismus verkannt wird, ist es von großer Bedeutung die Szenenwahrnehmung zu operationalisieren, um zu überprüfen, ob eine CVI-Diagnose Beeinträchtigungen der sozialen Kommunikation nicht besser erklären kann.

Eine weitere Funktion, die hoch alltagsrelevant ist und deshalb im Rahmen einer CVI-Diagnostik in Zukunft mitberücksichtigt werden sollte, ist die Gesichtswahrnehmung und Gesichtserkennung. Auch wenn sie keine unmittelbar kritischen Funktionen im Schulalltag von Kindern und Jugendlichen darstellen, sind sie doch für das Erlernen und Interpretieren von Mimik und somit wiederum die soziale Kommunikation von großer Bedeutung.

Ein Testverfahren, das einer Modifikation bedarf, ist die Größenwahrnehmung. Beeinträchtigungen der Größenwahrnehmung können bei CVI nicht ausgeschlossen werden. Ein entscheidender Nachteil der Größenwahrnehmungsaufgabe ist, dass keine Schwelle bestimmt werden kann, ab der zwei unterschiedlich große Formen nicht mehr als verschieden groß wahrgenommen werden. In einer nächsten Untersuchung ist daher die Modifikation dieser Aufgabe notwendig, damit präzise Aussagen zur Größenwahrnehmung möglich sind.

Für die Charakterisierung der CVI-Risikogruppe wurde hier, mittels der Untersuchung statistischer Zusammenhänge von visueller Wahrnehmung und Kognition, ein wichtiger Grundstein gelegt. Es fehlen aber noch Studien, die auch das kausale Zusammenspiel dieser beiden Funktionen thematisieren. Die Klärung dieser Frage ist auch für die Entwicklung von Förderprogrammen von großer Bedeutung. Nur so kann festgestellt werden, wie eine Unterstützung von CVI betroffener Kinder aussehen muss und welche visuellen und kognitiven Teilleistungen es zu fördern gilt, um eine möglichst positive Entwicklung zu begünstigen.

Zukünftige Forschungsprojekte könnten auch die Plastizität visueller und kognitiver Teilleistungen im Kontext von CVI thematisieren. Bisher gibt es kaum Längsschnittstudien, die eine Prognose über die Entwicklung von Kindern mit CVI erlauben. Umso wichtiger ist es, dass diese zukünftig erforscht werden. Es liegt noch weitestgehend im Dunkeln, in welchem Maße Verbesserungen der visuellen Wahrnehmung von alleine eintreten. Bislang wurde dieser wichtige Aspekt nur in Einzelfallstudien thematisiert. Idealerweise werden längsschnittlich nicht nur visuelle Wahrnehmung und Kognition erfasst, sondern auch der Schulerfolg gemessen. Neben der Frage der Plastizität, ist auch immer der Schulerfolg bei Kindern und Jugendlichen eine Frage großer Bedeutung. Gerade bei CVI ist wenig darüber bekannt, ob es sich auf die schulischen Leistungen auswirkt. Und wenn ja, ob dies auch langfristig der Fall ist. Es wäre daher besonders interessant zu untersuchen, wie sich betroffene Kinder schulisch entwickeln.

Für sehbehinderte und blinde Menschen wurden bereits zahlreiche Hilfsmittel entwickelt. Eine spannende Frage im Kontext von CVI wäre auch, inwiefern von CVI betroffene Kinder und Jugendliche von Sehbehinderten- und Blindentechniken und Hilfsmitteln profitieren. So könnte beispielsweise der Einsatz von Bildschirmlesegeräten hilfreich sein, da sie Schrift nicht nur vergrößern, sondern gleichzeitig auch die auf einmal zu verarbeitende Information wesentlich reduzieren. Von letzterem Aspekt könnten insbesondere Kinder mit CVI profitieren, eine systematische Untersuchung steht aber noch aus.

Auch die Frage nach wirksamen Therapieverfahren bei CVI drängt sich auf. Neben dem Einsatz von Hilfsmitteln im schulischen Kontext, ist derzeit nicht erforscht, welche Frühfördermaßnahmen einen günstigen Effekt auf die Entwicklung der visuellen Wahrnehmung bei CVI haben und ob es besonders kritische Phasen gibt, in denen eine Förderung besonders erfolgsversprechend ist. Generell steckt auch die Entwicklung von an CVI-angepassten Förderprogrammen noch wörtlich in den Kinderschuhen und es ist wünschenswert, dass zukünftige Forschung sich auch der wichtigen Frage, wie Kinder mit CVI mithilfe standardisierter und zugleich maßgeschneiderter therapeutischer Verfahren unterstützt werden können um eine möglichst günstige Entwicklung zu ermöglichen. Therapieprogramme bei CVI sollten dabei immer die wesentlichen Säulen der Neurorehabilitation umfassen, die Reorganisation, die Restitution, die Substitution, die Kompensation von Funktionen sowie die Adaptation der Umwelt, wo keine ausreichenden Ressourcen vorhanden sind.

Nicht zuletzt sind Untersuchungen zur Plastizität, zum Einsatz von Hilfsmitteln und der Evaluation wirksamer therapeutischer Verfahren wichtige

Indikatoren für den oben erwähnten Schulerfolg. Unmittelbar mit dem Schulerfolg verbunden, sind später für die betroffenen Kinder auch die Berufsaussichten. Daher ist die frühe bestmögliche Unterstützung von besonders großer Bedeutung, da es immer auch um die Zukunft der Betroffenen geht.

In diesem Kontext ist es von großer Bedeutung zu erwähnen, dass die Testverfahren in der CVI-Diagnostik, die nicht nur zu diagnostischen Zwecken, sondern auch zur Feststellung des Bedarfs von Behandlungsmaßnahmen dienen, immer auch das positive Leistungsbild abbilden müssen. Für alle Unterstützungsmaßnahmen ist es unerlässlich zu wissen, auf welche Ressourcen dabei zurückgegriffen werden kann.

5.6 Fazit

Die vorliegende Untersuchung lieferte für drei Aspekte von CVI wichtige Anhaltspunkte. Zum einen für das diagnostische Vorgehen bei der Abklärung von CVI. Zum anderen für das Verständnis wie die Wechselwirkungen von visueller Wahrnehmung, Kognition und nicht-kognitiven Aspekten bei CVI charakterisiert sind. Zuletzt wurde untersucht, ob ein Fragebogen zum Förderbedarf in der visuellen Exploration und Suche sowie im Lesen ausreichend ist, um einen Förderbedarf in den eben genannten Bereichen zu identifizieren, oder ob eine individuelle (neuro-) psychologische Untersuchung mehr Erfolg verspricht.

Es wurden mehrere Testverfahren identifiziert, die eine gute diagnostische Abgrenzung zwischen CVI, Peripherer Sehschädigung und gesunden Kindern und Jugendlichen erlauben (Positionsschätzung, Labyrinthaufgabe, Worttafeln, SLP 2x2x2, Formkonstanz). Zudem wurden Aufgaben identifiziert (Kreise durchstreichen, mTBCT, Objekterkennung schwarz-weiß, Figur-Grund-Unterscheidung, Gestaltschließen), in denen sich CVI und periphere Sehschädigungsgruppe nicht unterscheiden, die beobachteten Leistungen aber dennoch deutlich unterhalb der zu erwartenden liegen. Diese Aufgaben leisten einen wertvollen Beitrag in der Diagnostik visueller Wahrnehmungsstörungen, allerdings kann hier keine sichere Aussage getroffen werden, ob eventuell auftretende Beeinträchtigungen peripher oder zentral bedingt sind.

Zuletzt wurden in wenigen Aufgaben keinerlei Unterschiede zwischen den drei Gruppen gefunden. Das bedeutet, dass eine Modifikation der Aufgaben in Betracht gezogen werden muss oder andererseits Beeinträchtigungen nur in Einzelfällen auftreten, sodass keine signifikanten Gruppenunterschiede beobachtet werden konnten.

In der Charakterisierung der CVI-Risikogruppe zeigte sich deutlich, dass nur wenige visuelle Teilleistungen signifikant positiv miteinander assoziiert sind. Dies zeigt, dass Kinder mit CVI ein höchst individuelles Störungsprofil zeigen können, was einerseits den Bedarf einer differenzierten Diagnostik zur visuellen Wahrnehmung impliziert und andererseits die große Heterogenität der Kinder mit CVI hervorhebt. Die Empfehlung, bei CVI immer zu präzisieren, welche visuellen Teilleistungen betroffen sind, gilt es daher unbedingt zu beherzigen. Die Studie zeigt weiterhin deutlich, dass CVI nicht eine allgemeine Beeinträchtigung der visuellen Wahrnehmung ist, sondern vor allem eine selektive Beeinträchtigungen einzelner visueller Teilleistungen bedeutet.

Auch zeigte sich, dass CVI immer vor dem Hintergrund der kognitiven Leistungsfähigkeit betrachtet werden muss, da die kognitiven Leistungsmaßen mit vielen visuellen Teilleistungen in enger Verbindung standen. CVI darf daher nicht nur als rein visuelle Beeinträchtigung verstanden werden, sondern muss auch die kognitive Leistungsfähigkeit miteinbeziehen und eventuelle Beeinträchtigungen in beiden Bereichen entsprechend interpretiert werden.

Zuletzt wurde untersucht, inwiefern ein Lehrerfragebogen den Förderbedarf bei peripherer Sehschädigung und oder CVI in der visuellen Exploration und Suche sowie im Lesen adäquat abbildet. Die Sensitivität und Spezifität der Fragebögen waren zufriedenstellend. Dennoch bleibt festzuhalten, dass die Fragebögen zwar wertvolle Hinweise für eventuelle Beeinträchtigungen der eben genannten Bereiche liefern können, dass aber die Auswertung des Fragebogens alleine jedoch ein zu unsicheres diagnostisches Instrumentarium ist. Alleine auf dessen Basis kann nicht entschieden werden, welches Kind einer Förderung bedarf.

CVI als eine Kombination von neuroophthalmologischen, visuellen und kognitiven Beeinträchtigungen, die in Einzelfällen auch zu sozial-emotionalen Beeinträchtigungen führen kann, gestaltet die Diagnostik komplex und stellt daher den Anspruch an den Untersucher über ein hohes Maß an neuropsychologischem, neuroophthalmologischem und klinisch-psychologischem Grundwissen zu verfügen. Dieses Grundwissen sowie ein hohes Maßes an Umsicht sind für die verlässliche Interpretation der Messwerte und die richtige Einordnung der Testergebnisse von großer Bedeutung. Gerade vor dem Hintergrund der fehlenden diagnostischen Kriterien von CVI ist dies besonders wichtig. Nur auf diese Weise kann in Zukunft verhindert werden, dass aufgrund von mangelnden Fachkenntnissen und unzureichenden Testverfahren eine hohe Anzahl von Fehldiagnosen entstehen.

Literaturverzeichnis

Abramov, I. & Gordon, J. (2006). Development of Color Vision in Infants. In R. Duckman (Hrsg.), *Visual development, diagnosis, and treatment of the pediatric patient.* , (S. 143-170). Philadelphia: Lippincott, Williams & Wilkins.

Absoud, M., Parr, J. R., Salt, A. & Dale, N. (2011). Developing a schedule to identify social communication difficulties and autism spectrum disorder in young children with visual impairment. *Developmental Medicine & Child Neurology, 53*(3), 285-288.

Adler, S. A. & Orprecio, J. (2006). The eyes have it: visual pop-out in infants and adults. *Developmental Science, 9*(2), 189-206.

Alagaratnam, J., Sharma, T. K., Lim, C. S. & Fleck, B. W. (2002). A survey of visual impairment in children attending the Royal Blind School, Edinburgh using the WHO childhood visual impairment database. *Eye, 16*(5), 557-561.

Alimovic, S. (2013). Emotional and behavioural problems in children with visual impairment, intellectual and multiple disabilities. *Journal of Intellectual Disability Research, 57*(2), 153-160.

Alimovic, S., Juric, N. & Bosnjak, V. M. (2014). Functional vision in children with perinatal brain damage. *The Journal of Maternal-Fetal & Neonatal Medicine, 27*(14), 1491-1494.

Alimovic, S., Katusic, A. & Mejaski-Bosnjak, V. (2013). Visual stimulations' critical period in infants with perinatal brain damage. *NeuroRehabilitation, 33*(2), 251-255.

Alimovic, S. & Mejaski-Bosnjak, V. (2011). Stimulation of functional vision in children with perinatal brain damage. *Collegium Antropologicum, 35 Suppl 1*, 3-9.

Amicuzi, I., Stortini, M., Petrarca, M., Di Giulio, P., Di Rosa, G., Fariello, G.et al. (2006). Visual recognition and visually guided action after early bilateral lesion of occipital cortex: a behavioral study of a 4.6-year-old girl. *Neurocase, 12*(5), 263-279.

Amso, D. & Johnson, S. P. (2006). Learning by selection: visual search and object perception in young infants. *Developmental Psychology, 42*(6), 1236-1245.

Anderson, P. & Doyle, L. W. (2004). Executive functioning in school-aged children who were born very preterm or with extremely low birth weight in the 1990s. *Pediatrics, 114*(1), 50-57.

Anderson, V., Spencer-Smith, M. & Wood, A. (2011). Do children really recover better? Neurobehavioural plasticity after early brain insult. *Brain, 134*(Pt 8), 2197-2221.

Anderson, V. A., Anderson, P., Northam, E., Jacobs, R. & Catroppa, C. (2001). Development of Executive Functions Through Late Childhood and Adolescence in an Australian Sample. *Developmental Neuropsychology, 20*(1), 385-406.

Andersson, S., Persson, E. K., Aring, E., Lindquist, B., Dutton, G. N. & Hellstrom, A. (2006). Vision in children with hydrocephalus. *Developmental Medicine & Child Neurology, 48*(10), 836-841.

Arnoldi, K. A., Pendarvis, L., Jackson, J. & Batra, N. N. (2006). Cerebral Palsy for the Pediatric Eye Care Team Part III: Diagnosis and Management of Associated Visual and Sensory Disorders. *The American orthoptic journal, 56*, 97-107.

Arnsten, A. F. & Rubia, K. (2012). Neurobiological Circuits Regulating Attention, Cognitive Control, Motivation, and Emotion: Disruptions in Neurodevelopmental Psychiatric Disorders. *Journal of the American Academy of Child & Adolescent Psychiatry, 51*(4), 356-367.

Arp, S. & Fagard, J. (2005). What impairs subitizing in cerebral palsied children? *Developmental Psychobiology, 47*(1), 89-102.

Arp, S., Taranne, P. & Fagard, J. (2006). Global perception of small numerosities (subitizing) in cerebral-palsied children. *Journal of Clinical & Experimental Neuropsychology, 28*(3), 405-419.

Asendorpf, J. B. (2007). *Psychologie der Persönlichkeit.* Heidelberg: Springer.

Atkinson, J., Anker, S., Braddick, O., Nokes, L., Mason, A. & Braddick, F. (2001). Visual and visuospatial development in young children with Williams syndrome. *Developmental Medicine & Child Neurology, 43*(05), 330-337.

Atkinson, J., Anker, S., Rae, S., Hughes, C. & Braddick, O. (2002). A test battery of child development for examining functional vision (ABCDEFV). *Strabismus, 10*(4), 245-269.

Atkinson, J. & Braddick, O. (2007). Visual and visuocognitive development in children born very prematurely. In C. v. Hofsten & K. Rosander (Hrsg.), *Progress in Brain Research* (Bd. Volume 164, S. 123-149): Elsevier.

Back, S. A. (2006). Perinatal white matter injury: The changing spectrum of pathology and emerging insights into pathogenetic mechanisms. *Mental Retardation and Developmental Disabilities Research Reviews, 12*(2), 129-140.

Baddeley, A. D. (2012). Working Memory: Theories, Models, and Controversies. *Annual Review of Psychology, 63*(1), 1-29.

Baddeley, A. D. & Hitch, G. (1974). Working Memory. In G. H. Bower (Hrsg.), *The Psychology of Learning and Motivation* (Bd. 8, S. 47-89). New York: Academic Press.

Balint, R. (1909). Seelenlähmung des 'Schauens', optische Ataxie, räumliche Störung der Aufmerksamkeit. *Monatsschrift für Psychiatrische Neurologie, 25*, 51-81.

Ball, K. & Owsley, C. (1993). The useful field of view test: a new technique for evaluating age-related declines in visual function. *Journal of the American Optometric Association, 64*(1), 71-79.

Bals, I. (2009). *Zerebrale Sehstörung: Begleitung von Kindern mit zerebraler Sehstörung in Kindergarten und Schule*. Würzburg: Edition Bentheim

Barca, L., Cappelli, F. R., Di Giulio, P., Staccioli, S. & Castelli, E. (2010). Outpatient assessment of neurovisual functions in children with Cerebral Palsy. *Research in Developmental Disabilities, 31*(2), 488-495.

Barca, L., Frascarelli, F. & Pezzulo, G. (2012). Working memory and mental imagery in cerebral palsy: a single case investigation. *Neurocase, 18*(4), 298-304.

Bayless, S. & Stevenson, J. (2007). Executive functions in school-age children born very prematurely. *Early Human Development, 83*(4), 247-254.

Bedell, H. E. (2000). Perception of a Clear and Stable Visual World with Congenital Nystagmus. *Optometry & Vision Science, 77*(11), 573-581.

Beery, K. E. (2004). *The Beery-Buktenica Developmental Test of Visual-motor Integration: Beery VMI, with Supplemental Developmental Tests of Visual Perception and Motor Coordination, and Stepping Stones Age Norms from Birth to Age Six*. Minneapolis, MN: NCS Pearson.

Bellugi, U. (1994). Williams Syndrome: an unuasual neuropsychological profile. In S. Broman, J. Grafman, B. J. & Grafman (Eds.) (Hrsg.), *Atypical Cognitive Deficits in Developmental Disorders: Implications for Brain Function*. Hillsdale, NJ: Lawrence Erlbaum Associates.

Bennett, D. M., Gordon, G. & Dutton, G. N. (2009). The useful field of view test, normative data in children of school age. *Optometry & Vision Science, 86*(6), 717-721.

Benton, A. L., Hamsher, K. D., Varney, N. R. & Spreen, O. (1983). *Judgment of line orientation*. New York: Oxford University Press.

Benton, A. L., Sivan, A. B., Hamsher, K. D., Varney, N. R. & Spreen, O. (1994). *Contributions to neuropsychological assessment: A clinical manual* (2. Auflage). New York: Oxford University Press.

Bhatt, R. S. & Quinn, P. C. (2011). How Does Learning Impact Development in Infancy? The Case of Perceptual Organization. *Infancy, 16*(1), 2-38.

Billingsley, R. L., Lang, F. F., Slopis, J. M., Schrimsher, G. W., Ater, J. L. & Moore III, B. D. (2002). Visual-spatial neglect in a child following sub-cortical tumor resection. *Developmental Medicine & Child Neurology, 44*(03), 191-200.

Birch, E. E. & Bane, M. C. (1991). Forced-choice preferential looking acuity of children with cortical visual impairment. *Developmental Medicine & Child Neurology, 33*(8), 722-729.

Birch, E. E., Cheng, C. S. & Felius, J. (2007). Validity and reliability of the Children's Visual Function Questionnaire (CVFQ). *Journal of American Association for Pediatric Ophthalmology and Strabismus, 11*(5), 473-479.

Blohme, J., Bengtsson-Stigmar, E. & Tornqvist, K. (2000). Visually impaired Swedish children. Longitudinal comparisons 1980-1999. *Acta Ophthalmologica Scandinavica, 78*(4), 416-420.

Blohme, J. & Tornqvist, K. (1997). Visual impairment in Swedish children. III. Diagnoses. *Acta Ophthalmologica Scandinavica, 75*(6), 681-687.

Bolat, N., Dogangun, B., Yavuz, M., Demir, T. & Kayaalp, L. (2011). Depression and anxiety levels and self-concept characteristics of adolescents with congenital complete visual impairment. *Turk Psikiyatri Dergisi, 22*(2), 77-82.

Boonstra, N., Limburg, H., Tijmes, N., van Genderen, M., Schuil, J. & van Nispen, R. (2012). Changes in causes of low vision between 1988 and 2009 in a Dutch population of children. *Acta Opthalmologica, 90*(3), 277-286.

Boot, F. H., Pel, J. J., van der Steen, J. & Evenhuis, H. M. (2010). Cerebral Visual Impairment: which perceptive visual dysfunctions can be expected in children with brain damage? A systematic review. *Research in Developmental Disabilities, 31*(6), 1149-1159.

Bortz, J., Lienert, G., Barskova, T., Leitner, K. & Oesterreich, R. (2008). *Kurzgefasste Statistik für die klinische Forschung*. Berlin Heidelberg: Springer.

Bosworth, R. G. & Dobkins, K. R. (2013). Effects of prematurity on the development of contrast sensitivity: Testing the visual experience hypothesis. *Vision Research, 82*(0), 31-41.

Bova, S. M., Fazzi, E., Giovenzana, A., Montomoli, C., Signorini, S. G., Zoppello, M.et al. (2007). The development of visual object recognition in school-age children. *Developmental Neuropsychology, 31*(1), 79-102.

Bova, S. M., Giovenzana, A., Signorini, S., La Piana, R., Uggetti, C., Bianchi, P. E.et al. (2008). Recovery of visual functions after early acquired occipital damage. *Developmental Medicine & Child Neurology, 50*(4), 311-315.

Bozzola, E., Krzysztofiak, A., Bozzola, M., Calcaterra, V., Quondamcarlo, A., Lancella, L.et al. (2012). HHV6 meningoencephalitis sequelae in previously healthy children. *Infection, 40*(5), 563-566.

Braddick, O. & Atkinson, J. (2007). Development of brain mechanisms for visual global processing and object segmentation. In C. v. Hofsten & K. Rosander (Hrsg.), *Progress in Brain Research* (Bd. 164, S. 151-168): Elsevier.

Brickenkamp, R., Schmidt-Atzert, L., Liepmann, D. & Schmidt-Atzert, L. (2010). *d2-R: Test d2-Revision: Aufmerksamkeits-und Konzentrationstest*. Göttingen: Hogrefe.

Brodsky, M. C., Fray, K. J. & Glasier, C. M. (2002). Perinatal cortical and subcortical visual loss: Mechanisms of injury and associated ophthalmologic signs. *Ophthalmology, 109*(1), 85-94.

Brosius, F. (2002). *SPSS 11*. Bonn: mitp.

Brown, A. M. (1990). Development of visual sensitivity to light and color vision in human infants: A critical review. *Vision Research, 30*(8), 1159-1188.

Brunsdon, R., Nickels, L., Coltheart, M. & Joy, P. (2007). Assessment and treatment of childhood topographical disorientation: A case study. *Neuropsychological Rehabilitation, 17*(1), 53-94.

Bucci, M. P., Bremond-Gignac, D. & Kapoula, Z. (2008). Poor binocular coordination of saccades in dyslexic children. *Graefes Archive for Clinical & Experimental Ophthalmology, 246*(3), 417-428.

Bucci, M. P., Nassibi, N., Gerard, C.-L., Bui-Quoc, E. & Seassau, M. (2012). Immaturity of the oculomotor saccade and vergence interaction in dyslexic children: evidence from a reading and visual search study. *PLoS ONE [Electronic Resource], 7*(3), e33458.

Bühner, M. & Ziegler, M. (2009). *Statistik für Psychologen und Sozialwissenschaftler*. München: Pearson Deutschland.

Burgess, P. & Shallice, T. (1997). *The Hayling and Brixton Tests*. UK, Thames: Valley Test Company Limited.

Büttner, G. & Frostig, M. (2008). *Frostigs Entwicklungstest der visuellen Wahrnehmung-2: FEW-2: deutsche Fassung des Developmental test of visual perception, (DTVP-2) von DD Hamill, NA Pearson & JK Voress*. Göttingen: Hogrefe.

Buzzelli, A. R. (1991). Stereopsis, accommodative and vergence facility: do they relate to dyslexia? *Optometry & Vision Science, 68*(11), 842-846.

Capruso, D. X. & Hamsher, K. d. (2011). Constructional ability in two- versus three-dimensions: Relationship to spatial vision and locus of cerebrovascular lesion. *Cortex, 47*(6), 696-705.

Casco, C., Gidiuli, O. & Grieco, A. (2000). Visual search for single and combined features by children and adults: possible developmental inferences. *Perceptual & Motor Skills, 91*(3 Pt 2), 1169-1180.

Casey, B. M., Pezaris, E. E. & Bassi, J. (2012). Adolescent boys' and girls' block constructions differ in structural balance: A block-building characteristic related to math achievement. *Learning and Individual Differences, 22*(1), 25-36.

Castelo-Branco, M., Mendes, M., Sebastiao, A. R., Reis, A., Soares, M., Saraiva, J.et al. (2007). Visual phenotype in Williams-Beuren syndrome challenges magnocellular theories explaining human neurodevelopmental visual cortical disorders. *Journal of Clinical Investigation, 117*(12), 3720-3729.

Cathy Créatif. (2005). *Bonbons*. Verfügbar unter: http://cathycreatif.free.fr/modeles/bonbons/bonbon3.gif [10.12. 2012].

Chadha, R. K. & Subramanian, A. (2011). The effect of visual impairment on quality of life of children aged 3-16 years. *British Journal of Ophthalmology, 95*(5), 642-645.

Chak, M. & Rahi, J. S. (2007). The health-related quality of life of children with congenital cataract: findings of the British Congenital Cataract Study. *British Journal of Ophthalmology, 91*(7), 922-926.

Chau, V., Taylor, M. J. & Miller, S. P. (2013). Visual function in preterm infants: visualizing the brain to improve prognosis. *Documenta Ophthalmologica, 127*(1), 41-55.

Chokron, S., Cavézian, C. & de Agostini, M. (2010). Troubles neurovisuels chez l'enfant: Sémiologie, retentissement sur les apprentissages et dépistage. *Développements* (3), 17-25.

Chong, C. & Dai, S. (2014). Cross-sectional study on childhood cerebral visual impairment in New Zealand. *Journal of American Association for Pediatric Ophthalmology and Strabismus, 18*(1), 71-74.

Cioni, G., Bartalena, L., Biagioni, E., Boldrini, A. & Canapicchi, R. (1992). Neuroimaging and functional outcome of neonatal leukomalacia. *Behavioural Brain Research, 49*(1), 7-19.

Cioni, G., Bertuccelli, B., Boldrini, A., Canapicchi, R., Fazzi, B., Guzzetta, A.et al. (2000). Correlation between visual function, neurodevelopmental outcome, and magnetic resonance imaging findings in infants with periventricular leucomalacia. *Archives of Disease in Childhood - Fetal and Neonatal Edition, 82*(2), F134-140.

Cioni, G., Fazzi, B., Coluccini, M., Bartalena, L., Boldrini, A. & van Hof-van Duin, J. (1997). Cerebral visual impairment in preterm infants with periventricular leukomalacia. *Pediatric Neurology, 17*(4), 331-338.

Clark, C. A. & Woodward, L. J. (2010). Neonatal cerebral abnormalities and later verbal and visuospatial working memory abilities of children born very preterm. *Developmental Neuropsychology, 35*(6), 622-642.

Cleary, C. & Curtin, D. (2010). Giant atypical intraventricular meningioma presenting with visual loss in a child. *Irish Journal of Medical Science, 179*(4), 617-619.

Clements, D. H. & Sarama, J. (2008). Experimental Evaluation of the Effects of a Research-Based Preschool Mathematics Curriculum. *American Educational Research Journal.*

Cohen, J. (1988). *Statistical Power Analysis for the Behavioral Sciences* (2. Auflage). Hillsdale: Lawrence Erlbaum Associates.

Colarusso, R. P. & Hammill, D. D. (2003). *Motor-Freee Visual Perception Test , Third Edition (MVPT-3).* Novato, CA: Academic Therapy Publications.

Colarusso, R. P. & Hammill, D. D. (2015). *Motor-Freee Visual Perception Test , Fourth Edition (MVPT-4).* Novato, CA: Academic Therapy Publications.

Colombo, J. (2001). The development of visual attention in infancy. *Annual Review of Psychology, 52*, 337-367.

Connolly, M. B., Jan, J. E. & Cochrane, D. D. (1991). Rapid recovery from cortical visual impairment following correction of prolonged shunt malfunction in congenital hydrocephalus. *Archives of Neurology, 48*(9).

Convergence Insufficiency Treatment Trial Study Group. (2008). Randomized clinical trial of treatments for symptomatic convergence insufficiency in children. *Archives of Ophthalmology, 126*(10), 1336-1349.

Cooke, R. W., Foulder-Hughes, L., Newsham, D. & Clarke, D. (2004). Ophthalmic impairment at 7 years of age in children born very preterm. *Archives of Disease in Childhood - Fetal and Neonatal Edition, 89*(3), F249-253.

Cooper, J. & Feldman, J. (2009). Reduction of symptoms in binocular anomalies using computerized home therapy—HTS™. *Optometry - Journal of the American Optometric Association, 80*(9), 481-486.

Cornoldi, C., Friso, G., Giordano, L., Molin, A., Poli, S. & Tressoldi, P. (1998). *Abilità visuospaziali. Intervento sulle difficoltà non verbali di appredimento.* Trento: Erickson.

Couperus, J., Hunt, R., Nelson, C. & Thomas, K. (2011). Visual search and contextual cueing: differential effects in 10-year-old children and adults. *Attention, Perception, & Psychophysics, 73*(2), 334-348.

Crognale, M. A., Kelly, J. P., Chang, S., Weiss, A. H. & Teller, D. Y. (1997). Development of Pattern Visual Evoked Potentials: Longitudinal Measurements in Human Infants. *Optometry & Vision Science, 74*(10), 808-815.

Crone, E. A., Wendelken, C., Donohue, S., van Leijenhorst, L. & Bunge, S. A. (2006). Neurocognitive development of the ability to manipulate information in working memory. *Proceedings of the National Academy of Sciences of the United States of America, 103*(24), 9315-9320.

Curtis, W. J., Lindeke, L. L., Georgieff, M. K. & Nelson, C. A. (2002). Neurobehavioural functioning in neonatal intensive care unit graduates in late childhood and early adolescence. *Brain, 125*(7), 1646-1659.

da Cunha Matta, A. P., Nunes, G., Rossi, L., Lawisch, V., Dellatolas, G. & Braga, L. (2008). Outpatient evaluation of vision and ocular motricity in 123 children with cerebral palsy. *Developmental Neurorehabililitation, 11*(2), 159-165.

Dalens, H., Sole, M. & Neyrial, M. (2006). [Cerebral visual impairment in brain-damaged children - four case studies]. *Journal Francais d'Opthalmologie, 29*(1), 24-31.

Damato, B. E. (1985). Oculokinetic perimetry: a simple visual field test for use in the community. *British Journal of Ophthalmology, 69*(12), 927-931.

Daseking, M., Petermann, F. & Knievel, J. (2008). *Screening für kognitive Basiskompetenzen im Vorschulalter (BASIC-Preschool).* Göttingen: Hogrefe.

de Blank, P. M., Berman, J. I., Liu, G. T., Roberts, T. P. & Fisher, M. J. (2013). Fractional anisotropy of the optic radiations is associated with visual acuity loss in optic pathway gliomas of neurofibromatosis type 1. *Neuro-Oncology, 15*(8), 1088-1095.

De Luca, C. R., Wood, S. J., Anderson, V., Buchanan, J.-A., Proffitt, T. M., Mahony, K.et al. (2003). Normative Data From the Cantab. I: Development of Executive Function Over the Lifespan. *Journal of Clinical and Experimental Neuropsychology, 25*(2), 242-254.

De Renzi, E., Scotti, E. & Spinnler, H. (1966). Visual recognition in patients with unilateral cerebral disease. *Jornal of Nervous and Mental Diseases, 6*(515-524).

Defebvre, M. M. & Juzeau, D. (1999). Visually handicapped children and young adults in specialized schools in the French North department in 1995. *Archives de Pediatrie, 6*(2), 159-164.

Del Giudice, E., Grossi, D., Angelini, R., Crisanti, A. F., Latte, F., Fragassi, N. A.et al. (2000). Spatial cognition in children. I. Development of drawing-related (visuospatial and constructional) abilities in preschool and early school years. *Brain and Development, 22*(6), 362-367.

Del Giudice, E., Trojano, L., Fragassi, N. A., Posteraro, S., Francesca Crisanti, A., Tanzarella, P.et al. (2000). Spatial cognition in children. II. Visuospatial and constructional skills in developmental reading disability. *Brain and Development, 22*(6), 368-372.

Della Sala, S., Laiacona, M., Trivelli, C. & Spinnler, H. (1995). Poppelreuter-Ghent's overlapping figures test: Its sensitivity to age, and its clinical use. *Archives of Clinical Neuropsychology, 10*(6), 511-534.

DeReWo. (2013). *Korpusbasierte Wortlisten DEREWO* Verfügbar unter: http://www.ids-mannheim.de/derewo [15.02. 2013].

Dessalegn, B. & Landau, B. (2008). More Than Meets the Eye: The Role of Language in Binding and Maintaining Feature Conjunctions. *Psychological Science, 19*(2), 189-195.

Dessalegn, B., Landau, B. & Rapp, B. (2013). Consequences of severe visual-spatial deficits for reading acquisition: evidence from Williams syndrome. *Neurocase, 19*(4).

Deutsch-Lezak, M., Howieson, D. B., Bigler, E. D. & Tranel, D. (2012). *Neuropsychological Assessment* (5. Auflage). New York: Oxford Psychology Press.

Di Filippo, G. & Zoccolotti, P. (2011). Separating global and specific factors in developmental dyslexia. *Child Neuropsychology, 18*(4), 356-391.

Dobson, V., Brown, A. M., Harvey, E. M. & Narter, D. B. (1998). Visual field extent in children 3.5-30 months of age tested with a double-arc LED perimeter. *Vision Research, 38*(18), 2743-2760.

Donnelly, N., Cave, K., Greenway, R., Hadwin, J. A., Stevenson, J. & Sonuga-Barke, E. (2007). Visual search in children and adults: top-down and bottom-up mechanisms. *Quarterly Journal of Experimental Psychology, 60*(1), 120-136.

Dowdeswell, H. J., Slater, A. M., Broomhall, J. & Tripp, J. (1995). Visual deficits in children born at less than 32 weeks' gestation with and without major ocular pathology and cerebral damage. *British Journal of Ophthalmology, 79*(5), 447-452.

Drummond, S. R. & Dutton, G. N. (2007). Simultanagnosia following perinatal hypoxia—A possible pediatric variant of Balint syndrome. *Journal of American Association for Pediatric Ophthalmology and Strabismus, 11*(5), 497-498.

Dufresne, D., Dagenais, L. & Shevell, M. I. (2014). Spectrum of visual disorders in a population-based cerebral palsy cohort. *Pediatric Neurology, 50*(4), 324-328.

Dukette, D. & Stiles, J. (1996). Children's Analysis of Hierarchical Patterns: Evidence from a Similarity Judgment Task. *Journal of Experimental Child Psychology, 63*(1), 103-140.

Dukette, D. & Stiles, J. (2001). The effects of stimulus density on children's analysis of hierarchical patterns. *Developmental Science, 4*(2), 233-251.

Dusek, W., Pierscionek, B. & McClelland, J. (2010). A survey of visual function in an Austrian population of school-age children with reading and writing difficulties. *BMC Ophthalmology, 10*(1), 16.

Dusek, W., Pierscionek, B. & McClelland, J. (2011). An evaluation of clinical treatment of convergence insufficiency for children with reading difficulties. *BMC Ophthalmology, 11*(1), 21.

Dutton, G. N. (2006). Cerebral Visual Impairment Working Within and Around the Limitations of Vision. *Proceedings of the Summit on Cerebral/Cortical Visual Impairment: Educational, Family, and Medical Perspectives*, 3.

Dutton, G. N. (2011). Structured history taking to characterize visual dysfunction and plan optimal habilitation for children with cerebral visual impairment. *Developmental Medicine & Child Neurology, 53*(5), 390-390.

Dutton, G. N. (2013). Visuelle Probleme bei Kindern mit Hirnschädigung. In G. N. Dutton (Hrsg.), *CVI - Cerebral Visual Impairment*. Würzburg: Edition Bentheim.

Dutton, G. N., Ballantyne, J., Boyd, G., Bradnam, M., Day, R., McCulloch, D.et al. (1996). Cortical visual dysfunction in children: a clinical study. *Eye, 10 (Pt 3)*, 302-309.

Dutton, G. N., Calvert, J., Ibrahim, H., Macdonald, E., McCulloch, D. L., Macintyre-Beon, C.et al. (2010). Structured clinical history taking for cognitive and perceptual visual dysfunction and for profound visual disabilities due to damage to the brain in children. In G. N. Dutton & M. Bax (Hrsg.), *Visual Impairment in Children due to Damage to the Brain* (S. 117-128). London: Mac Keith Press.

Dutton, G. N., Calvert, J., Ibrahim, H., Macdonald, E., McCulloch, D. L., Macintyre-Beon, C.et al. (2013). Strukturierte klinische Anamnese für visuelle Verarbeitungsstörungen und schwere visuelle Behinderungen aufgrund von Hirnschädigungen bei Kindern. In G. N. Dutton (Hrsg.), *CVI - Cerebral Visual Impairment*. Würzburg: Edition Bentheim.

Dutton, G. N., Saaed, A., Fahad, B., Fraser, R., McDaid, G., McDade, J.et al. (2004). Association of binocular lower visual field impairment, impaired simultaneous perception, disordered visually guided motion and inaccurate saccades in children with cerebral visual dysfunction-a retrospective observational study. *Eye, 18*(1), 27-34.

Eden, G. F., Stein, J. F., Wood, H. M. & Wood, F. B. (1994). Differences in eye movements and reading problems in dyslexic and normal children. *Vision Research, 34*(10), 1345-1358.

Eden, G. F., Stein, J. F., Wood, M. H. & Wood, F. B. (1995). Verbal and visual problems in reading disability. *Journal of Learning Disabilities, 28*(5), 272-290.

Eken, P., de Vries, L. S., van der Graaf, Y., Meiners, L. C. & van Nieuwenhuizen, O. (1995). Haemorrhagic-ischaemic lesions of the neonatal brain: correlation between cerebral visual impairment, neurodevelopmental outcome and MRI in infancy. *Developmental Medicine & Child Neurology, 37*(1), 41-55.

Eken, P., de Vries, L. S., van Nieuwenhuizen, O., Schalij-Delfos, N. E., Reits, D. & Spekreijse, H. (1996). Early predictors of cerebral visual impairment in infants with cystic leukomalacia. *Neuropediatrics, 27*(1), 16-25.

Elam, K. K., Carlson, J. M., Dilalla, L. F. & Reinke, K. S. (2010). Emotional faces capture spatial attention in 5-year-old children. *Evolutionary Psychology, 8*(4), 754-767.

Ellemberg, D., Lewis, T. L., Hong Liu, C. & Maurer, D. (1999). Development of spatial and temporal vision during childhood. *Vision Research, 39*(14), 2325-2333.

Esser, G., Laucht, M., Drew, S. & Ihle, W. (2013). *Depressionstest für Kinder im Grundschulalter - DTGA*. Göttingen: Hogrefe.

Evans, B. J., Drasdo, N. & Richards, I. L. (1994). An investigation of some sensory and refractive visual factors in dyslexia. *Vision Research, 34*(14), 1913-1926.

Evans, B. J., Drasdo, N. & Richards, I. L. (1996). Dyslexia: the link with visual deficits. *Ophthalmic & Physiological Optics, 16*(1), 3-10.

Facoetti, A., Paganoni, P., Turatto, M., Marzola, V. & Mascetti, G. G. (2000). Visual-spatial attention in developmental dyslexia. *Cortex, 36*(1), 109-123.

Farah, M. J. (2000). *The cognitive neuroscience of vision*. Oxford, UK: Blackwell.

Farnsworth, D. (1947). *The Farnsworth Dichotomous Test for Color Blindness: Panel D-15*. New York: Psychological Corporation.

Farnsworth, D. & Color, M. (1957). *The Farnsworth-Munsell 100-Hue Test for the examination of color discrimination*. Grand Rapids, MI: Munsell Color Company.

Farroni, T., Valenza, E., Simion, F. & Umilt, C. (2000). Configural processing at birth: Evidence for perceptual organisation. *Perception, 29*(3), 355-372.

Farzin, F., Rivera, S. M. & Whitney, D. (2011). Resolution of spatial and temporal visual attention in infants with fragile X syndrome. *Brain, 134*(Pt 11), 3355-3368.

Fazzi, E., Bova, S., Giovenzana, A., Signorini, S., Uggetti, C. & Bianchi, P. (2009). Cognitive visual dysfunctions in preterm children with periventricular leukomalacia. *Developmental Medicine & Child Neurology, 51*(12), 974-981.

Fazzi, E., Bova, S. M., Uggetti, C., Signorini, S. G., Bianchi, P. E., Maraucci, I.et al. (2004). Visual perceptual impairment in children with periventricular leukomalacia. *Brain Development, 26*(8), 506-512.

Fazzi, E., Signorini, S. G., Bova, S. M., La Piana, R., Ondei, P., Bertone, C.et al. (2007). Spectrum of Visual Disorders in Children With Cerebral Visual Impairment. *Journal of Child Neurology, 22*(3), 294-301.

Fazzi, E., Signorini, S. G., La Piana, R., Bertone, C., Misefari, W., Galli, J.et al. (2012). Neuro-ophthalmological disorders in cerebral palsy: ophthalmological, oculomotor, and visual aspects. *Developmental Medicine & Child Neurology, 54*(8), 730-736.

Fedrizzi, E., Anderloni, A., Bono, R., Bova, S., Farinotti, M., Inverno, M.et al. (1998). Eye-movement disorders and visual-perceptual impairment in diplegic children born preterm: a clinical evaluation. *Developmental Medicine & Child Neurology, 40*(10), 682-688.

Fedrizzi, E., Inverno, M., Botteon, G., Anderloni, A., Filippini, G. & Farinotti, M. (1993). The cognitive development of children born preterm and affected by spastic diplegia. *Brain and Development, 15*(6), 428-432.

Fedrizzi, E., Inverno, M., Grazia Bruzzone, M., Botteon, G., Saletti, V. & Farinotti, M. (1996). MRI features of cerebral lesions and cognitive functions in preterm spastic diplegic children. *Pediatric Neurology, 15*(3), 207-212.

Felius, J., Stager, D. R., Sr., Berry, P. M., Fawcett, S. L., Stager, D. R., Jr., Salomao, S. R.et al. (2004). Development of an instrument to assess vision-related quality of life in young children. *American Journal of Ophthalmology, 138*(3), 362-372.

Ferretti, G., Mazzotti, S. & Brizzolara, D. (2008). Visual scanning and reading ability in normal and dyslexic children. *Behavioural Neurology, 19*(1-2), 87-92.

Ferziger, N. B., Nemet, P., Brezner, A., Feldman, R., Galili, G. & Zivotofsky, A. Z. (2011). Visual assessment in children with cerebral palsy: implementation of a functional questionnaire. *Developmental Medicine & Child Neurology, 53*(5), 422-428.

Field, A. (2013). *Discovering Statistics using IBM SPSS Statistics* (4. Auflage). London: Sage.

Fimm, B. (2007). Aufmerksamkeit. In L. Kaufmann, C. Nuerk, K. Konrad & K. Willmes (Hrsg.), *Kognitive Entwicklungsneuropsychologie* (S. 153-177). Göttingen: Hogrefe.

Fischer, B. & Hartnegg, K. (2000). Stability of gaze control in dyslexia. *Strabismus, 8*(2), 119-122.

Fitzgerald, A., Mitchell, J. & Munns, J. (1993). Pelli-Robson contrast sensitivity on 122 children aged six to twelve years. *Australian Orthoptic Journal, 29*, 40-45.

Flanagan, N. M., Jackson, A. J. & Hill, A. E. (2003). Visual impairment in childhood: insights from a community-based survey. *Child: care, health and development, 29*(6).

Frank, M. C., Amso, D. & Johnson, S. P. (2014). Visual search and attention to faces during early infancy. *Journal of Experimental Child Psychology, 118*, 13-26.

Franklin, A. & Davies, I. R. L. (2004). New evidence for infant colour categories. *British Journal of Developmental Psychology, 22*(3), 349-377.

Franz, V. H., Gegenfurtner, K. R., Bülthoff, H. H. & Fahle, M. (2000). Grasping Visual Illusions: No Evidence for a Dissociation Between Perception and Action. *Psychological Science, 11*(1), 20-25.

Freeman, R. D. (2010). Psychiatric considerations in cortical visual impairment. In G. Dutton & M. Bax (Hrsg.), *Visual impairment in children due to damage to the brain*. London: Mac Keith.

Frostig, M. & Lockowandt, O. (1972). Frostigs Entwicklungstest der visuellen Wahrnehmung (FEW). Weinheim Beltz Test

Frühe, B., Allgaier, A. K., Pietsch, K., Baethmann, M., Peters, J., Kellnar, S.et al. (2012). Children's Depression Screener (ChilD-S): development and validation of a depression screening instrument for children in pediatric care. *Child Psychiatry & Human Development, 43*(1), 137-151.

Gallese, V. (2007). The "conscious" dorsal stream: Embodied simulation and its role in space and action conscious awareness. *Psyche, 13*(1), 1-20.

Garaigordobil, M. & Bernaras, E. (2009). Self-concept, self-esteem, personality traits and psychopathological symptoms in adolescents with and without visual impairment. *Spanish Journal of Psychology, 12*(1), 149-160.

Gediga, G. & Schöttke, H. (1994). *Turm von Hanoi (TvH)*. Göttingen: Hogrefe.

Geldof, C. J. A., de Kieviet, J. F., Dik, M., Kok, J. H., van Wassenaer-Leemhuis, A. G. & Oosterlaan, J. (2013). Visual search and attention in five-year-old very preterm/very low birth weight children. *Early Human Development, 89*(12), 983-988.

Ghasia, F., Brunstom, J. & Tychsen, L. (2009). Visual acuity and visually evoked responses in children with cerebral palsy: Gross Motor Function Classification Scale. *British Journal of Ophthalmology, 93*(8), 1068-1072.

Ghasia, F., Brunstrom, J., Gordon, M. & Tychsen, L. (2008). Frequency and severity of visual sensory and motor deficits in children with cerebral palsy: gross motor function classification scale. *Investigative Ophthalmology & Visual Science, 49*(2), 572-580.

Giaschi, D., Jan, J. E., Bjornson, B., Young, S. A., Tata, M., Lyons, C. J.et al. (2003). Conscious visual abilities in a patient with early bilateral occipital damage. *Developmental medicine and child neurology, 45*(11).

Gillen, J. A. & Dutton, G. N. (2003). Balint's syndrome in a 10-year-old male. *Developmental Medicine & Child Neurology, 45*(5), 349-352.

Ginsburg, A. P. (1993). *Functional acuity contrast test (FACT)*. Chicago, IL: Stereooptical Co. Inc.

Glass, H. C., Fujimoto, S., Ceppi-Cozzio, C., Bartha, A. I., Vigneron, D. B., Barkovich, A. J.et al. (2008). White-Matter Injury is Associated With Impaired Gaze in Premature Infants. *Pediatric Neurology, 38*(1), 10-15.

Goldberg, M. C., Maurer, D. & Lewis, T. L. (2001). Developmental changes in attention: the effects of endogenous cueing and of distractors. *Developmental Science, 4*(2), 209-219.

Goncalves Carrasquinho, S., Teixeira, S., Cadete, A., Bernardo, M., Pego, P. & Prieto, I. (2008). Congenital ocular motor apraxia. *European Jornal of Ophthalmology, 18*(2), 282-284.

Good, W. V. (2007). The spectrum of vision impairment caused by pediatric neurological injury. *Journal of American Association for Pediatric Ophthalmology and Strabismus, 11*(5), 424-425.

Good, W. V., Brodsky, M. C., Angtuaco, T. L., Ferriero, D. M., Stephens, D. C., 3rd & Khakoo, Y. (1996). Cortical visual impairment caused by twin pregnancy. *American Journal of Ophthalmology, 122*(5).

Good, W. V., Hou, C. & Norcia, A. M. (2012). Spatial contrast sensitivity vision loss in children with cortical visual impairment. *Investigative Ophthalmology & Visual Science, 53*(12).

Good, W. V., Jan, J. E., DeSa, L., Barkovich, A. J., Groenveld, M. & Hoyt, C. S. (1994). Cortical visual impairment in children. *Survey of Ophthalmology, 38*(4).

Goodale, M. A. (2010). The Functional Organization of the Central Visual Pathways. In G. Dutton & M. Bax (Hrsg.), *Visual Impairment in Children Due to Damage to the Brain*. London: Mac Keith Press.

Goodale, M. A. (2013). Separate visual systems for perception and action: a framework for understanding cortical visual impairment. *Developmental Medicine & Child Neurology, 55 Suppl 4.*

Goodale, M. A. & Westwood, D. A. (2004). An evolving view of duplex vision: separate but interacting cortical pathways for perception and action. *Current Opinion in Neurobiology, 14*(2), 203-211.

Goodman, R. (1997). The Strengths and Difficulties Questionnaire: A Research Note. *Journal of Child Psychology and Psychiatry, 38*(5), 581-586.

Gori, M., Tinelli, F., Sandini, G., Cioni, G. & Burr, D. (2012). Impaired visual size-discrimination in children with movement disorders. *Neuropsychologia, 50*(8), 1838-1843.

Goth, H. & Schmeck, K. (2009). *Junior Temperatment und Charakter Inventar (JTCI).* Göttingen: Hogrefe.

Gottlob, I., Wizov, S. S. & Reinecke, R. D. (1996). Head and eye movements in children with low vision. *Graefes Archive for Clinical & Experimental Ophthalmology, 234*(6), 369-377.

Grant, D. A. & Berg, E. A. (1993). *Wisconsin Card Sorting Test (WCST).* Lutz, FL: Psychological Assessment Resources, Inc.

Grimm, H., Aktas, M. & Frevert, S. (2010). *Sprachentwicklungstest für drei- bis fünfjährige Kinder (SETK 3-5).* Göttingen: Hogrefe.

Grinter, E. J., Maybery, M. T. & Badcock, D. R. (2010). Vision in developmental disorders: is there a dorsal stream deficit? *Brain Research Bulletin, 82*(3-4), 147-160.

Grisham, D., Powers, M. & Riles, P. (2007). Visual skills of poor readers in high school. *Optometry 78*(10), 542-549.

Grob, A., Meyer, C. S. & Hagmann-von Arx, P. (2009). *Intelligence an Development Scales (IDS).* Bern: Hans Huber.

Gronqvist, S., Flodmark, O., Tornqvist, K., Edlund, G. & Hellstrom, A. (2001). Association between visual impairment and functional and morphological cerebral abnormalities in full-term children. *Acta Ophthalmologica Scandinavica, 79*(2), 140-146.

Gutierrez-Pascual, M., Hernandez-Martin, A., Colmenero, I., Garcia-Penas, J. J., Lopez-Pino, M. A. & Torrelo, A. (2011). Malignant atrophic papulosis: a case report with severe visual and neurological impairment. *Pediatric Dermatology, 28*(3), 302-305.

Guzzetta, A. (2014). Visual disorders in children with cerebral palsy: is the picture still 'blurred'? *Developmental Medicine & Child Neurology, 56*(2), 103-104.

Guzzetta, A., D'Acunto, G., Rose, S., Tinelli, F., Boyd, R. & Cioni, G. (2010). Plasticity of the visual system after early brain damage. *Developmental Medicine & Child Neurology, 52*(10), 891-900.

Guzzetta, A., Fiori, S., Scelfo, D., Conti, E. & Bancale, A. (2013). Reorganization of visual fields after periventricular haemorrhagic infarction: potentials and limitations. *Developmental Medicine & Child Neurology, 55 Suppl 4*, 23-26.

Guzzetta, A., Mercuri, E. & Cioni, G. (2001). Visual disorders in children with brain lesions: 2. Visual impairment associated with cerebral palsy. *European Journal of Paediatric Neurology, 5*(3), 115-119.

Gvozdenovic, S., Bozic, K., Zarkov, M., Slankamenac, P., Bukurov, K. G. & Sakac, S. (2011). Ischaemic stroke in children: diagnostic and therapeutic specificity. *Medicinski Pregled, 64*(3-4), 223-227.

Haberecht, M. F., Menon, V., Warsofsky, I. S., White, C. D., Dyer-Friedman, J., Glover, G. H.et al. (2001). Functional neuroanatomy of visuo-spatial working memory in turner syndrome. *Human Brain Mapping, 14*(2), 96-107.

Hainline, L. (1998). The development of basic visual abilities. In A. Slater (Hrsg.), *Perceptual development. Visual, auditory, and speech perception in infancy* (S. 5-50). Hove: Psycholgy Press.

Hamilton, R., McGlone, L., MacKinnon, J. R., Russell, H. C., Bradnam, M. S. & Mactier, H. (2010). Ophthalmic, clinical and visual electrophysiological findings in children born to mothers prescribed substitute methadone in pregnancy. *British Journal of Ophthalmology, 94*(6), 696-700.

Hammill, D. D., Pearson, N. A. & Voress, J. K. (1993). *Developmental Test of Visual Perception: DTVP-2*. Austin, TX: Pro-ed.

Harbert, M. J., Yeh-Nayre, L. A., O'Halloran, H. S., Levy, M. L. & Crawford, J. R. (2012). Unrecognized visual field deficits in children with primary central nervous system brain tumors. *Journal of Neurooncology, 107*(3), 515-519.

Hartje, W. & Sturm, W. (2006). Amnesie. In W. Hartje & K. Poeck (Hrsg.), *Klinische Neuropsychologie*. Stuttgart: Thieme.

Harvey, J. M., O'Callaghan, M. J. & Mohay, H. (1999). Executive function of children with extremely low birthweight: a case control study. *Developmental Medicine & Child Neurology, 41*(05), 292-297.

Hawelka, S. & Wimmer, H. (2008). Visual target detection is not impaired in dyslexic readers. *Vision Research, 48*(6), 850-852.

Hayden, A., Bhatt, R. S. & Quinn, P. C. (2006). Infants' sensitivity to uniform connectedness as a cue for perceptual organization. *Psychonomic Bulletin & Review, 13*(2), 257-261.

Heide, W. (2012). Augenbewegungsstörungen und Schwindel. In P. Berlit (Hrsg.), *Klinische Neurologie* (S. 425-453). Berlin Heidelberg: Springer

Heyde, G. (2000). *Inventar komplexer Aufmerksamkeit (INKA)*. Frankfurt a.M.: Swets Test Services.

Hoffman, J. E., Landau, B. & Pagani, B. (2003). Spatial breakdown in spatial construction: Evidence from eye fixations in children with Williams syndrome. *Cognitive Psychology, 46*(3), 260-301.

Hollants-Gilhuijs, M., Spekreijse, F., Gijsberti-Hodenpijl, M., Karten, Y. & Spekreijse, H. (1998). Visual half-field contrast sensitivity in children with dyslexia. *Documenta Ophthalmologica, 96*(4), 293-303.

Holmström, G., el Azazi, M. & Kugelberg, U. (1999). Ophthalmological follow up of preterm infants: a population based, prospective study of visual acuity and strabismus. *British Journal of Ophthalmology, 83*(2), 143-150.

Houliston, M. J., Taguri, A. H., Dutton, G. N., Hajivassiliou, C. & Young, D. G. (1999). Evidence of cognitive visual problems in children with hydrocephalus: a structured clinical history-taking strategy. *Developmental Medicine & Child Neurology, 41*(5), 298-306.

Hoyt, C. S. (2003). Visual function in the brain-damaged child. *Eye, 17*(3).

Hunnius, S. (2007). The early development of visual attention and its implications for social and cognitive development. *Progress in Brain Research, 164*, 187-209.

Huo, R., Burden, S. K., Hoyt, C. S. & Good, W. V. (1999). Chronic cortical visual impairment in children: aetiology, prognosis, and associated neurological deficits. *The British journal of ophthalmology, 83*(6).

Huurre, T. M. & Aro, H. M. (1998). Psychosocial development among adolescents with visual impairment. *European Child & Adolescent Psychiatry, 7*(2), 73-78.

Hyvärinen, L. (2000). *Hiding Heidi: Low Contrast "Face" Test*. Lasalle, IL: Precision Vision.

Ishihara, S. (1992). *Ishihara's Tests for Colour-Blindness, 24 Plates*. Tokyo: Kanehara and Co.

Ito, J.-i., Saijo, H., Araki, A., Tanaka, H., Tasaki, T., Cho, K.et al. (1996). Assessment of visoperceptual disturbance in children with spastic diplegia using measurements of the lateral ventricles on cerebral MRI. *Developmental Medicine & Child Neurology, 38*(6), 496-502.

Ito, J.-i., Saijo, H., Araki, A., Tanaka, H., Tasaki, T., Cho, K.et al. (1997). Neuroradiological assessment of visuoperceptual disturbance in children with spina bifida and hydrocephalus. *Developmental Medicine & Child Neurology, 39*(6), 358-392.

Jacobson, L. (2014). Cerebral dysfunction in children: should this be the central tenet for a new system of classification? *Developmental Medicine & Child Neurology, 56*(2), 102.

Jacobson, L. & Dutton, G. N. (2000). Periventricular leukomalacia: an important cause of visual and ocular motility dysfunction in children. *Survey of Ophthalmology, 45*(1), 1-13.

Jacobson, L., Ek, U., Fernell, E., Flodmark, O. & Broberger, U. (1996). Visual impairment in preterm children with periventricular leukomalacia--visual, cognitive and neuropaediatric characteristics related to cerebral imaging. *Developmental Medicine & Child Neurology, 38*(8), 724-735.

Jacobson, L., Ek, U., Ygge, J. & Warburg, M. (2004). Visual impairment in children with brain damage: towards a diagnostic procedure? *Developmental Medicine & Child Neurology, 46*(1), 67-68; author reply 68-69.

Jacobson, L., Lundin, S., Flodmark, O. & Ellstrom, K. G. (1998). Periventricular leukomalacia causes visual impairment in preterm children. A study on the aetiologies of visual impairment in a population-based group of preterm children born 1989-95 in the county of Varmland, Sweden. *Acta Ophthalmologica Scandinavica, 76*(5), 593-598.

Jacobson, L., Rydberg, A., Eliasson, A. C., Kits, A. & Flodmark, O. (2010). Visual field function in school-aged children with spastic unilateral cerebral palsy related to different patterns of brain damage. *Developmental Medicine & Child Neurology, 52*(8), e184-187.

Jacobson, L., Ygge, J., Flodmark, O. & Ek, U. (2002). Visual and perceptual characteristics, ocular motility and strabismus in children with periventricular leukomalacia. *Strabismus, 10*(2), 179-183.

Jainta, S. & Kapoula, Z. (2011). Dyslexic children are confronted with unstable binocular fixation while reading. *PLoS ONE [Electronic Resource], 6*(4), e18694.

Jan, J. E., Groenveld, M., Sykanda, A. M. & Hoyt, C. S. (1987). Behavioural characteristics of children with permanent cortical visual impairment. *Developmental Medicine & Child Neurology, 29*(5).

Jan, J. E., Lyons, C. J., Heaven, R. K. & Matsuba, C. (2001). Visual impairment due to a dyskinetic eye movement disorder in children with dyskinetic cerebral palsy. *Developmental Medicine & Child Neurology, 43*(2), 108-112.

Jeong, J. W., Chugani, H. T., Behen, M. E., Guy, W. & Juhasz, C. (2013). Quantitative Assessment of Brain Networks in Children With Sturge-Weber Syndrome Using Resting State Functional Magnetic Resonance Imaging (MRI). *Journal of Child Neurology, 28*(11), 1448-1455.

Johnson, M. H., Posner, M. I. & Rothbart, M. K. (1994). Facilitation of Saccades Toward a Covertly Attended Location in Early Infancy. *Psychological Science, 5*(2), 90-93.

Johnson, M. H. & Tucker, L. A. (1996). The Development and Temporal Dynamics of Spatial Orienting in Infants. *Journal of Experimental Child Psychology, 63*(1), 171-188.

Jones, L. B., Rothbart, M. K. & Posner, M. I. (2003). Development of executive attention in preschool children. *Developmental Science, 6*(5), 498.

Jurado, M. & Rosselli, M. (2007). The Elusive Nature of Executive Functions: A Review of our Current Understanding. *Neuropsychology Review, 17*(3), 213-233.

Kalin-Hajdu, E., Decarie, J. C., Marzouki, M., Carret, A. S. & Ospina, L. H. (2014). Visual acuity of children treated with chemotherapy for optic pathway gliomas. *Pediatric Blood Cancer, 61*(2), 223-227.

Kannass, K. N., Oakes, L. M. & Shaddy, D. J. (2006). A Longitudinal Investigation of the Development of Attention and Distractibility. *Journal of Cognition and Development, 7*(3), 381-409.

Kanski, J. J., Nischal, K., Bowling, B. & Pearson, A. (2012). *Klinische Ophthalmologie* (7. Auflage). München: Urban & Fischer.

Kaplan, E., Goodglass, H., Weintraub, S., Segal, O. & van Loon-Vervoorn, A. (2001). *Boston naming test*. Austin, TX: Pro-ed.

Kaplan, P., Levinson, M. & Kaplan, B. S. (1995). Cerebral artery stenoses in Williams syndrome cause strokes in childhood. *The Journal of Pediatrics, 126*(6), 943-945.

Kapoula, Z., Ganem, R., Poncet, S., Gintautas, D., Eggert, T., Bremond-Gignac, D.et al. (2009). Free exploration of painting uncovers particularly loose yoking of saccades in dyslexics. *Dyslexia: the Journal of the British Dyslexia Association, 15*(3), 243-259.

Karnath, H.-O. & Zihl, J. (2005). Störungen der Raumkognition. In C.-W. Wallesch & H. Ackermann (Hrsg.), *Neurologie: Diagnostik und Therapie in Klinik und Praxis* (S. 219-227). München: Urban & Fischer Verlag.

Kashyap, H., Kumar, K. J., Rao, S. L. & Devi, B. I. (2011). Visuo-spatial construction in patients with frontal and parietal lobe lesions. *Neuropsychological Trends, 9*, 31-40.

Kaufmann, L., Landerl, K., Mazzoldi, M., Moeller, K., Parstore N. & Salandin, M. (2008). *Neuropsychologisches Screening für 5-11jährige (BVN/NPS 5-11)*: Erickson.

Kavšek, M. (2004). Infant perception of object unity in static displays. *International Journal of Behavioral Development, 28*(6), 538-545.

Kerkhoff, G. (2000). Rämlich-perzeptive, räumlich-kognitive, räumlich-konstruktive und räumlich-topographische Störungen. In W. Sturm, M. Herrmann & C. W. Wallesch (Hrsg.), *Lehrbuch der klinischen Neuropsychologie: Grundlagen, Methoden, Diagnostik, Therapie* (S. 411-430). Lisse, NL: Swets & Zeitlinger.

Kesler, S. R., Haberecht, M. F., Menon, V., Warsofsky, I. S., Dyer-Friedman, J., Neely, E. K.et al. (2004). Functional Neuroanatomy of Spatial Orientation Processing in Turner Syndrome. *Cerebral Cortex, 14*(2), 174-180.

Kessler, J., Schaaf, A. & Mielke, R. (1993). *Der Fragmentierte Bildertest (FBT)*. Göttingen: Hogrefe.

Khetpal, V. & Donahue, S. P. (2007). Cortical visual impairment: etiology, associated findings, and prognosis in a tertiary care setting. *Journal of American Association for Pediatric Ophthalmology and Strabismus, 11*(3).

Kihara, M., de Haan, M., Were, E. O., Garrashi, H. H., Neville, B. G. & Newton, C. R. (2012). Cognitive deficits following exposure to pneumococcal meningitis: an event-related potential study. *BMC Infectious Diseases, 12*, 79.

Kiper, D. C., Zesiger, P., Maeder, P., Deonna, T. & Innocenti, G. M. (2002). Vision after early-onset lesions of the occipital cortex: I. Neuropsychological and psychophysical studies. *Neural Plasticity, 9*(1), 1-25.

Kirkby, J. A., Blythe, H. I., Drieghe, D. & Liversedge, S. P. (2011). Reading text increases binocular disparity in dyslexic children. *PLoS ONE [Electronic Resource], 6*(11), e27105.

Kivlin, J. D. (1999). A 12-year ophthalmologic experience with the shaken baby syndrome at a regional children's hospital. *Transactions of the American Ophthalmological Society, 97*, 545-581.

Kivlin, J. D., Simons, K. B., Lazoritz, S. & Ruttum, M. S. (2000). Shaken baby syndrome. *Ophthalmology, 107*(7), 1246-1254.

Kleber, E. W. & Kleber, G. (1974). *Differentieller Leistungstest - KE (DL-KE)*. Göttingen: Hogrefe.

Kleinman, J. T., Gailloud, P. & Jordan, L. C. (2010). Recovery From Spatial Neglect and Hemiplegia in a Child Despite a Large Anterior Circulation Stroke and Wallerian Degeneration. *Journal of Child Neurology, 25*(4), 500-503.

Klenberg, L., Korkman, M. & Lahti-Nuuttila, P. (2001). Differential Development of Attention and Executive Functions in 3- to 12-Year-Old Finnish Children. *Developmental Neuropsychology, 20*(1), 407-428.

Koenig, O., Kosslyn, S. M. & Wolff, P. (1991). Mental imagery and dyslexia: a deficit in processing multipart visual objects? *Brain & Language, 41*(3), 381-394.

Koenraads, Y., van der Linden, D. C., van Schooneveld, M. M., Imhof, S. M., Gosselaar, P. H., Porro, G. L.et al. (2014). Visual function and compensatory mechanisms for hemianopia after hemispherectomy in children. *Epilepsia, 55*(6), 909-917.

Konrad, K. (2007). Entwicklung von Exekutivfunktionen und Arbeitsgedächtnisleistungen. In L. Kaufmann, C. Nuerk, K. Konrad & K. Willmes (Hrsg.), *Kognitive Entwicklungsneuropsychologie* (S. 300-321). Göttingen: Hogrefe.

Korkman, M., Kemp, S. L. & Kirk, U. (2001). Effects of Age on Neurocognitive Measures of Children Ages 5 to 12: A Cross-Sectional Study on 800 Children From the United States. *Developmental Neuropsychology, 20*(1), 331-354.

Kozeis, N., Mavromichali, M., Soubasi-Griva, V., Agakidou, E., Zafiriou, D. & Drossou, V. (2012). Visual function in preterm infants without major retinopathy of prematurity or neurological complications. *American Journal of Perinatology, 29*(9), 747-754.

Kuba, M., Lilakova, D., Hejcmanova, D., Kremlacek, J., Langrova, J. & Kubova, Z. (2008). Ophthalmological examination and VEPs in preterm children with perinatal CNS involvement. *Documenta Ophthalmologica, 117*(2), 137-145.

Kulp, M. T. & Schmidt, P. P. (1996). Effect of oculomotor and other visual skills on reading performance: a literature review. *Optometry & Vision Science, 73*(4), 283-292.

Lanzi, G., Fazzi, E., Uggetti, C., Cavallini, A., Danova, S., Egitto, M. G.et al. (1998). Cerebral visual impairment in periventricular leukomalacia. *Neuropediatrics, 29*(3), 145-150.

Larson, R. W. & Rusk, N. (2011). Intrinsic motivation and positive development. *Advances in Child Development and Behavior, 41*, 89-130.

Laurent-Vannier, A., Chevignard, M., Pradat-Diehl, P., Abada, G. & De Agostini, M. (2006). Assessment of unilateral spatial neglect in children using the Teddy Bear Cancellation Test. *Developmental Medicine & Child Neurology, 48*(2), 120-125.

Laurent-Vannier, A., Pradat-Diehl, P., Chevignard, M., Abada, G. & De Agostini, M. (2003). Spatial and motor neglect in children. *Neurology, 60*(2), 202-207.

Lê, S., Cardebat, D., Boulanouar, K., Hénaff, M. A., Michel, F., Milner, D.et al. (2002). Seeing, since childhood, without ventral stream: a behavioural study. *Brain, 125*(1), 58-74.

Lee, H. S. & Hwang, J. S. (2011). Cerebral infarction associated with transient visual loss in child with diabetic ketoacidosis. *Diabetic Medicine, 28*(5), 516-518.

Leonhardt, M., Forns, M., Calderon, C., Reinoso, M. & Gargallo, E. (2012). Visual performance in preterm infants with brain injuries compared with low-risk preterm infants. *Early Human Development, 88*(8), 669-675.

Lepach, A. & Petermann, F. (2008). *Merk- und Lernfähigkeitstest für 6- bis 16-Jährige (BASIC-MLT)*. Göttingen: Hogrefe.

Levin, H. S., Culhane, K. A., Hartmann, J., Evankovich, K., Mattson, A. J., Harward, H.et al. (1991). Developmental changes in performance on tests of purported frontal lobe functioning. *Developmental Neuropsychology, 7*(3), 377-395.

Lidzba, K., Ebner, K., Hauser, T. K. & Wilke, M. (2013). Complex visual search in children and adolescents: effects of age and performance on fMRI activation. *PLoS ONE [Electronic Resource], 8*(12), e85168.

Lim, M., Soul, J. S., Hansen, R. M., Mayer, D., Moskowitz, A. & Fulton, A. B. (2005). Development of visual acuity in children with cerebral visual impairment. *Archives of Ophthalmology, 123*(9), 1215-1220.

Linehan, C., Waddington, J., Hodgson, T. L., Hicks, K. & Banks, R. (2014). Designing games for the rehabilitation of functional vision for children with cerebral visual impairment,*CHI '14 Extended Abstracts on Human Factors in Computing Systems* (S. 1207-1212). Toronto, Ontario, Canada: ACM.

Little, J. A., McCullough, S., McClelland, J., Jackson, A. J. & Saunders, K. J. (2013). Low-contrast acuity measurement: does it add value in the visual assessment of down syndrome and cerebral palsy populations? *Investigative Ophthalmology & Visual Science, 54*(1), 251-257.

Lobaugh, N. J., Cole, S. & Rovet, J. F. (1998). Visual search for features and conjunctions in development. *Canadian Journal of Experimental Psychology, 52*(4), 201-212.

Luciana, M., Lindeke, L., Georgieff, M., Mills, M. & Nelson, C. A. (1999). Neurobehavioral evidence for working-memory deficits in school-aged children with histories of prematurity. *Developmental Medicine & Child Neurology, 41*(08), 521-533.

MacKeben, M., Trauzettel-Klosinski, S., Reinhard, J., Durrwachter, U., Adler, M. & Klosinski, G. (2004). Eye movement control during single-word reading in dyslexics. *Journal of Vision, 4*(5), 388-402.

Maritzen, A. & Kamps, N. (2013). *Rehabilitation bei Sehbehinderung und Blindheit*. Berlin Heidelberg: Springer.

Marlow, N., Hennessy, E. M., Bracewell, M. A. & Wolke, D. (2007). Motor and executive function at 6 years of age after extremely preterm birth. *Pediatrics, 120*(4), 793-804.

Martelli, M., Di Filippo, G., Spinelli, D. & Zoccolotti, P. (2009). Crowding, reading, and developmental dyslexia. *Journal of Vision, 9*(4), 14.11-18.

Martin, N. (2006). *Test of Visual Perceptual Skills - Third edition (TVPS-3)*. Novato, CA: Academic Therapy Publications.

Martinez-Conde, S., Macknik, S. L. & Hubel, D. H. (2004). The role of fixational eye movements in visual perception. *Nature Reviews Neuroscience, 5*(3), 229-240.

Matsuba, C. A. & Jan, J. E. (2006). Long-term outcome of children with cortical visual impairment. *Developmental Medicine & Child Neurology, 48*(6), 508-512.

Mattejat, F. & Remschmidt, H. (2006). *Das Inventar zur Erfassung der Lebensqualität bei Kindern und Jugendlichen (ILK)*. Bern: Verlag Hans Huber.

Maurer, D., Lewis, T. L. & Mondloch, C. J. (2008). Plasiticty of the visual system. In C. A. Nelson & M. Luciana (Hrsg.), *Handbook of the developmental cognitive neuroscience* (2 ed., S. 415-437). Boston: MITP Press.

McClelland, J., Saunders, K. J., Hill, N., Magee, A., Shannon, M. & Jackson, A. J. (2007). The changing visual profile of children attending a regional specialist school for the visually impaired in Northern Ireland. *Ophthalmic and Physiological Optics, 27*(6), 556-560.

McCloskey, M. (2004). Spatial Representations and Multiple-Visual-Systems Hypotheses: Evidence from a Developmental Deficit in Visual Location and Orientation Processing. *Cortex, 40*(4-5), 677-694.

McCulloch, D. L., Mackie, R. T., Dutton, G. N., Bradnam, M. S., Day, R. E., McDaid, G. J.et al. (2007). A visual skills inventory for children with neurological impairments. *Developmental Medicine & Child Neurology, 49*(10), 757-763.

McInerney, R. J., Hrabok, M. & Kerns, K. A. (2005). The children's size-ordering task: a new measure of nonverbal working memory. *Journal of Clinical & Experimental Neuropsychology, 27*(6), 735-745.

McKillop, E. & Dutton, G. N. (2013). Hirnschädigung als Ursache für Sehschädigungen bei Kindern: Eine praktische Annäherung. In G. N. Dutton (Hrsg.), *CVI - Cerebral Visual Impairment*. Würzburg: Edition Bentheim.

Mercuri, E., Atkinson, J., Braddick, O., Anker, S., Cowan, F., Rutherford, M.et al. (1997). Visual function in full-term infants with hypoxic-ischaemic encephalopathy. *Neuropediatrics, 28*(3), 155-161.

Metzler, P. (2011). *Standardisierte Link 'sche Probe (SLP) - Ein Würfel-Konstruktions-Test zur Beurteilung exekutiver Funktionen*. Göttingen: Hogrefe.

Michaelis, R. (2010). Hirnentwicklung und deren mögliche Störungen. In R. Michaelis & G. Niemann (Hrsg.), *Entwicklungsneurologie und Neuropädiatrie - Grundlagen und diagnostische Strategien* (4. vollständig überarbeitete und erweiterte Auflage ed., S. 35-60). Stuttgart: Thieme.

Michel, F. & Henaff, M.-A. (2004). Seeing without the occipito-parietal cortex: Simultagnosia as a shrinkage of the attentional visual field. *Behavioural Neurology, 15*(1), 3-13.

Milner, A. D. & Goodale, M. A. (1995). *The Visual Brain in Action*. Oxford: Oxford Psychology Series.

Milner, A. D. & Goodale, M. A. (2006). *The Visual Brain in Action* (2. Auflage). Oxford: Oxford Psychology Series.

Milner, A. D. & Goodale, M. A. (2008). Two visual systems re-viewed. *Neuropsychologia, 46*(3), 774-785.

Milner, B. (1971). Interhemispheric differences in the localization of psychological processes in man. *British Medical Bulletin, 27*(3), 272-277.

Mirabella, G., Kjaer, P. K., Norcia, A. M., Good, W. V. & Madan, A. (2006). Visual Development in Very Low Birth Weight Infants. *Pediatric Research, 60*(4), 435-439.

Mishkin, M., Ungerleider, L. G. & Macko, K. A. (1983). Object vision and spatial vision: two cortical pathways. *Trends in neurosciences, 6*, 414-417.

Moosbrugger, H., Oehlschlägel, J. & Steinwascher, M. (2011). *Frankfurter Aufmerksamkeits-Inventar 2 (FAIR-2)*. Bern: Hans Huber.

Moreno-Martínez, F. J. & Montoro, P. R. (2012). An Ecological Alternative to Snodgrass & Vanderwart: 360 High Quality Colour Images with Norms for Seven Psycholinguistic Variables. *PLoS ONE, 7*(5), e37527.

Mundhenk, S. (2008). *Die Schleswiger Seh-Kiste: zur Beobachtung des funktionalen Sehens von Kindern und Jugendlichen unter der Fragestellung von CVI (Cerebral Visual Impairment); eine Material-und Ideensammlung für den pädagogischen Alltag;[Handreichung der Staatlichen Schule für Sehgeschädigte Schleswig]*. Würzburg: Ed. Bentheim.

Mwaniki, M. K., Atieno, M., Lawn, J. E. & Newton, C. R. (2012). Long-term neurodevelopmental outcomes after intrauterine and neonatal insults: a systematic review. *Lancet, 379*(9814), 445-452.

Navon, D. (1977). Forest before trees: The precedence of global features in visual perception. *Cognitive Psychology, 9*(3), 353-383.

Needham, A. & Baillargeon, R. (1997). Object segregation in 8-month-old infants. *Cognition, 62*(2), 121-149.

Netelenbos, J. B. & Van Rooij, L. (2004). Visual search in school-aged children with unilateral brain lesions. *Developmental Medicine & Child Neurology, 46*(5), 334-339.

Nielsen, L. S., Skov, L. & Jensen, H. (2007). Visual dysfunctions and ocular disorders in children with developmental delay. I. prevalence, diagnoses and aetiology of visual impairment. *Acta Ophthalmologica Scandinavica, 85*(2), 149-156.

Nijboer, T. C., van Zandvoort, M. J. & de Haan, E. H. (2007). A familial factor in the development of colour agnosia. *Neuropsychologia, 45*(8), 1961-1965.

Nishimoto, T., Ueda, T., Miyawaki, K., Une, Y. & Takahashi, M. (2012). The role of imagery-related properties in picture naming: A newly standardized set of 360 pictures for Japanese. *Behavior Research Methods, 44*(4), 934-945.

Nyman, G., Laurinen, P. & Hyvärinen, L. (1982). Topographic instability of spatial vision as a cause of dyslectic disorder: A case study. *Neuropsychologia, 20*(2), 181-186.

O'Brien, B. A., Mansfield, J. S. & Legge, G. E. (2000). The effect of contrast on reading speed in dyslexia. *Vision Research, 40*(14), 1921-1935.

O'Connor, A. R. & Fielder, A. R. (2007). Visual outcomes and perinatal adversity. *Seminars in Fetal and Neonatal Medicine, 12*(5), 408-414.

O'Connor, A. R., Stephenson, T., Johnson, A., Tobin, M. J., Moseley, M. J., Ratib, S.et al. (2002). Long-term ophthalmic outcome of low birth weight children with and without retinopathy of prematurity. *Pediatrics, 109*(1), 12-18.

O'Hare, M. D., Dutton, G. N., Green, D. & Coull, R. (1998). Evolution of a form of pure alexia without agraphia in a child sustaining occipital lobe infarction at 21/2 years. *Developmental Medicine & Child Neurology, 40*(6), 417-420.

O'Shea, T. M., Allred, E. N., Kuban, K. C., Hirtz, D., Specter, B., Durfee, S.et al. (2012). Intraventricular hemorrhage and developmental outcomes at 24 months of age in extremely preterm infants. *Journal of Child Neurology, 27*(1), 22-29.

Obiakor, F. E. & Stile, S. W. (1990). The Self-Concepts of Visually Impaired and Normally Sighted Middle School Children. *The Journal of Psychology, 124*(2), 199-206.

Obladen, M. (2006). Das untergewichtige Neugeborene. In M. Obladen & R. F. Maier (Hrsg.), *Neugeborenenintensivmedizin* (7.Auflage ed., S. 1-20). Heidelberg: Springer.

Ortibus, E., De Cock, P. P. & Lagae, L. G. (2011). Visual perception in preterm children: what are we currently measuring? *Pediatric Neurology, 45*(1), 1-10.

Ortibus, E., Laenen, A., Verhoeven, J., De Cock, P., Casteels, I., Schoolmeesters, B.et al. (2011). Screening for cerebral visual impairment: value of a CVI questionnaire. *Neuropediatrics, 42*(4), 138-147.

Ortibus, E., Lagae, L., Casteels, I., Demaerel, P. & Stiers, P. (2009). Assessment of cerebral visual impairment with the L94 visual perceptual battery: clinical value and correlation with MRI findings. *Developmental Medicine & Child Neurology, 51*(3), 209-217.

Ortibus, E., Verhoeven, J., Sunaert, S., Casteels, I., de Cock, P. & Lagae, L. (2012). Integrity of the inferior longitudinal fasciculus and impaired object recognition in children: a diffusion tensor imaging study. *Developmental Medicine & Child Neurology, 54*(1), 38-43.

Otsuka, Y., Kanazawa, S. & Yamaguchi, M. K. (2006). Development of modal and amodal completion in infants. *Perception, 35*(9), 1251-1264.

Palmer, S. & Rock, I. (1994). Rethinking perceptual organization: The role of uniform connectedness. *Psychonomic Bulletin & Review, 1*(1), 29-55.

Palomo-Alvarez, C. & Puell, M. C. (2008). Accommodative function in school children with reading difficulties. *Graefes Archive for Clinical & Experimental Ophthalmology, 246*(12), 1769-1774.

Palomo-Alvarez, C. & Puell, M. C. (2010). Binocular function in school children with reading difficulties. *Graefes Archive for Clinical & Experimental Ophthalmology, 248*(6), 885-892.

Parr, J. R., Dale, N. J., Shaffer, L. M. & Salt, A. T. (2010). Social communication difficulties and autism spectrum disorder in young children with optic nerve hypoplasia and/or septo-optic dysplasia. *Developmental Medicine & Child Neurology, 52*(10), 917-921.

Pasman, J. W., Rotteveel, J. J. & Maassen, B. (1998). Neurodevelopmental profile in low-risk preterm infants at 5 years of age. *European Journal of Paediatric Neurology, 2*(1), 7-17.

Pavlova, M., Sokolov, A. & Krägeloh-Mann, I. (2007). Visual Navigation in Adolescents with Early Periventricular Lesions: Knowing Where, but Not Getting There. *Cerebral Cortex, 17*(2), 363-369.

Pel, J., Does, L. V. D., Boot, F., Faber, T. D., Steen-Kant, S. V. D., Willemsen, S.et al. (2011). Effects of visual processing and congenital nystagmus on visually guided ocular motor behaviour. *Developmental Medicine & Child Neurology, 53*(4), 344-349.

Pel, J., Kooiker, M. J., Does, J. M., Boot, F. H., Faber, J. T., Steen-Kant, S. P.et al. (2013). Orienting Responses to Various Visual Stimuli in Children With Visual Processing Impairments or Infantile Nystagmus Syndrome. *Journal of Child Neurology, 29*(12), 1632-1637.

Pelli, D. & Robson, J. (1988). The design of a new letter chart for measuring contrast sensitivity. *Clinical Vision Sciences, 2*, 187-199.

Petermann, F. (2013). *Wechsler Nonverbal Scale of Ability (WNV)*. Frankfurt a.M.: Pearson Assessment.

Petermann, F. & Lepach, A. (2006). Neuropsychologische Diagnostik und Therapie von Aufmerksamkeits- und Gedächtnisstörungen im Kindesalter. *Verhaltenstherapie, 16*(2), 112-120.

Petermann, F., Petermann, U. & Wechsler, D. (2007). *Hamburg-Wechsler-Intelligenztest für Kinder-IV (HAWIK-IV)*. Bern: Hans Huber.

Petermann, F., Waldmann, H. & Daseking, M. (2012). *Frostigs Entwicklungstest der visuellen Wahrnehmung Jugendliche und Erwachsene (FEW-JE)*. Göttingen: Hogrefe.

Petermann, F. & Winkel, S. (2007a). *Fragebogen zur Leistungsmotivation für Schüler der 4. bis 6. KLasse (FLM 4 - 6)*. Göttingen: Hogrefe.

Petermann, F. & Winkel, S. (2007b). *Fragebogen zur Leistungsmotivation für Schüler der 7. bis 13. KLasse (FLM 7-13)*. Göttingen: Hogrefe.

Philip, S. S. & Dutton, G. N. (2014). Identifying and characterising cerebral visual impairment in children: a review. *Clinical & experimental optometry : journal of the Australian Optometrical Association, 97*(3).

Pieh, C., Fronius, M., Chopovska, Y., Pepler, L., Klein, M., Luchtenberg, M.et al. (2009). Fragebogen zum Kindlichen Sehvermogen (FKS). Assessment of quality of life with the German version of the Children's Visual Function Questionnaire. *Ophthalmologe, 106*(5), 420-426.

Pietsch, K., Allgaier, A. K., Fruhe, B., Rohde, S., Hosie, S., Heinrich, M.et al. (2011). Screening for depression in adolescent paediatric patients: validity of the new Depression Screener for Teenagers (DesTeen). *Journal of Affective Disorders, 133*(1-2), 69-75.

Pike, M. G., Holmstrom, G., de Vries, L. S., Pennock, J. M., Drew, K. J., Sonksen, P. M.et al. (1994). Patterns of visual impairment associated with lesions of the preterm infant brain. *Developmental Medicine & Child Neurology, 36*(10), 849-862.

Poblano, A., Valadez-Tepec, T., de Lourdes Arias, M. & Garcia-Pedroza, F. (2000). Phonological and visuo-spatial working memory alterations in dyslexic children. *Archives of Medical Research, 31*(5), 493-496.

Poggi, G., Calori, G., Mancarella, G., Colombo, E., Profice, P., Martinelli, F.et al. (2000). Visual disorders after traumatic brain injury in developmental age. *Brain Injury, 14*(9), 833-845.

Poirel, N., Mellet, E., Houde, O. & Pineau, A. (2008). First came the trees, then the forest: developmental changes during childhood in the processing of visual local-global patterns according to the meaningfulness of the stimuli. *Developmental Psychology, 44*(1), 245-253.

Poirel, N., Simon, G., Cassotti, M., Leroux, G., Perchey, G., Lanoe, C.et al. (2011). The shift from local to global visual processing in 6-year-old children is associated with grey matter loss. *PLoS ONE [Electronic Resource], 6*(6), e20879.

Pojda-Wilczek, D., Kicinska, A. & Krupinska, N. (2004). Severe visual impairment of children with hydrocephalus and concomitant diseases. *Klin Oczna, 106*(4-5), 577-579.

Poppelreuter, W. (1917). *Die Störungen der niederen und höheren Sehleistungen durch Verletzungen des Okzipitalhirns: mit 9 Tafeln*. Berlin: Voss.

Poppelreuter, W. (1990). *Disturbances of lower and higher visual capacities caused by occipital damage: with special reference to the psychopathological, pedagogical, industrial, and social implications* (Bd. 2). Oxford: Clarendon Press.

Porro, G., Dekker, E. M., Van Nieuwenhuizen, O., Wittebol-Post, D., Schilder, M. B., Schenk-Rootlieb, A. J.et al. (1998). Visual behaviours of neurologically impaired children with cerebral visual impairment: an ethological study. *British Journal of Ophthalmology, 82*(11), 1231-1235.

Porro, G., Wittebol-Post, D., de Graaf, M., van Nieuwenhuizen, O., Schenk-Rootlieb, A. J. F. & Treffers, W. F. (1998). Development of visual function in hemihydranencephaly. *Developmental Medicine & Child Neurology, 40*(8), 563-567.

Porteus, S. D. & Tests, P. (1919). *Porteus tests: The Vineland revision* (Bd. 16). New Jersey: Publications of the Training School at Vineland.

Posner, M. I., Snyder, C. R. & Davidson, B. J. (1980). Attention and the detection of signals. *Journal of Experimental Psychology: General, 109*(2), 160-174.

Powls, A., Botting, N., Cooke, R. W., Stephenson, G. & Marlow, N. (1997). Visual impairment in very low birthweight children. *Archives of Disease in Childhood - Fetal and Neonatal Edition, 76*(2), F82-87.

Prado, C., Dubois, M. & Valdois, S. (2007). The eye movements of dyslexic children during reading and visual search: impact of the visual attention span. *Vision Research, 47*(19), 2521-2530.

Quinn, P. C. & Bhatt, R. S. (2005). Learning Perceptual Organization in Infancy. *Psychological Science, 16*(7), 511-515.

Quinn, P. C. & Bhatt, R. S. (2006). Are some gestalt principles deployed more readily than others during early development? The case of lightness versus form similarity. *Journal of Experimental Psychology: Human Perception & Performance, 32*(5), 1221-1230.

Quinn, P. C., Bhatt, R. S., Brush, D., Grimes, A. & Sharpnack, H. (2002). Development of Form Similarity as a Gestalt Grouping Principle in Infancy. *Psychological Science, 13*(4), 320-328.

Quinn, P. C., Brown, C. R. & Streppa, M. L. (1997). Perceptual organization of complex visual configurations by young infants. *Infant Behavior & Development, 20*(1), 35-46.

Quinn, P. C., Burke, S. & Rush, A. (1993). Part-whole perception in early infancy: Evidence for perceptual grouping produced by lightness similarity. *Infant Behavior & Development, 16*, 19-42.

Raven, J. C., Bulheller, S. & Häcker, H. O. (2001). *Coloured Progressive Matrices (CPM)*. Frankfurt am Main: Pearson Assessment.

Raven, J. C., Court, J. H. & Horn, R. (2009). *Raven´s Progressive Matrices und Vocabulary Scales: Standard Progressive Matrices (SPM)* (2.Auflage). Frankfurt am Main: Pearson Assessment.

Ravens-Sieberer, U. & Bullinger, M. (1998). Assessing health-related quality of life in chronically ill children with the German KINDL: first psychometric and content analytical results. *Quality of Life Research, 7*(5), 399-407.

Ravens-Sieberer, U., Ellert, U. & Erhart, M. (2007). Gesundheitsbezogene Lebensqualität von Kindern und Jugendlichen in Deutschland. *Bundesgesundheitsblatt - Gesundheitsforschung - Gesundheitsschutz, 50*(5-6), 810-818.

Reiss, A. L., Freund, L., Plotnick, L., Baumgardner, T., Green, K., Sozer, A. C.et al. (1993). The effects of X monosomy on brain development: Monozygotic twins discorcant for Turner's syndrome. *Annals of Neurology, 34*(1), 95-107.

Reiss, A. L., Mazzocco, M. M. M., Greenlaw, R., Freund, L. S. & Ross, J. L. (1995). Neurodevelopmental effects of X monosomy: A volumetric imaging study. *Annals of Neurology, 38*(5), 731-738.

Rentschler, I., Jüttner, M., Osman, E., Müller, A. & Caelli, T. (2004). Development of configural 3D object recognition. *Behavioural Brain Research, 149*(1), 107-111.

Reynolds, C. R., Pearson, N. A. & Voress, J. K. (2002). *Developmental Test of Visual Perception: DTVP-A*. Austin, TX: Pro-Ed.

Reynolds, C. R. & Voress, J. (2007). Test of memory and learning (TOMAL-2). *Austin, TX: Pro-Ed.*

Ricci, D., Anker, S., Cowan, F., Pane, M., Gallini, F., Luciano, R.et al. (2006). Thalamic atrophy in infants with PVL and cerebral visual impairment. *Early Human Development, 82*(9), 591-595.

Richardson, M., Jones, G., Croker, S. & Brown, S. (2011). Identifying the task characteristics that predict children's construction task performance. *Applied Cognitive Psychology, 25*(3), 377-385.

Ricken, G. & Wechsler, D. (2007). *Hannover-Wechsler-Intelligenztest für Kinder im Vorschulalter-III: HAWIVA-III; Übersetzung und Adaption der WPPSI-III von David Wechsler. Manual zur Testentwicklung und Interpretation*. Bern: Hans Huber.

Riddoch, J. & Humphreys, G. W. (1993). *Birmingham Object Recognition Battery (BORB)*. Hillsdale: Lawrence Erlbaum.

Rizzolatti, G. & Matelli, M. (2003). Two different streams form the dorsal visual system: anatomy and functions. *Experimental Brain Research, 153*(2), 146-157.

Roach, N. W. & Hogben, J. H. (2008). Spatial cueing deficits in dyslexia reflect generalised difficulties with attentional selection. *Vision Research, 48*(2), 193-207.

Robertson, L. C. & Lamb, M. R. (1991). Neuropsychological contributions to theories of part/whole organization. *Cognitive Psychology, 23*(2), 299-330.

Roe, J. (2008). Social inclusion: meeting the socio-emotional needs of children with vision needs. *British Journal of Visual Impairment, 26*(2), 147-158.

Rohrschneider, K., Brill, B., Bayer, Y. & Ahrens, P. (2010). Würfel-Test - eine einfache Methode zur Visusbestimmung bei Sehbehinderung im Kleinkindalter. *Der Ophthalmologe, 107*(7), 641-646.

Roland, E. H., Jan, J. E., Hill, A. & Wong, P. K. (1986). Cortical visual impairment following birth asphyxia. *Pediatric neurology, 2*(3).

Rollett, B. & Bartram, M. (1998). *Anstrengungsvermeidungstest (AVT)*. Göttingen: Hogrefe.

Romine, C. B. & Reynolds, C. R. (2005). A model of the development of frontal lobe functioning: findings from a meta-analysis. *Applied Neuropsychology, 12*(4), 190-201.

Roncato, S., Sartori, G., Masterson, J. & Rumiati, R. (1987). Constructional apraxia: An information processing analysis. *Cognitive Neuropsychology, 4*(2), 113-129.

Rose, S. A., Feldman, J. F. & Jankowski, J. J. (2001). Attention and recognition memory in the 1st year of life: a longitudinal study of preterm and full-term infants. *Developmental Psychology, 37*(1), 135-151.

Roucoux, A., Culee, C. & Roucoux, M. (1983). Development of fixation and pursuit eye movements in human infants. *Behavioural Brain Research, 10*(1), 133-139.

Roulet-Perez, E. & Deonna, T. (2002). Visual impairment due to a dyskinetic eye movement disorder in children with dyskinetic cerebral palsy. *Developmental Medicine & Child Neurology, 44*(5), 356-357.

Rovet, J. & Simic, N. (2008). The role of transient hypothyroxinemia of prematurity in development of visual abilities. *Seminars in Perinatology, 32*(6), 431-437.

Ruberto, G., Salati, R., Milano, G., Bertone, C., Tinelli, C., Fazzi, E.et al. (2006). Changes in the Optic Disc Excavation of Children Affected by Cerebral Visual Impairment: A Tomographic Analysis. *Investigative Ophthalmology & Visual Science, 47*(2), 484-488.

Ruff, H. A. & Rothbart, M. K. (2001). *Attention in early development: Themes and variations*. New York: Oxford University Press.

Saidkasimova, S., Bennett, D. M., Butler, S. & Dutton, G. N. (2007). Cognitive visual impairment with good visual acuity in children with posterior periventricular white matter injury: A series of 7 cases. *Journal of American Association for Pediatric Ophthalmology and Strabismus, 11*(5), 426-430.

Salati, R., Borgatti, R., Giammari, G. & Jacobson, L. (2002). Oculomotor dysfunction in cerebral visual impairment following perinatal hypoxia. *Developmental Medicine & Child Neurology, 44*(8), 542-550.

Scerif, G., Cornish, K., Wilding, J., Driver, J. & Karmiloff-Smith, A. (2004). Visual search in typically developing toddlers and toddlers with Fragile X or Williams syndrome. *Developmental Science, 7*(1), 116-130.

Schellig, D., Drechsler, R., Heinemann, D. & Sturm, W. (2009). *Handbuch neuropsychologischer Testverfahren*. Göttingen: Hogrefe

Schenk-Rootlieb, A. J., van Nieuwenhuizen, O., van der Graaf, Y., Wittebol-Post, D. & Willemse, J. (1992). The prevalence of cerebral visual disturbance in children with cerebral palsy. *Developmental Medicine & Child Neurology, 34*(6), 473-480.

Schenk-Rootlieb, A. J., Van Nieuwenhuizen, O., Van Waes, P. F. & Van Der Graaf, Y. (1994). Cerebral visual impairment in cerebral palsy: relation to structural abnormalities of the cerebrum. *Neuropediatrics, 25*(02), 68-72.

Schenk, T., Franz, V. & Bruno, N. (2011). Vision-for-perception and vision-for action: Which model is compatible with the available psychophysical and neuropsychological data? *Vision Research, 51*(8), 812-818.

Schenk, T. & McIntosh, R. D. (2009). Do we have independent visual streams for perception and action? *Cognitive Neuroscience, 1*(1), 52-62.

Schneider, S. (2014). Untersuchung der fokussierten Aufmerksamkeit bei Kindern und Jugendlichen anhand eines Durchstreichtests (Unveröffentlichte Bachelorarbeit). München: Ludwig-Maximilians-Universität

Schretlen, D. J. (2011). *Modified Wisconsin Card Sorting Test (M-WCST)*. Lutz, FL: Psychological Assessment Ressources, Inc.

Schroeder, A. (2010). *Evaluation eines Therapieprogramms für Kinder mit entwicklungsbedingten räumlich-konstruktiven Störungen (Dissertation)*. Universität Hamburg, Hamburg.

Seitz, W. & Rausche, A. (2004). *Persönlichkeitsfragebogen für Kinder zwischen 9 und 14 Jahren (PFK 9-14)*. Göttingen: Hogrefe.

Senese, V. P., De Lucia, N. & Conson, M. (2015). Cognitive Predictors of Copying and Drawing From Memory of the Rey-Osterrieth Complex Figure in 7- to 10-Year-Old Children. *The Clinical Neuropsychologist*, 1-15.

Shah, D. K., Guinane, C., August, P., Austin, N. C., Woodward, L. J., Thompson, D. K.et al. (2006). Reduced occipital regional volumes at term predict impaired visual function in early childhood in very low birth weight infants. *Investigative Ophthalmology & Visual Science, 47*(8), 3366-3373.

Shastry, B. S. (2007). Developmental dyslexia: an update. *Journal of Human Genetics, 52*(2), 104-109.

She knows. (2010). *Freddy the teddy*. Verfügbar unter: http://cdn.sheknows.com/printables/print/freddy_the_teddy.gif [10.12. 2012].

Shokunbi, M. T., Odebode, T. O., Agbeja-Baiyeroju, A. M., Malomo, A. O., Ogunseyinde, A. O. & Familusi, J. B. (2002). A comparison of visual function scores in hydrocephalic infants with and without lumbosacral myelomeningocoele. *Eye, 16*(6), 739-743.

Siegmüller, J. (2007). Sprachentwicklung. In L. Kaufmann, C. Nuerk, K. Konrad & K. Willmes (Hrsg.), *Kognitive Entwicklungsneuropsychologie* (S. 119-136). Göttingen: Hogrefe.

Sigerist, E. (2014). *Visuelles Explorations- und Lesetraining bei Kindern und Jugendlichen mit CVI - eine Pilotstudie*. München: Ludwig-Maximilians-Universität.

Simic, N., Khan, S. & Rovet, J. (2013). Visuospatial, visuoperceptual, and visuoconstructive abilities in congenital hypothyroidism. *Journal of the International Neuropsychological Society, 19*(10), 1119-1127.

Sireteanu, R., Goebel, C., Goertz, R. & Wandert, T. (2006). Do children with developmental dyslexia show a selective visual attention deficit? *Strabismus, 14*(2), 85-93.

Slidsborg, C., Bangsgaard, R., Fledelius, H. C., Jensen, H., Greisen, G. & la Cour, M. (2012). Cerebral damage may be the primary risk factor for visual impairment in preschool children born extremely premature. *Archives of Ophthalmology, 130*(11), 1410-1417.

Smith, A., Gilchrist, I. D. & Hood, B. M. (2005). Children's search behaviour in large-scale space: developmental components of exploration. *Perception, 34*(10), 1221-1229.

Smith, E. & Jonides, J. (1999). Storage and executive processes in the frontal lobes. *Science, 283*(5408), 1657-1661.

Snijders, J. T., Tellegen, P. J. & Laros, J. A. (2005). *Snijders-Oomen non-verbaler Intelligenztest (SON-R 5 1/2-17)*. Göttingen: Hogrefe.

Snodgrass, J. G. & Vanderwart, M. (1980). A standardized set of 260 pictures: norms for name agreement, image agreement, familiarity, and visual complexity. *Journal of Experimental Psychologie: Human Learning and Memory, 6*(2), 174-215.

Soltirovska Salamon, A., Groenendaal, F., van Haastert, I. C., Rademaker, K. J., Benders, M. J., Koopman, C.et al. (2014). Neuroimaging and neurodevelopmental outcome of preterm infants with a periventricular haemorrhagic infarction located in the temporal or frontal lobe. *Developmental Medicine & Child Neurology, 56*(6), 547-555.

Spinath, B., Stiensmeier-Pelster, J., Schöne, C. & Dickhäuser, O. (2002). *Skalen zur Erfassung der Lern-und Leistungsmotivation (SELLMO)*. Göttingen: Hogrefe.

Stephani, U. & Jansen, O. (2007). Folgen frühkindlicher Zirkulationsstörungen und Hypoxien. In O. Jansen & U. Stephani (Hrsg.), *Fehlbildungen und frühkindliche Schädigungen des ZNS* (S. 182-196). Stuttgart: Thieme.

Stiers, P., De Cock, P. & Vandenbussche, E. (1998). Impaired visual perceptual performance on an object recognition task in children with cerebral visual impairment. *Neuropediatrics, 29*(2), 80-88.

Stiers, P., De Cock, P. & Vandenbussche, E. (1999). Separating visual perception and non-verbal intelligence in children with early brain injury. *Brain and Development, 21*(6), 397-406.

Stiers, P. & Fazzi, E. (2010). Psychometric Evaluation of Higher Visual Disorders: Strategies for Clinical Setting. In G. N. Dutton & M. Bax (Hrsg.), *Visual Impairment in Children due to Damage to the Brain* (S. 149-161). London: Mac Keith Press.

Stiers, P., Swillen, A., De Smedt, B., Lagae, L., Devriendt, K., D'Agostino, E.et al. (2005). Atypical Neuropsychological Profile in a Boy with 22q11.2 Deletion Syndrome Keywords. *Child Neuropsychology, 11*(1), 87-108.

Stiers, P., van den Hout, B. M., Haers, M., Vanderkelen, R., de Vries, L. S., van Nieuwenhuizen, O.et al. (2001). The variety of visual perceptual impairments in pre-school children with perinatal brain damage. *Brain and Development, 23*(5), 333-348.

Stiers, P. & Vandenbussche, E. (2004). The dissociation of perception and cognition in children with early brain damage. *Brain & Development, 26*(2), 81-92.

Stiers, P., Vanderkelen, R. & Vandenbussche, E. (2004). Optotype and grating visual acuity in patients with ocular and cerebral visual impairment. *Investigative Ophthalmology & Visual Science, 45*(12), 4333-4339.

Stiers, P., Vanderkelen, R., Vanneste, G., Coene, S., De Rammelaere, M. & Vandenbussche, E. (2002). Visual-perceptual impairment in a random sample of children with cerebral palsy. *Developmental Medicine & Child Neurology, 44*(6), 370-382.

Stiles, J., Reilly, J., Paul, B. & Moses, P. (2005). Cognitive development following early brain injury: evidence for neural adaptation. *Trends in Cognitive Sciences, 9*(3), 136-143.

Stiles, J., Stern, C., Appelbaum, M., Nass, R., Trauner, D. & Hesselink, J. (2008). Effects of early focal brain injury on memory for visuospatial patterns: selective deficits of global-local processing. *Neuropsychology, 22*(1), 61-73.

Strand-Brodd, K., Ewald, U., Grönqvist, H., Holmström, G., Strömberg, B., Grönqvist, E.et al. (2011). Development of smooth pursuit eye movements in very preterm infants: 1. General aspects. *Acta Paediatrica, 100*(7), 983-991.

Street, R. F. (1931). A Gestalt completion test. *Teachers College Contributions to Education, 481*, vii + 65.

Sun, J., Mohay, H. & O'Callaghan, M. (2009). A comparison of executive function in very preterm and term infants at 8 months corrected age. *Early Human Development, 85*(4), 225-230.

Tadić, V., Pring, L. & Dale, N. (2009). Attentional processes in young children with congenital visual impairment. *British Journal of Developmental Psychology, 27*(2), 311-330.

Tadin, D., Nyquist, J. B., Lusk, K. E., Corn, A. L. & Lappin, J. S. (2012). Peripheral Vision of Youths with Low Vision: Motion Perception, Crowding, and Visual Search. *Investigative Ophthalmology & Visual Science, 53*(9).

Takashima, M., Kanazawa, S., Yamaguchi, M. K. & Shiina, K. (2014). The homogeneity effect on figure/ground perception in infancy. *Infant Behavior & Development, 37*(1), 57-65.

Taylor, H. G., Hack, M. & Klein, N. K. (1998). Attention Deficits in Children with < 750 gm Birth Weight. *Child Neuropsychology, 4*(1), 21-34.

Taylor, H. G., Klein, N., Minich, N. M. & Hack, M. (2000). Middle-School-Age Outcomes in Children with Very Low Birthweight. *Child Development, 71*(6), 1495-1511.

Tewes, U., Rossmann, P. & Schallberger, U. (2000). *HAWIK-III: Hamburg-Wechsler-Intelligenztest für Kinder*. Bern: Hans Huber.

Thareja, T., Ballantyne, A. O. & Trauner, D. A. (2012). Spatial analysis after perinatal stroke: patterns of neglect and exploration in extra-personal space. *Brain & Cognition, 79*(2), 107-116.

Thome, U., Paixao Alves, S. R., Guerreiro, S. M., Machado da Costa, C. R., Souza Moreira, F., Bandeira Lima, A.et al. (2014). Developmental dyscalculia in children and adolescents with idiopathic epilepsies in a Brazilian sample. *Arquivos de Neuro-Psiquiatria, 72*(4), 283-288.

Thun-Hohenstein, L., Schmitt, B., Steinlin, H., Martin, E. & Boltshauser, E. (1992). Cortical visual impairment following bacterial meningitis: magnetic resonance imaging and visual evoked potentials findings in two cases. *European Journal of Pediatrics, 151*(10).

Tinelli, F., Guzzetta, A., Bertini, C., Ricci, D., Mercuri, E., Ladavas, E.et al. (2011). Greater Sparing of Visual Search Abilities in Children After Congenital Rather Than Acquired Focal Brain Damage. *Neurorehabilitation and Neural Repair, 25*(8), 721-728.

Trauner, D. A. (2003). Hemispatial neglect in young children with early unilateral brain damage. *Developmental Medicine & Child Neurology, 45*(3), 160-166.

Trauzettel-Klosinski, S., Durrwachter, U., Klosinski, G. & Braun, C. (2006). Cortical activation during word reading and picture naming in dyslexic and non-reading-impaired children. *Clinical Neurophysiology, 117*(5), 1085-1097.

Treue, S. (2003). Visual attention: the where, what, how and why of saliency. *Current Opinion in Neurobiology, 13*(4), 428-432.

Tucha, O. & Lange, K. W. (2004). *Turm von London - Deutsche Version (TL-D)*. Göttingen: Hogrefe.

Unnewehr, S., Schneider, S. & Margraf, J. (1995). *Kinder-DIPS*. Berlin Heidelberg: Springer

Valtonen, J., Dilks, D. D. & McCloskey, M. (2008). Cognitive representation of orientation: A case study. *Cortex, 44*(9), 1171-1187.

Van Braeckel, K. N. & Taylor, H. G. (2013). Visuospatial and visuomotor deficits in preterm children: the involvement of cerebellar dysfunctioning. *Developmental Medicine & Child Neurology, 55 Suppl 4*, 19-22.

van den Hout, B. M., de Vries, L. S., Meiners, L. C., Stiers, P., van der Schouw, Y. T., Jennekens-Schinkel, A.et al. (2004). Visual perceptual impairment in children at 5 years of age with perinatal haemorrhagic or ischaemic brain damage in relation to cerebral magnetic resonance imaging. *Brain and Development, 26*(4), 251-261.

van den Hout, B. M., Stiers, P., Haers, M., van der Schouw, Y. T., Eken, P., Vandenbussche, E.et al. (2000). Relation between visual perceptual impairment and neonatal ultrasound diagnosis of haemorrhagic-ischaemic brain lesions in 5-year-old children. *Developmental Medicine & Child Neurology, 42*(6), 376-386.

van Genderen, M., Dekker, M., Pilon, F. & Bals, I. (2012). Diagnosing cerebral visual impairment in children with good visual acuity. *Strabismus, 20*(2), 78-83.

Van Hof-Van Duin, J. & Mohn, G. (1984). Visual defects in children after cerebral hypoxia. *Behavioural Brain Research, 14*(2), 147-155.

Van Nieuwenhuizen, O. (1987). *Cerebral Visual Disturbance in Infantile Encephalopathy. Dissertation.* Dordrecht: Martinus Nijhoff/Dr.W. Junk Publishers.

VanderVeen, D. K., Coats, D. K., Dobson, V., Fredrick, D., Gordon, R. A., Hardy, R. J.et al. (2006). Prevalence and course of strabismus in the first year of life for infants with prethreshold retinopathy of prematurity: findings from the Early Treatment for Retinopathy of Prematurity study. *Archives of Ophthalmology, 124*(6), 766-773.

Vidyasagar, T. R. (2004). Neural underpinnings of dyslexia as a disorder of visuo-spatial attention. *Clinical & Experimental Optometry, 87*(1), 4-10.

Vidyasagar, T. R. & Pammer, K. (2010). Dyslexia: a deficit in visuo-spatial attention, not in phonological processing. *Trends in Cognitive Sciences, 14*(2), 57-63.

Vogel, A. (2012). Visuelle Wahrnehmungsleistungen bei Kindern mit reduzierter Sehschärfe am Beispiel von Lesen. München: Ludwig-Maximilians-Universität.

Walter, E., Mazaika, P. K. & Reiss, A. L. (2009). Insights into brain development from neurogenetic syndromes: evidence from fragile X syndrome, Williams syndrome, Turner syndrome and velocardiofacial syndrome. *Neuroscience, 164*(1), 257-271.

Walter, J. (2009). Hogrefe Schultests. In M. Hasselhorn, W. Schneider & U. Trautwein (Hrsg.), *Lernfortschrittsdiagnostik Lesen (LDL)*. Göttingen: Hogrefe.

Warrington, E. K., James, M. & Beckers, K. (1991). *Testbatterie für visuelle Objekt-und Raumwahrnehmung (VOSP)*. San Antonio, TX: Harcourt Assessment.

Watanabe, K., Ogino, T., Nakano, K., Hattori, J., Kado, Y., Sanada, S.et al. (2005). The Rey-Osterrieth Complex Figure as a measure of executive function in childhood. *Brain and Development, 27*(8), 564-569.

Watson, C., Kidd, G. R., Horner, D. G., Connell, P. J., Lowther, A., Eddins, D. A.et al. (2003). Sensory, Cognitive, and Linguistic Factors in the Early Academic Performance of Elementary School Children: The Benton-IU Project. *Journal of Learning Disabilities, 36*(2), 165.

Watson, T., Orel-Bixler, D. & Haegerstrom-Portnoy, G. (2007). Longitudinal quantitative assessment of vision function in children with cortical visual impairment. *Optometry and vision science, 84*(6).

Wechsler, D. (1967). *Manual for the Wechsler Preschool and Primary Scale of Intelligence (WPPSI)*. New York The Psychological Corporation.

Wechsler, D. (1974). *Manual for the Wechsler Intelligence Scale for Children - Revised (WISC-R)*. New York: Psychological Corporation.

Welsh, M. C., Pennington, B. F. & Groisser, D. B. (1991). A normative-developmental study of executive function: A window on prefrontal function in children. *Developmental Neuropsychology, 7*(2), 131-149.

Werpup-Stüwe, L., Petermann, F. & Daseking, M. (2014). Visuelle Wahrnehmungsstörungen nach kindlichen Schlaganfällen. *Monatsschrift Kinderheilkunde, 162*(11), 1018-1025.

Wilding, J. & Cornish, K. (2007). Independence of speed and accuracy in visual search: evidence for separate mechanisms. *Child Neuropsychology, 13*(6), 510-521.

Williams, C., Northstone, K., Sabates, R., Feinstein, L., Emond, A. & Dutton, G. N. (2011). Visual perceptual difficulties and under-achievement at school in a large community-based sample of children. *PLoS ONE [Electronic Resource], 6*(3).

Williams, M. J., Stuart, G. W., Castles, A. & McAnally, K. I. (2003). Contrast sensitivity in subgroups of developmental dyslexia. *Vision Research, 43*(4), 467-477.

Wilson, C. E., Palermo, R. & Brock, J. (2012). Visual Scan Paths and Recognition of Facial Identity in Autism Spectrum Disorder and Typical Development. *PLoS ONE [Electronic Resource], 7*(5), e37681.

Woerner, W., Becker, A., Friedrich, C., Rothenberger, A., Klasen, H. & Goodman, R. (2002). Normierung und Evaluation der deutschen Elternversion des Strengths and Difficulties Questionnaire (SDQ): Ergebnisse einer repräsentativen Felderhebung. *Zeitschrift für Kinder- und Jugendpsychiatrie und Psychotherapie, 30*(2), 105-112.

Wolffsohn, J. S. & Cochrane, A. L. (2000). Design of the low vision quality-of-life questionnaire (LVQOL) and measuring the outcome of low-vision rehabilitation. *American Journal of Ophthalmology, 130*(6), 793-802.

Wolfgang, C., Stannard, L. & Jones, I. (2003). Advanced constructional play with LEGOs among preschoolers as a predictor of later school achievement in mathematics. *Early Child Development and Care, 173*(5), 467-475.

Woods, A. J., Goksun, T., Chatterjee, A., Zelonis, S., Mehta, A. & Smith, S. E. (2013). The development of organized visual search. *Acta Psychologica, 143*(2), 191-199.

World Health Organization - WHO. (1998). *ICD-10 International Statistical Classification of Diseases and Related Health Problems.* ( ). London: Chapman & Hall Medical

Wright, C. (2007). Learning disorders, dyslexia, and vision. *Australian Family Physician, 36*(10), 843-845.

Ygge, J., Lennerstrand, G., Axelsson, I. & Rydberg, A. (1993). Visual functions in a Swedish population of dyslexic and normally reading children. *Acta Ophthalmologica, 71*(1), 1-9.

Ygge, J., Lennerstrand, G., Rydberg, A., Wijecoon, S. & Pettersson, B. M. (1993). Oculomotor functions in a Swedish population of dyslexic and normally reading children. *Acta Ophthalmologica, 71*(1), 10-21.

Zentner, M. & Ihrig, L. (2011). *Inventar zur integrativen Erfassung des Kind-Temperaments (IKT).* Bern: Hans Huber Verlag.

Zhang, J., Mahoney, A. D. & Pinto-Martin, J. A. (2013). Perinatal brain injury, visual motor function and poor school outcome of regional low birth weight survivors at age nine. *Journal of Clinical Nursery, 22*(15-16), 2225-2232.

Ziernwald, L. (2014). Visuokonstruktion bei normalsichtigen Kindern und Jugendlichen - Testleistung und Ergebnismaße (Unveröffentlichte Bachelorarbeit). München: Ludwig-Maximilians-Universität.

Zihl, J. (1980). 'Blindsight': Improvement of visually guided eye movements by systematic practice in patients with cerebral blindness. *Neuropsychologia, 18*(1), 71-77.

Zihl, J. (2000). *Rehabilitation of visual disorders after brain injury.* Hove, UK: Psychology Press.

Zihl, J. (2011). *Rehabilitation of cerebral visual disorders* (2. Auflage). Hove: Psychology Press.

Zihl, J. & Dutton, G. N. (2015a). Development and Neurobiological Foundations of Visual Perception. In *Cerebral Visual Impairment in Children* (S. 11-49). Wien: Springer.

Zihl, J. & Dutton, G. N. (2015b). Development of Non-visual Mental Functions and Capacities. In *Cerebral Visual Impairment in Children* (S. 51-60). Wien: Springer.

Zihl, J. & Dutton, G. N. (2015c). Diagnostic Assessment. In *Cerebral Visual Impairment in Children* (S. 123-179). Wien: Springer.

Zihl, J. & Dutton, G. N. (2015d). Introduction. In *Cerebral Visual Impairment in Children* (S. 1-9). Wien: Springer.

Zihl, J. & Dutton, G. N. (2015e). On the Coexistence of CVI and Mental and Motor Dysfunctions. In *Cerebral Visual Impairment in Children* (S. 117-121). Wien: Springer.

Zihl, J. & Dutton, G. N. (2015f). Visual Disorders. In *Cerebral Visual Impairment in Children* (S. 61-115). Wien: Springer.

Zihl, J., Mendius, K., Schuett, S. & Priglinger, S. (2012a). Diagnostik. In *Sehstörungen bei Kindern* (S. 111-144). Wien: Springer.

Zihl, J., Mendius, K., Schuett, S. & Priglinger, S. (2012b). Einleitung. In *Sehstörungen bei Kindern* (S. 1-7). Wien: Springer.

Zihl, J., Mendius, K., Schuett, S. & Priglinger, S. (2012c). Entwicklung psychischer Funktionen. In *Sehstörungen bei Kindern* (S. 45-58). Wien: Springer.

Zihl, J., Mendius, K., Schuett, S. & Priglinger, S. (2012d). Entwicklung und neurobiologische Grundlagen der visuellen Wahrnehmung. In *Sehstörungen bei Kindern* (S. 9-43). Wien: Springer.

Zihl, J., Mendius, K., Schuett, S. & Priglinger, S. (2012e). Sehstörungen. In *Sehstörungen bei Kindern* (S. 59-101). Wien: Springer.

Zihl, J. & von Cramon, D. (1986). *Zerebrale Sehstörungen*. Stuttgart: Kohlhammer.

Zimmermann, P. & Fimm, B. (2009). *Testbatterie zur Aufmerksamkeitsprüfung-Version 2.2 (TAP)*. Herzogenrath: Psytest.

Zoelch, C. & Kerkhoff, G. (2007). Visuo-Perzeption und Visuo-Motorik. In L. Kaufmann, H.-C. Nuerk, K. Konrad & K. Willmes (Hrsg.), *Kognitive Entwicklungsneuropsychologie* (S. 200-225). Göttingen: Hogrefe.

Zomeren, A. H. & Brouwer, W. H. (1994). *Clinical neuropsychology of attention*. New York: Oxford University Press.

Zorzi, M., Barbiero, C., Facoetti, A., Lonciari, I., Carrozzi, M., Montico, M.et al. (2012). Extra-large letter spacing improves reading in dyslexia. *Proceedings of the National Academy of Sciences of the United States of America, 109*(28), 11455-11459.

Tabellenverzeichnis

Abbildungsverzeichnis

Anhang

Anhangsverzeichnis

Anhang A - Korrelationen des Alters mit den abhängigen Variablen

A-1: Korrelation von Alter und visueller Wahrnehmung in der CVI-Risikogruppe

Aufgabe	Alter	
	τ	p
Kreise durchstreichen (EffSc)	.43	< 0.001**
mTBCT (EffSc)	.43	< 0.001**
Größenwahrnehmung (RW)	.26	0.007*
Positionsschätzung (RW)	.30	0.002**
Labyrinthaufgabe (RW)	.42	< 0.001**
3-Buchstaben (WpS)	.25	0.014*
6-Buchstaben (WpS)	.33	0.001**
9-Buchstaben (WpS)	.31	0.002**
1-Ziffer (WpS)	.20	0.065
2-Ziffern (WpS)	.22	0.043*
3-Ziffern (WpS)	.18	0.127
Objekterkennung F (RW)	.31	0.003**
Objekterkennung s/w (RW)	.36	0.005**
FEW-2 Figur-Grund-Unterscheidung (RW)	.20	0.306
FEW-2 Formkonstanz (RW)	.02	0.934
FEW-2 Gestaltschließen (RW)	.11	0.591
FEW-JE Figur-Grund-Unterscheidung (RW)	.09	0.416
FEW-JE Formkonstanz (RW)	.33	0.003**
FEW-JE Gestaltschließen (RW)	.24	0.048*
SLP 2x2x2 (RW)	.33	< 0.001**

Anmerkungen: τ = Kendalls Tau; abgebildet sind die Korrelationskoeffizienten von Alter und visueller Wahrnehmung bezogen auf die CVI-Risikogruppe

A-2: Korrelation von Alter und Kognition in der CVI-Risikogruppe

Aufgabe	Alter	
	τ	p
FokAT-KJ (KL)	.51	< 0.001**
ZN-V (RW)	.35	< 0.001**
ZN-R (RW)	.49	< 0.001**
Matrizentest (RW)	.46	< 0.001**

Anmerkungen: τ = Kendalls Tau; abgebildet sind die Korrelationskoeffizienten von Alter und Kognition bezogen auf die CVI-Risikogruppe

A-3: Korrelation von Alter und nicht-kognitiven Aspekten in der CVI-Risikogruppe

Verfahren	Alter	
	τ	p
ILK (RW)	.06	0.519
SDQ-E (RW)	.13	0.188
PFK Emotionale Erregbarkeit	-.06	0.591
PFK Fehlende Willenskontrolle	-.25	0.026*
PFK Extravertierte Aktivität	-.11	0.327
PFK Zurückhaltung und Scheu im Sozialkontakt	-.13	0.239
SELLMO Lernziele	-.24	0.047*
SELLMO Annäherungs-Leistungsziele	-.17	0.145
SELLMO Vermeidungs-Leistungsziele	-.11	0.353
SELLMO Arbeitsvermeidung	.10	0.402
IKT Frustrationsanfälligkeit	.22	0.303
IKT Gehemmtheit	-.04	0.846
IKT Aktivität	-.21	0.330
IKT Ausdauer	-.20	0.358
IKT Sensorische Empfindlichkeit	.08	0.697

Anmerkungen: τ = Kendalls Tau; abgebildet sind die Korrelationskoeffizienten von Alter und nicht-kognitiven Aspekten bezogen auf die CVI-Risikogruppe

Anhang B - Deskriptive Statistik der Untersuchungsgruppen nach Altersgruppen

B-1: Deskriptive Statistik der visuellen Wahrnehmung nach Altersgruppen

B-1.1: Deskriptive Statistik der visuellen Wahrnehmung in der klinischen Stichprobe aufgeteilt nach Altersgruppen

Aufgabe	6 Jahre	7 - 8 Jahre	9 - 11 Jahre	12 - 14 Jahre
	M (SD) Min - Max Mdn	M (SD) Min - Max Mdn	M (SD) Min - Max Mdn	M (SD) Min - Max Mdn
Kreise durchstreichen (EffSc)	0.72 (0.21) 0.46 - 1.05 0.74	0.96 (0.28) 0.48 - 1.43 0.93	1.25 (0.37) 0.39 - 1.82 1.25	1.47 (0.36) 0.54 - 2.00 1.54
mTBCT (EffSc)	0.42 (0.16) 0.23 - 0.60 0.43	0.46 (0.18) 0.19 - 0.75 0.53	0.59 (0.23) 0.23 - 1.07 0.56	0.87 (0.32) 0.18 - 1.67 0.88
Größenwahrnehmung (RW)	17.33 (1.75) 16 - 20 16.50	17.67 (1.97) 14 - 20 18.00	18.00 (2.09) 13 - 20 18.00	18.88 (2.13) 12 - 20 20.00
Positionsschätzung (RW)	12.50 (1.87) 9 - 14 13.00	10.75 (2.67) 7 - 14 11.00	12.13 (2.30) 7 - 14 13.00	13.00 (2.02) 7 - 14 14.00
Labyrinth (RW)	5.17 (5.15) 0 - 13 3.00	9.00 (6.34) 2 - 18 7.50	12.14 (4.44) 6 - 22 11.00	14.38 (5.55) 0 - 22 14.00
3 Buchstaben (WpS)		0.98 (0.99) 0.06 - 2.67 0.70	1.07 (0.65) 0.32 - 2.67 0.78	1.41 (0.68) 0.11 - 2.67 1.17
6 Buchstaben (WpS)		0.47 (0.49) 0.11 - 1.33 0.32	0.71 (0.57) 0.09 - 2.00 0.44	1.04 (0.65) 0.00 - 2.67 0.89
9 Buchstaben (WpS)		0.43 (0.43) 0.05 - 1.14 0.35	0.50 (0.41) 0.00 - 1.33 0.36	0.79 (0.47) 0.00 - 1.60 0.80
1 Ziffer (ZpS)		4.00 (2.23) 1.33 - 8.00 4.00	3.04 (0.94) 1.33 - 4.00 2.67	4.38 (2.27) 0.89 - 8.00 4.00
2 Ziffern (ZpS)		1.22 (0.79) 0.24 - 2.00 1.60	1.75 (0.74) 0.57 - 4.00 1.60	2.01 (0.84) 0.15 - 4.00 2.00
3 Ziffern (ZpS)		0.86 (0.40) 0.57 - 1.14 0.86	1.08 (0.33) 0.57 - 1.60 1.14	1.19 (0.37) 0.60 - 2.00 1.15
Objekterkennung F (RW)	10.83 (1.17) 9 - 12 11.00	11.58 (0.67) 10 - 12 12.00	11.70 (0.47) 11 - 12 12.00	11.92 (0.28) 11 - 12 12.00
Objekterkennung s/w (RW)	11.17 (1.60) 8 - 12 12.00	10.70 (1.16) 9 - 12 11.00	11.08 (1.12) 8 - 12 11.00	12.00 (0.00) 12 - 12 12.00

Fortsetzung

Aufgabe	6 Jahre	7 - 8 Jahre	9 - 11 Jahre	12 - 14 Jahre
	M (SD) Min - Max Mdn	M (SD) Min - Max Mdn	M (SD) Min - Max Mdn	M (SD) Min - Max Mdn
SLP 2x2x2 (RW)	6.00 (2.53) 2 - 9 6.00	4.50 (3.87) 1 - 13 3.50	7.57 (4.02) 1 - 13 8.00	9.64 (3.86) 1 - 14 11.00
FEW Figur-Grund-Unterscheidung (WP)	5.67 (3.44) 1 - 9 6.00	5.67 (3.45) 1 - 10 6.50	7.65 (2.85) 1 - 13 8.00	7.04 (3.43) 1 - 13 7.00
Figur-Grund-Unterscheidung (PR)	17.02 (18.01) 0.1 - 37.0 13.50	17.80 (18.51) 0.1 - 50.0 12.50	29.05 (23.78) 0.1 - 84.0 25.00	25.61 (29.88) 0.1 - 84.0 16.00
FEW Formkonstanz (WP)	8.50 (2.07) 5 - 11 8.50	7.33 (2.67) 2 - 10 8.50	7.17 (4.12) 1 - 13 8.00	8.72 (3.86) 1 - 14 9.00
FEW Formkonstanz (PR)	34.17 (20.53) 5.0 - 63.0 31.00	25.95 (17.99) 0.4 - 50.0 31.00	32.16 (29.95) 0.1 - 84.0 25.00	42.41 (30.46) 0.1 - 91.0 37.00
FEW Gestaltschließen (WP)	7.17 (1.60) 6 - 10 6.50	5.45 (4.20) 1 - 13 5.00	5.33 (4.06) 1 - 12 5.00	5.24 (3.74) 1 - 13 4.00
FEW Gestaltschließen (PR)	19.67 (16.14) 9.0 - 50.0 12.50	19.94 (30.48) 0.1 - 84.0 5.00	19.31 (27.49) 0.1 - 75.0 5.00	16.95 (26.64) 0.1 - 84.0 2.00

B-1.2: Deskriptive Statistik der visuellen Wahrnehmung in der CVI-Risikogruppe aufgeteilt nach Altersgruppen

Aufgabe	7 - 8 Jahre	9 - 11 Jahre	12 - 14 Jahre
	M (SD) Min - Max Mdn	M (SD) Min - Max Mdn	M (SD) Min - Max Mdn
Kreise durchstreichen (EffSc)	0.90 (0.28) 0.48 - 1.33 0.89	1.26 (0.30) 0.83 - 1.82 1.25	1.34 (0.41) 0.54 - 1.82 1.39
mTBCT (EffSc)	0.43 (0.18) 0.19 - 0.68 0.43	0.61 (0.26) 0.27 - 1.07 0.55	0.71 (0.33) 0.18 - 1.07 0.72
Größenwahrnehmung (RW)	16.83 (1.94) 14 - 19 17.50	18.00 (1.75) 13 - 20 18.00	18.63 (2.56) 14 - 20 20.00
Positionsschätzung (RW)	8.50 (1.52) 7 - 11 8.50	11.50 (2.35) 7 - 14 11.50	12.75 (2.38) 8 - 14 14.00
Labyrinth (RW)	5.25 (2.87) 3 - 9 4.50	9.85 (2.03) 7 - 13 10.00	9.71 (4.75) 0 - 15 11.00
3 Buchstaben (WpS)	0.33 (0.38) 0.06 - 0.60 0.33	0.90 (0.64) 0.32 - 2.67 0.66	1.32 (0.85) 0.11 - 2.67 1.38
6 Buchstaben (WpS)	0.18 (0.10) 0.11 - .25 0.18	0.45 (0.32) 0.09 - 1.14 0.32	1.03 (0.84) 0.00 - 2.67 0.84
9 Buchstaben (WpS)	0.11 (0.08) 0.05 - 0.17 0.11	0.33 (0.33) 0.00 - 1.14 0.22	0.77 (0.61) 0.00 - 1.60 0.72
1 Ziffer (ZpS)	2.67 (1.33) 1.33 - 4.00 2.67	3.07 (0.90) 1.60 - 4.00 2.67	5.28 (3.03) 0.89 - 8.00 6.00
2 Ziffern (ZpS)	0.39 (0.21) 0.24 - 0.53 0.39	1.75 (0.89) 0.57 - 4.00 1.60	2.19 (1.29) 0.15 - 4.00 2.00
3 Ziffern (ZpS)		0.99 (0.38) 0.57 - 1.60 0.90	1.19 (0.41) 0.67 - 2.00 1.14
Objekterkennung F (RW)	11.83 (0.41) 11 - 12 12.00	11.71 (0.47) 11 - 12 12.00	11.75 (0.46) 11 - 12 12.00
Objekterkennung s/w (RW)	10.80 (1.30) 9 - 12 11.00	11.38 (0.52) 11 - 12 11.00	12.00 (0.00) 12 - 12 12.00
SLP 2x2x2 (RW)	3.33 (2.07) 1 - 6 3.50	6.64 (3.91) 1 - 13 6.50	6.75 (3.92) 1 - 13 7.00
FEW Figur-Grund-Unterscheidung (WP)	3.50 (2.51) 1 - 7 3.00	7.71 (3.00) 1 - 11 9.00	6.88 (4.12) 1 - 13 6.50
Figur-Grund-Unterscheidung (PR)	4.53 (6.57) 0.1 - 16.0 1.00	30.79 (22.93) 0.1 - 63.0 37.00	26.89 (33.56) 0.1 - 84.0 12.50

Fortsetzung

Aufgabe	7 - 8 Jahre	9 - 11 Jahre	12 - 14 Jahre
	M (SD) Min - Max Mdn	M (SD) Min - Max Mdn	M (SD) Min - Max Mdn
FEW Formkonstanz (WP)	5.83 (2.99) 2 - 9 6.00	6.07 (3.83) 1 - 11 7.00	6.13 (5.06) 1 - 14 6.00
FEW Formkonstanz (PR)	16.07 (17.15) 0.4 - 37.0 10.50	22.54 (25.85) 0.1 - 63.0 16.00	27.29 (33.71) 0.1 - 91.0 13.50
FEW Gestaltschließen (WP)	2.80 (2.49) 1 - 6 1.00	3.80 (3.71) 1 - 11 2.00	7.14 (4.45) 1 - 13 8.00
FEW Gestaltschließen (PR)	2.86 (4.04) 0.1 - 9.0 0.10	11.25 (21.50) 0.1 - 63.0 0.55	31.21 (32.35) 0.1 - 84.0 25.00

B-1.3: Deskriptive Statistik der visuellen Wahrnehmung in der peripheren Sehschädigungsgruppe, aufgeteilt nach Altersgruppen

Aufgabe	6 Jahre	7 - 8 Jahre	9 - 11 Jahre	12 - 14 Jahre
	M (SD) Min - Max Mdn	M (SD) Min - Max Mdn	M (SD) Min - Max Mdn	M (SD) Min - Max Mdn
Kreise durchstreichen (EffSc)	0.72 (0.21) 0.46 - 1.05 0.74	1.02 (0.30) 0.55 - 1.43 1.03	1.23 (0.47) 0.39 - 1.82 1.27	1.53 (0.32) 1.05 - 2.00 1.54
mTBCT (EffSc)	0.42 (0.16) 0.23 - 0.60 0.43	0.49 (0.19) 0.25 - 0.75 0.54	0.56 (0.18) 0.23 - 0.83 0.56	0.94 (0.29) 0.58 - 1.67 0.88
Größenwahrnehmung (RW)	17.33 (1.75) 16 - 20 16.50	18.50 (1.76) 16 - 20 19.00	18.00 (2.65) 13 - 20 20.00	19.00 (1.97) 12 - 20 20.00
Positionsschätzung (RW)	12.50 (1.87) 9 - 14 13.00	13.00 (1.10) 11 - 14 13.00	13.11 (1.96) 8 - 14 14.00	13.12 (1.90) 7 - 14 14.00
Labyrinth (RW)	5.17 (5.15) 0 - 13 3.00	11.50 (6.98) 2 - 18 13.50	15.44 (4.98) 6 - 22 17.00	16.29 (4.74) 8 - 22 17.00
3 Buchstaben (WpS)		1.41 (1.09) 0.70 - 2.67 0.88	1.33 (0.60) 0.38 - 2.00 1.60	1.45 (0.61) 0.38 - 2.67 1.17
6 Buchstaben (WpS)		0.66 (0.58) 0.32 - 1.33 0.33	1.11 (0.66) 0.29 - 2.00 1.00	1.05 (0.57) 0.20 - 2.33 1.00
9 Buchstaben (WpS)		0.63 (0.44) 0.35 - 1.14 0.41	0.76 (0.39) 0.23 - 1.33 0.80	0.79 (0.41) 0.19 - 1.60 0.80
1 Ziffer (ZpS)		5.33 (2.31) 4.00 - 8.00 4.00	2.99 (1.06) 1.33 - 4.00 2.67	3.93 (1.73) 2.00 - 8.00 4.00
2 Ziffern (ZpS)		1.78 (0.20) 1.60 - 2.00 1.75	1.74 (0.47) 1.14 - 2.67 1.60	1.93 (0.56) 1.33 - 2.67 1.60
3 Ziffern (ZpS)		0.86 (0.40) 0.57 - 1.14 0.86	1.18 (0.24) 0.89 - 1.60 1.14	1.19 (0.37) 0.60 - 2.00 1.33
Objekterkennung F (RW)	10.83 (1.17) 9 - 12 11.00	11.33 (0.82) 10 - 12 11.50	11.67 (0.50) 11 - 12 12.00	12.00 (0.00) 12 - 12 12.00
Objekterkennung s/w (RW)	11.17 (1.60) 8 - 12 12.00	10.60 (1.14) 9 - 12 11.00	10.60 (1.67) 8 - 12 11.00	12.00 (0.00) 12 - 12 12.00
SLP 2x2x2 (RW)	6.00 (2.53) 2 - 9 6.00	5.67 (5.05) 1 - 13 3.50	9.00 (3.97) 1 - 13 9.00	11.00 (3.08) 1 - 14 12.00
FEW Figur-Grund-Unterscheidung (WP)	5.67 (3.44) 1 - 9 6.00	7.83 (2.93) 2 - 10 9.00	7.56 (2.79) 4 - 13 8.00	7.12 (3.20) 1 - 13 7.00
Figur-Grund-Unterscheidung (PR)	17.02 (18.06) 0.1 - 37.0 13.50	31.07(16.98) 0.4 - 50.0 37.00	26.33 (26.22) 2.0 - 84.0 25.00	25.01 (29.07) 0.1 - 84.0 16.00

Fortsetzung				
Aufgabe	**6 Jahre**	**7 - 8 Jahre**	**9 - 11 Jahre**	**12 - 14 Jahre**
		M (SD) Min - Max Mdn	M (SD) Min - Max Mdn	M (SD) Min - Max Mdn
FEW Formkonstanz (WP)	8.50 (2.07) 5 - 11 8.50	8.83 (1.17) 7 - 10 9.00	8.89 (4.17) 1 - 13 11.00	9.94 (2.49) 5 - 14 9.00
FEW Formkonstanz (PR)	34.17 (20.54) 5.0 - 63.0 31.00	35.83 (13.53) 16.0 - 50.0 37.00	47.12 (31.08) 0.1 - 84.0 63.00	49.53 (26.96) 5.0 - 91.0 37.00
FEW Gestaltschließen (WP)	7.17 (1.60) 6 - 10 6.50	7.67 (4.18) 3 - 13 7.50	7.25 (3.85) 1 - 12 6.50	4.29 (3.07) 1 - 12 4.00
FEW Gestaltschließen (PR)	19.67 (16.15) 9.0 - 50.0 12.50	34.17 (36.20) 1.0 - 84.0 27.50	29.39 (32.13) 0.1 - 75.0 12.50	9.81 (21.07) 0.1 - 75.0 2.00

B-1.4: Deskriptive Statistik der visuellen Wahrnehmung in der Vergleichsgruppe, aufgeteilt nach Altersgruppen

Aufgabe	6 Jahre	7 - 8 Jahre	9 - 11 Jahre	12 - 14 Jahre
	M (SD) Min - Max Mdn	M (SD) Min - Max Mdn	M (SD) Min - Max Mdn	M (SD) Min - Max Mdn
Kreise durchstreichen (EffSc)	1.07 (0.17) 0.83 - 1.33 1.01	1.40 (0.24) 0.98 - 1.86 1.43	1.59 (0.16) 1.25 - 0.82 1.60	1.79 (0.25) 1.36 - 2.08 1.88
mTBCT (EffSc)	0.59 (0.22) 0.25 - 0.83 0.60	0.78 (0.15) 0.47 - 1.07 0.75	0.97 (0.30) 0.48 -1.39 0.94	1.39 (0.28) 1.07 - 1.90 1.31
Größenwahrnehmung (RW)	19.14 (1.21) 17 - 20 20.00	18.54 (2.70) 10 - 20 19.00	18.71 (1.38) 15 - 20 19.00	19.00 (1.25) 17 -20 19.50
Positionsschätzung (RW)	12.14 (1.57) 10 - 14 12.00	13.08 (1.75) 8 - 14 14.00	13.71 (0.47) 13 - 14 14.00	13.90 (0.32) 13 - 14 14.00
Labyrinth (RW)	12.00 (3.24) 8 - 15 14.00	14.08 (4.32) 7 - 21 15.50	16.92 (2.69) 13 - 21 17.00	18.60 (1.78) 15 - 22 18.50
3 Buchstaben (WpS)		1.27 (0.51) 0.44 - 2.00 1.14	1.42 (0.28) 0.80 - 2.00 1.33	2.10 (0.77) 1.14 - 4.00 2.00
6 Buchstaben (WpS)		0.78 (0.40) 0.16 - 1.33 0.73	0.97 (0.36) 50 - 1.60 0.89	1.62 (0.36) 1.14 - 2.00 1.60
9 Buchstaben (WpS)		0.63 (0.31) 0.14 - 1.00 0.67	0.75 (0.32) 0.36 - 1.33 0.78	1.28 (0.33) 0.70 - 1.60 1.27
1 Ziffer (ZpS)	2.19 (0.63) 1.33 - 2.67 2.67	2.97 (0.75) 2.00 - 4.00 2.67	3.79 (0.50) 2.67 - 4.00 4.00	3.58 (0.82) 1.60 - 4.00 4.00
2 Ziffern (ZpS)	0.99 (0.51) 0.42 - 1.40 1.14	1.30 (0.31) 0.55 - 1.60 1.33	1.84 (0.49) 1.00 - 2.67 2.00	1.93 (0.48) 1.14 - 2.67 2.00
3 Ziffern (ZpS)	0.56 (0.20) 0.42 - 0.70 0.56	0.81 (0.19) 0.57 - 1.14 0.80	1.16 (0.27) .67 - 1.60 1.14	1.27 (0.24) 0.70 - 1.60 1.33
Objekterkennung F (RW)	11.86 (0.38) 11 - 12 12.00	12.00 (0.00) 12 - 12 12.00	11.93 (0.27) 11 - 12 12.00	12.00 (0.00) 12 - 12 12.00
Objekterkennung s/w (RW)	11.71 (0.76) 10 - 12 12.00	12.00 (0.00) 12 - 12 12.00	11.79 (0.43) 11 - 12 12.00	12.00 (0.00) 12 - 12 12.00
SLP 2x2x2 (RW)	7.50 (3.27) 2 - 10 9.00	8.31 (3.75) 2 - 13 9.00	10.64 (2.50) 6 - 14 11.00	11.90 (1.91) 9 - 14 12.00

B-2: Deskriptive Statistik der Kognition nach Altersgruppen

B-2.1: Deskriptive Statistik der Kognition in der klinischen Stichprobe aufgeteilt nach Altersgruppen

Aufgabe	6 Jahre	7 - 8 Jahre	9 - 11 Jahre	12 - 14 Jahre
	M (SD) Min - Max Mdn	M (SD) Min - Max Mdn	M (SD) Min - Max Mdn	M (SD) Min - Max Mdn
FokAT-KJ (KL)	82.40 (29.30) 40 - 109 86.00	132.64 (45.40) 68 - 200 134.00	190.45 (52.90) 99 - 294 190.00	229.60 (58.66) 69 - 348 233.00
FokAT-KJ (F%)	10.99 (13.52) 0.00 - 34.43 7.63	3.55 (3.64) 0.00 - 12.31 2.56	3.10 (2.95) 0.00 - 9.88 2.00	4.44 (6.56) 0.00 - 31.00 2.51
FokAT-KJ (BZO)	91.00 (25.96) 61 - 118 94.00	137.09 (44.99) 71 - 200 134.00	196.86 (55.50) 99 - 321 199.00	237.84 (55.02) 100 - 348 246.00
FokAT-KJ (Fehler)	8.60 (7.77) 0 - 21 8.00	4.45 (4.87) 0 - 16 3.00	6.41 (7.04) 0 - 27 4.00	8.24 (7.90) 0 - 31 6.00
ZN-V (RW)	4.67 (1.21) 3 - 6 4.50	5.58 (1.68) 3 - 9 6.00	7.43 (2.29) 3 - 11 8.00	7.80 (2.52) 3 - 14 7.00
ZN-V (Längste Spanne)	3.33 (0.61) 2.5 - 4.0 3.25	3.79 (0.84) 2.5 - 5.5 4.00	4.85 (1.15) 2.5 - 6.5 5.00	5.06 (1.37) 2.5 - 8.0 4.50
ZN-V (WP)	7.67 (2.88) 4 - 11 7.00	8.08 (2.78) 4 - 13 8.00	9.35 (3.37) 3 - 15 10.00	8.36 (3.46) 2 - 16 8.00
ZN-V (PR)	28.50 (27.77) 2.00 - 63.00 17.00	32.00 (26.76) 2.00 - 84.00 25.00	44.70 (31.84) 1.00 - 95.00 50.00	35.38 (31.03) 0.40 - 98.00 25.00
ZN-R (RW)	3.83 (1.17) 2 - 5 4.00	4.92 (2.27) 0 - 9 5.50	6.61 (1.83) 2 - 10 6.00	7.24 (2.11) 1 - 10 7.00
ZN-R (Längste Spanne)	2.00 (0.32) 1.5 - 2.5 2.00	2.77 (0.82) 1.5 - 4.5 3.00	3.54 (1.04) 2.0 - 6.0 3.50	3.88 (1.08) 1.5 - 6.0 4.00
ZN-R (WP)	8.50 (2.59) 5 - 11 9.00	8.67 (3.68) 1 - 15 9.50	9.74 (2.58) 5 - 15 9.00	9.36 (3.01) 1 - 14 10.00
ZN-R (PR)	35.83 (26.32) 5.00 - 63.00 37.50	39.93 (29.39) 0.10 - 95.00 43.50	46.52 (27.40) 5.00 - 95.00 37.00	46.20 (27.54) 0.10 - 91.00 50.00
MT (RW)	11.67 (3.72) 7 - 18 12.00	10.83 (4.88) 5 - 20 9.50	18.09 (6.19) 4 - 28 20.00	20.80 (6.06) 7 - 31 22.00
MT (WP)	9.83 (3.54) 6 - 16 9.50	6.67 (3.11) 3 - 13 6.50	8.65 (3.52) 1 - 14 10.00	8.48 (3.45) 1 - 14 9.00
MT (PR)	45.50 (32.73) 9.00 - 98.00 43.50	21.33 (26.75) 1.00 - 84.00 12.50	41.07 (28.62) 0.10 - 91.00 50.00	38.01 (29.16) 0.10 - 91.00 37.00

B-2.2: Deskriptive Statistik der Kognition in der CVI-Risikogruppe aufgeteilt nach Altersgruppen

Aufgaben	7 - 8 Jahre	9 - 11 Jahre	12 - 14 Jahre
	M (SD) Min - Max Mdn	M (SD) Min - Max Mdn	M (SD) Min - Max Mdn
FokAT-KJ (KL)	96.60 (26.77) 68 - 134 85.00	182.21 (53.70) 118 - 294 173.00	209.75 (85.21) 69 - 289 243.00
FokAT-KJ (F%)	5.10 (4.70) 0.00 - 12.31 4.23	3.36 (2.96) 0.00 - 9.88 2.05	8.45 (10.54) 0.78 - 31.00 3.42
FokAT-KJ (BZO)	102.00 (28.35) 71 - 134 91.00	188.93 (57.32) 122 - 321 175.50	222.75 (79.69) 100 - 316 247.00
FokAT-KJ (Fehler)	5.40 (6.31) 0 - 16 3.00	6.71 (7.26) 0 - 27 4.00	13.00 (11.19) 2 - 31 8.00
ZN-V (RW)	5.00 (1.55) 3 - 7 5.00	6.79 (2.33) 3 - 11 6.50	7.00 (2.39) 3 - 9 8.00
ZN-V (Längste Spanne)	3.50 (0.77) 2.5 - 4.5 3.50	4.50 (1.13) 2.5 - 6.5 4.25	4.69 (1.28) 2.5 - 6.0 5.00
ZN-V (WP)	7.33 (2.80) 4 - 11 7.00	8.50 (3.52) 3 - 15 8.00	7.25 (3.41) 2 - 11 8.00
ZN-V (PR)	25.67 (25.50) 2.00 - 63.00 17.00	37.57 (31.83) 1.00 - 95.00 25.00	28.68 (26.73) 0.40 - 63.00 29.50
ZN-R (RW)	3.83 (2.40) 0 - 6 4.50	5.64 (1.39) 2 - 8 6.00	7.00 (2.88) 1 - 10 7.50
ZN-R (Längste Spanne)	2.50 (0.79) 1.5 - 3.5 2.50	2.96 (0.57) 2.0 - 4.0 3.00	3.88 (1.43) 1.5 - 6.0 4.00
ZN-R (WP)	6.83 (3.66) 1 - 10 8.00	8.29 (1.59) 5 - 11 8.50	9.13 (3.91) 1 - 13 10.50
ZN-R (PR)	25.85 (22.89) 0.10 - 50.00 26.50	30.71 (16.49) 5.00 - 63.00 31.00	47.64 (30.27) 0.10 - 84.00 56.50
MT (RW)	7.67 (2.16) 5 - 11 7.50	15.36 (6.46) 4 - 28 15.00	17.13 (8.58) 7 - 31 16.50
MT (WP)	4.83 (1.72) 3 - 7 5.00	7.14 (3.70) 1 - 14 7.00	6.63 (4.81) 1 - 14 6.00
MT (PR)	6.33 (6.06) 1.00 - 16.00 5.50	27.75 (27.82) 0.10 - 91.00 16.00	28.28 (36.18) 0.10 - 91.00 10.50

B-2.3: Deskriptive Statistik der Kognition in der peripheren Sehschädigungsgruppe aufgeteilt nach Altersgruppen

Aufgabe	6 Jahre	7 - 8 Jahre	9 - 11 Jahre	12 - 14 Jahre
	M (SD) Min - Max Mdn	M (SD) Min - Max Mdn	M (SD) Min - Max Mdn	M (SD) Min - Max Mdn
FokAT-KJ (KL)	82.40 (29.30) 40 - 109 86.00	162.67 (34.17) 102 - 200 168.50	204.88 (51.64) 99 - 277 210.00	238.94 (41.18) 170 - 348 231.00
FokAT-KJ (F%)	10.99 (13.52) 0.00 - 34.43 7.63	2.27 (2.10) 0.00 - 5.26 2.24	2.64 (3.07) 0.00 - 7.50 1.42	2.56 (2.03) 0.00 - 7.32 2.02
FokAT-KJ (BZO)	91.00 (25.96) 61 - 118 94.00	166.33 (33.89) 104 - 200 176.50	210.75 (52.83) 99 - 277 219.50	244.94 (39.93) 181 - 348 246.00
FokAT-KJ (Fehler)	8.60 (7.77) 0 - 21 8.00	3.67 (3.72) 0 - 9 3.00	5.88 (7.08) 0 - 18 3.00	6.00 (4.72) 0 - 18 4.00
ZN-V (RW)	4.67 (1.21) 3 - 6 4.50	6.17 (1.72) 4 - 9 6.00	8.44 (1.94) 6 - 11 8.00	8.18 (2.56) 5 - 14 7.00
ZN-V (Längste Spanne)	3.33 (0.61) 2.5 - 4.0 3.25	4.08 (0.86) 3.0 - 5.5 4.00	5.39 (1.02) 4.0 - 6.5 5.50	5.24 (1.42) 3.5 - 8.0 4.50
ZN-V (WP)	7.67 (2.88) 4 - 11 7.00	8.83 (2.79) 5 - 13 9.00	10.67 (2.78) 7 - 14 10.00	8.88 (3.46) 5 - 16 8.00
ZN-V (PR)	28.50 (27.77) 2.00 - 63.00 17.00	38.33 (28.79) 5.00 - 84.00 37.50	55.78 (30.24) 16.00 - 91.00 50.00	38.53 (33.14) 5.00 - 98.00 25.00
ZN-R (RW)	3.83 (1.17) 2 - 5 4.00	6.00 (1.67) 4 - 9 6.00	8.11 (1.36) 6 - 10 8.00	7.35 (1.73) 4 - 10 7.00
ZN-R (Längste Spanne)	2.00 (0.32) 1.5 - 2.5 2.00	3.00 (0.84) 2.0 - 4.5 3.00	4.44 (0.98) 3.5 - 6.0 4.00	3.88 (0.93) 2.5 - 5.5 4.00
ZN-R (WP)	8.50 (2.59) 5 - 11 9.00	10.50 (2.88) 7 - 15 10.50	12.00 (2.18) 8 - 15 12.00	9.47 (2.62) 5 - 14 10.00
ZN-R (PR)	35.83 (26.32) 5.00 - 63.00 37.50	54.00 (30.01) 16.00 - 95.00 56.50	71.11 (22.49) 25.00 - 95.00 75.00	45.53 (27.12) 5.00 - 91.00 50.00
MT (RW)	11.67 (3.72) 7 - 18 12.00	14.00 (4.86) 9 - 20 12.50	22.33 (2.06) 20 - 27 22.00	22.53 (3.61) 16 - 30 22.00
MT (WP)	9.83 (3.54) 6 - 16 9.50	8.50 (3.21) 4 - 13 8.00	11.00 (1.32) 9 - 14 11.00	9.35 (2.29) 6 - 14 9.00
MT (PR)	45.50 (32.73) 9.00 - 98.00 43.50	36.33 (31.59) 2.00 - 84.00 26.50	61.78 (14.21) 37.00 - 91.00 63.00	42.59 (25.16) 9.00 - 91.00 37.00

B-2.4: Deskriptive Statistik der Kognition in der Vergleichsgruppe aufgeteilt nach Altersgruppen

Aufgabe	6 Jahre	7 - 8 Jahre	9 - 11 Jahre	12 - 14 Jahre
	M (SD) Min - Max Mdn	M (SD) Min - Max Mdn	M (SD) Min - Max Mdn	M (SD) Min - Max Mdn
FokAT-KJ (KL)	168.43 (35.63) 128 - 233 153.00	227.00 (42.45) 158 - 311 232.00	277.14 (50.36) 196 - 392 267.00	390.06 (55.57) 321 - 501 369.61
FokAT-KJ (F%)	1.74 (1.55) 0.00 -4.12 2.29	1.58 (1.07) 0.00 - 3.16 1.77	1.47 (1.65) 0.00 - 5.28 0.96	1.17 (1.12) 0.00 - 3.34 0.80
FokAT-KJ (BZO)	171.71 (38.36) 131 - 243 153.00	230.54 (42.19) 158 - 313 238.00	280.93 (49.57) 196 - 393 274.00	398.74 (52.26) 327 - 503 390.28
FokAT-KJ (Fehler)	3.29 (3.55) 0 - 10 3.00	3.54 (2.26) 0 - 7 4.00	3.79 (4.08) 0 - 13 2.50	4.20 (3.99) 0 - 12 3.00
ZN-V (RW)	5.36 (1.55) 3 - 7 5.00	6.46 (1.61) 4 - 11 6.00	8.14 (2.41) 5 - 13 8.50	9.50 (1.58) 7 - 12 9.50
ZN-V (Längste Spanne)	3.75 (0.76) 2.5 - 4.5 3.75	4.27 (0.83) 3.0 - 6.5 4.00	5.39 (1.50) 3.5 - 8.5 5.50	5.85 (0.78) 4.5 - 7.0 5.75
ZN-V (WP)	9.14 (2.48) 5 - 12 9.00	9.54 (2.40) 6 - 16 10.00	10.71 (3.45) 6 - 17 10.50	10.70 (2.16) 7 - 14 10.50
ZN-V (PR)	41.71 (26.50) 5.00 - 75.00 37.00	43.08 (22.87) 9.00 - 98.00 50.00	55.36 (33.49) 9.00 - 99.00 56.50	57.50 (24.18 16.00 - 91.00 56.50
ZN-R (RW)	4.43 (0.98) 3 - 6 4.00	5.85 (1.77) 4 - 11 5.00	7.71 (1.59) 6 - 10 7.00	8.50 (1.72) 6 - 12 8.50
ZN-R (Längste Spanne)	2.20 (0.27) 2.0 - 2.5 2.00	3.04 (1.03) 2.06.0 2.50	3.96 (0.91) 3.0 - 5.5 3.50	4.35 (0.91) 3.0 - 6.0 4.50
ZN-R (WP)	9.57 (1.72) 7 - 12 10.00	10.23 (2.74) 8 - 18 10.00	11.86 (2.88) 9 - 16 10.50	10.90 (2.33) 7 - 15 11.00
ZN-R (PR)	45.14 (20.73) 16.00 - 75.00 50.00	48.85 (23.35) 25.00 - 98.00 50.00	65.57 (25.87) 37.00 - 98.00 56.50	59.20 (24.70) 16.00 - 95.00 63.00
MT (RW)	13.00 (3.00) 9 - 18 13.00	20.23 (3.90) 13 - 26 19.00	20.86 (5.38) 11 - 30 21.50	27.80 (2.04) 24 - 31 28.50
MT (WP)	11.14 (2.61) 8 - 16 10.00	12.92 (2.43) 9 - 17 13.00	10.79 (3.14) 5 - 16 11.00	12.60 (1.35) 10 - 15 12.50
MT (PR)	60.00 (24.34) 25.00 - 98.00 50.00	77.54 (19.16) 37.00 - 99.00 84.00	59.21 (29.79) 5.00 - 98.00 63.00	78.80 (12.38) 50.00 - 95.00 79.50

B-3: Deskriptive Statistik der nicht-kognitiven Aspekte nach Altersgruppen

B-3.1: Deskriptive Statistik der nicht-kognitiven Aspekte in der klinischen Stichprobe aufgeteilt nach Altersgruppen

Verfahren	6 Jahre	7 - 8 Jahre	9 - 11 Jahre	12 - 14 Jahre
	M (SD) Min - Max Mdn	M (SD) Min - Max Mdn	M (SD) Min - Max Mdn	M (SD) Min - Max Mdn
ILK Lebensqualität (Problemscore)	12.83 (4.36) 7 - 19 12.50	11.25 (4.18) 7 - 22 11.00	13.00 (3.99) 7 - 26 12.00	12.36 (2.69) 8 - 18 12.00
ILK Lebensqualität (PR)	42.58 (39.36) 0.0 - 100.0 36.85	74.94 (20.49) 46.8 - 100.0 71.95	59.79 (28.92) 9.2 - 100.0 57.70	71.82 (28.34) 10.5 - 100.0 80.60
SDQ-E Gesamt (RW)	8.00 (4.24) 4 - 13 7.50	11.33 (4.16) 5 - 17 11.50	13.10 (6.70) 2 - 26 14.50	11.52 (5.46) 3 - 20 11.00
PFK Emotionale Erregbarkeit (RW)			4.61 (2.90) 0 - 12 4.00	4.25 (2.23) 0 - 9 4.00
PFK Emotionale Erregbarkeit (PR)			41.91 (25.96) 1 - 98 38.00	34.96 (20.03) 2 - 69 38.00
PFK Fehlende Willenskontrolle (RW)			4.57 (2.97) 0 - 11 4.00	3.25 (1.96) 0 - 8 3.00
PFK Fehlende Willenskontrolle (PR)			45.30 (31.50) 3 - 98 45.00	22.71 (19.16) 1 - 76 18.00
PFK Extravertierte Aktivität (RW)			7.52 (2.48) 4 - 12 8.00	7.13 (2.54) 3 - 11 8.00
PFK Extravertierte Aktivität (PR)			46.17 (30.70) 7 - 98 46.00	48.79 (29.32) 3 - 91 54.50
PFK Zurückhaltung und Scheu im Sozialkontakt (RW)			4.26 (2.38) 0 - 9 4.00	3.33 (1.99) 0 - 7 4.00
PFK Zurückhaltung und Scheu im Sozialkontakt (PR)			51.52 (26.25) 3 - 86 51.00	50.63 (27.92) 4 - 91 46.00
SELLMO Lernziele (RW)			33.61 (5.77) 20 - 40 34.50	31.09 (6.65) 17 - 40 33.00
SELLMO Lernziele (PR)			60.66 (35.25) 2.3 - 100.0 70.40	50.03 (33.15) 1.3 - 100.0 55.40

Fortsetzung

Verfahren	6 Jahre	7 - 8 Jahre	9 - 11 Jahre	12 - 14 Jahre
	M (SD) Min - Max Mdn	M (SD) Min - Max Mdn	M (SD) Min - Max Mdn	M (SD) Min - Max Mdn
SELLMO Annäherungs-Leistungsziele (RW)			24.89 (7.55) 10 - 35 25.00	22.22 (6.98) 13 - 35 21.00
SELLMO Annäherungs-Leistungsziele (PR)			51.43 (37.55) 0.7 - 100.0 53.50	41.44 (35.11) 2.9 - 100.0 29.90
SELLMO Vermeidungs-Leistungsziele (RW)			20.28 (8.35) 8 - 38 18.00	20.04 (6.50) 8 - 35 21.00
SELLMO Vermeidungs-Leistungsziele (PR)			39.51 (32.21) 1.3 - 98.7 27.10	43.30 (27.84) 1.8 - 94.9 50.40
SELLMO Arbeitsvermeidung (RW)			18.17 (9.30) 8 - 40 16.00	19.26 (9.66) 8 - 40 19.00
SELLMO Arbeitsvermeidung (PR)			34.31 (32.73) 2.2 - 100.0 22.90	39.19 (34.27) 1.6 - 100.0 39.70
IKT Frustrationsanfälligkeit (RW)	16.33 (7.09) 10 - 24 15.00	17.58 (5.07) 11 - 29 16.50		
IKT Frustrationsanfälligkeit (PR)	23.33 (23.63) 5 - 50 15.00	24.00 (21.35) 5 - 75 16.50		
IKT Gehemmtheit (RW)	18.75 (7.27) 8 - 24 21.50	18.58 (6.67) 7 - 27 19.00		
IKT Gehemmtheit (PR)	50.00 (30.28) 5 - 70 62.50	48.33 (29.34) 5 - 85 50.00		
IKT Aktivität (RW)	19.67 (5.69) 15 - 26 18.00	15.25 (6.06) 7 - 26 14.50		
IKT Aktivität (PR)	45.00 (30.41) 25 - 80 30.00	31.25 (25.51) 5 - 80 25.00		
IKT Ausdauer (RW)	20.33 (9.29) 14 - 31 16.00	22.25 (5.55) 11 - 29 24.00		
IKT Ausdauer (PR)	46.67 (41.93) 20 - 95 25.00	67.08 (27.01) 10 - 90 80.00		
IKT Sensorische Empfindlichkeit (RW)	15.00 (5.83) 9 - 20 15.50	19.00 (7.98) 6 - 33 21.50		
IKT Sensorische Empfindlichkeit (PR)	31.25 (27.50) 5 - 55 32.50	52.25 (31.96) 5 - 95 67.50		

B-3.2: Deskriptive Statistik der nicht-kognitiven Aspekte in der CVI-Risikogruppe aufgeteilt nach Altersgruppen

Verfahren	7 - 8 Jahre	9 - 11 Jahre	12 - 14 Jahre
	M (SD) Min - Max Mdn	M (SD) Min - Max Mdn	M (SD) Min - Max Mdn
ILK Lebensqualität (Problemscore)	12.00 (5.37) 7 - 22 11.00	13.50 (4.74) 7 - 26 12.50	11.75 (2.55) 8 - 16 12.00
ILK Lebensqualität (PR)	76.55 (17.40) 55.9 - 100.0 71.95	54.60 (29.44) 9.2 - 100.0 56.80	80.63 (26.77) 34.0 - 100.0 97.70
SDQ-E Gesamt (RW)	10.00 (3.69) 5 - 15 10.00	13.45 (7.05) 3 - 26 14.00	10.50 (6.55) 4 - 20 8.50
PFK Emotionale Erregbarkeit (RW)		4.71 (2.30) 1 - 9 4.50	3.71 (2.43) 1 - 7 4.00
PFK Emotionale Erregbarkeit (PR)		43.36 (22.01) 11 - 80 39.50	33.29 (26.40) 8 - 68 36.00
PFK Fehlende Willenskontrolle (RW)		.43 (2.90) 1 - 11 4.50	3.71 (2.43) 0 - 8 4.00
PFK Fehlende Willenskontrolle (PR)		53.86 (31.57) 7 - 98 52.00	28.00 (23.82) 3 - 76 27.00
PFK Extravertierte Aktivität (RW)		7.29 (2.37) 4 - 11 7.50	7.43 (2.44) 3 - 10 8.00
PFK Extravertierte Aktivität (PR)		44.14 (30.52) 7 - 90 39.50	50.71 (27.95) 3 - 86 49.00
PFK Zurückhaltung und Scheu im Sozialkontakt (RW)		4.64 (2.71) 0 - 9 4.50	4.14 (1.95) 2 - 7 4.00
PFK Zurückhaltung und Scheu im Sozialkontakt (PR)		53.00 (29.78) 3 - 86 51.00	62.00 (25.97) 31 - 91 69.00
SELLMO Lernziele (RW)		32.00 (6.46) 20 - 40 34.00	34.14 (4.38) 26 - 40 35.00
SELLMO Lernziele (PR)		49.06 (35.97) 2.3 - 100.0 56.70	66.24 (27.91) 15.7 - 100.0 66.00
SELLMO Annäherungs-Leistungsziele (RW)		28.22 (7.63) 16 - 35 31.00	22.71 (7.99) 14 - 35 20.00
SELLMO Annäherungs-Leistungsziele (PR)		68.84 (37.69) 9.1 - 100.0 86.30	44.17 (40.81) 4.3 - 100.0 23.30

Fortsetzung

Verfahren	7 - 8 Jahre	9 - 11 Jahre	12 - 14 Jahre
	M (SD) Min - Max Mdn	M (SD) Min - Max Mdn	M (SD) Min - Max Mdn
SELLMO Vermeidungs-Leistungsziele (RW)		25.11 (8.51) 14 - 38 24.00	19.29 (6.45) 11 - 29 19.00
SELLMO Vermeidungs-Leistungsziele (PR)		58.21 (33.16) 12.2 - 98.7 59.30	40.07 (31.17) 4.7 - 89.6 31.30
SELLMO Arbeitsvermeidung (RW)		23.11 (10.13) 12 - 40 21.00	17.86 (9.96) 8 - 36 19.00
SELLMO Arbeitsvermeidung (PR)		51.33 (36.00) 11.0 - 100.0 48.90	35.43 (35.15) 1.6 - 96.4 39.70
IKT Frustrationsanfälligkeit (RW)	16.67 (4.72) 11 - 24 17.50		
IKT Frustrationsanfälligkeit (PR)	21.33 (16.69) 5 - 50 21.50		
IKT Gehemmtheit (RW)	23.00 (4.34) 17 - 27 25.00		
IKT Gehemmtheit (PR)	68.33 (20.41) 40 - 85 77.50		
IKT Aktivität (RW)	13.00 (5.93) 7 - 22 11.50		
IKT Aktivität (PR)	22.50 (22.97) 5 - 60 12.50		
IKT Ausdauer (RW)	21.50 (4.85) 14 -- 26 23.50		
IKT Ausdauer (PR)	64.17 (25.18) 25 - 85 77.50		
IKT Sensorische Empfindlichkeit (RW)	18.83 (7.33) 6 - 24 22.50		
IKT Sensorische Empfindlichkeit (PR)	56.17 (32.77) 5 - 82 72.50		

B-3.3: Deskriptive Statistik der nicht-kognitiven Aspekte in der peripheren Sehschädigungsgruppe aufgeteilt nach Altersgruppen

Verfahren	6 Jahre	7 - 8 Jahre	9 - 11 Jahre	12 - 14 Jahre
	M (SD) Min - Max Mdn	M (SD) Min - Max Mdn	M (SD) Min - Max Mdn	M (SD) Min - Max Mdn
ILK Lebensqualität (Problemscore)	12.83 (4.36) 7 - 19 12.50	10.50 (2.88) 7 - 14 10.50	12.22 (2.49) 9 - 16 12.00	12.65 (2.78) 9 - 18 12.00
ILK Lebensqualität (PR)	42.58 (39.36) 0.0 - 100.0 36.85	73.33 (24.79) 46.8 - 100.0 73.30	67.86 (27.77) 21.5 - 100.0 68.60	67.68 (28.89) 10.5 - 100.0 80.00
SDQ-E Gesamt (RW)	8.00 (4.24) 4 - 13 7.50	12.67 (4.50) 5 - 17 13.00	12.67 (6.65) 2 - 23 15.00	12.07 (4.95) 3 - 19 12.00
PFK Emotionale Erregbarkeit (RW)			4.44 (3.81) 0 - 12 4.00	4.47 (2.18) 0 - 9 4.00
PFK Emotionale Erregbarkeit (PR)			39.67 (32.51) 1 - 98 36.00	35.65 (17.71) 2 - 69 40.00
PFK Fehlende Willenskontrolle (RW)			3.22 (2.68) 0 - 8 3.00	3.06 (1.78) 0 - 7 3.00
PFK Fehlende Willenskontrolle (PR)			32.00 (27.96) 3 - 80 23.00	20.53 (17.26) 1 - 59 15.00
PFK Extravertierte Aktivität (RW)			7.89 (2.76) 4 - 12 8.00	7.00 (2.65) 3 - 11 8.00
PFK Extravertierte Aktivität (PR)			49.33 (32.56) 9 - 98 46.00	48.00 (30.66) 7 - 91 64.00
PFK Zurückhaltung und Scheu im Sozialkontakt (RW)			3.67 (1.73) 2 - 7 3.00	3.00 (1.97) 0 - 6 4.00
PFK Zurückhaltung und Scheu im Sozialkontakt (PR)			49.22 (21.05) 26 - 86 43.00	45.94 (28.07) 4 - 83 35.00
SELLMO Lernziele (RW)			35.22 (4.82) 25 - 40 36.00	29.75 (7.13) 17 - 40 31.00
SELLMO Lernziele (PR)			72.27 (32.32) 7.4 - 100.0 86.70	42.93 (33.53) 1.3 - 100.0 40.00
SELLMO Annäherungs-Leistungsziele (RW)			21.56 (6.15) 10 - 30 23.00	22.00 (6.76) 13 - 33 21.00
SELLMO Annäherungs-Leistungsziele (PR)			34.01 (29.88) 0.7 - 81.6 19.50	40.24 (33.71) 2.9 - 93.2 29.90

Fortsetzung

Verfahren	6 Jahre	7 - 8 Jahre	9 - 11 Jahre	12 - 14 Jahre
	M (SD) Min - Max Mdn	M (SD) Min - Max Mdn	M (SD) Min - Max Mdn	M (SD) Min - Max Mdn
SELLMO Vermeidungs-Leistungsziele (RW)			15.44 (4.82) 8 - 24 17.00	20.38 (6.70) 8 - 35 21.00
SELLMO Vermeidungs-Leistungsziele (PR)			20.80 (17.84) 1.3 - 59.3 23.70	44.71 (27.23) 1.8 - 94.9 50.40
SELLMO Arbeitsvermeidung (RW)			13.22 (5.12) 8 - 22 13.00	19.88 (9.80) 8 - 40 18.00
SELLMO Arbeitsvermeidung (PR)			17.28 (18.10) 2.2 - 53.0 11.00	40.83 (34.92) 2.2 - 100.0 34.00
IKT Frustrationsanfälligkeit (RW)	16.33 (7.09) 10 - 24 15.00	18.50 (5.68) 14 - 29 16.00		
IKT Frustrationsanfälligkeit (PR)	23.33 (23.63) 5 - 50 15.00	26.67 (26.58) 5 - 75 15.00		
IKT Gehemmtheit (RW)	18.75 (7.27) 8 - 24 21.50	14.17 (5.67) 7 - 21 14.00		
IKT Gehemmtheit (PR)	50.00 (30.28) 5 - 70 62.50	28.33 (22.73) 5 - 55 25.00		
IKT Aktivität (RW)	19.67 (5.69) 15 - 26 18.00	17.50 (5.79) 12 - 26 16.00		
IKT Aktivität (PR)	45.00 (30.41) 25 - 80 30.00	40.00 (26.83) 15 - 80 32.50		
IKT Ausdauer (RW)	20.33 (9.29) 14 - 31 16.00	23.00 (6.54) 11 - 29 24.50		
IKT Ausdauer (PR)	46.67 (41.93) 20 - 95 25.00	70.00 (30.82) 10 - 90 82.50		
IKT Sensorische Empfindlichkeit (RW)	15.00 (5.83) 9 - 20 15.50	19.17 (9.28) 8 - 33 17.50		
IKT Sensorische Empfindlichkeit (PR)	31.25 (27.50) 5 - 55 32.50	48.33 (33.71) 5 - 95 47.50		

B-3.4: Deskriptive Statistik der nicht-kognitiven Aspekte in der Vergleichsgruppe aufgeteilt nach Altersgruppen

Verfahren	6 Jahre	7 - 8 Jahre	9 - 11 Jahre	12 - 14 Jahre
	M (SD) Min - Max Mdn	M (SD) Min - Max Mdn	M (SD) Min - Max Mdn	M (SD) Min - Max Mdn
ILK Lebensqualität (Problemscore)	15.29 (5.41) 8 - 22 16.00	12.77 (3.63) 7 - 20 13.00	14.00 (4.11) 9 - 26 13.50	12.90 (2.73) 9 - 19 12.50
ILK Lebensqualität (PR)	40.96 (38.83) 2.5 - 97.5 26.90	50.65 (29.66) 4.3 - 84.9 49.10	45.29 (25.21) 15.4 - 96.0 35.60	65.11 (25.62) 6.4 - 96.0 72.55
SDQ-E Gesamt (RW)	6.14 (3.63) 0 - 12 7.00	9.50 (7.04) 1 - 25 8.50	9.36 (5.39) 0 - 18 9.00	9.22 (5.74) 2 - 22 8.00

Anhang C - Vergleichswerte für nicht-normierte Verfahren nach Altersgruppen

Cut-Off-Werte der nicht-normierten Verfahren für die die verschiedenen Altersgruppen, ermittelt anhand der kumulativen Häufigkeiten der Vergleichsgruppe.

Funktion	6 Jahre		7 - 8 Jahre		9 - 11 Jahre		12 - 14 Jahre	
	(PR < 16)	(PR > 84)	(PR < 16)	(PR > 84)	(PR < 16)	(PR > 84)	(PR < 16)	(PR > 84)
Kreise durchstreichen (EffSc)	0.83	1.33	1.19	1.73	1.43	1.82	1.36	2.08
Kreise durchstreichen (Zeit)	21	15	> 16	13	> 14	11	13	< 10
Kreise durchstreichen (Fehler)	1	0	> 1	0	1	0	1	0
mTBCT (EffSc)	0.25	0.83	0.58	0.93	0.48	> 1.36	1.07	1.90
mTBCT (Zeit)	40	18	21	15	21	10	13	8
mTBCT (Fehler)	1	0	1	0	1	0	1	0
Größenwahrnehmung (RW)	17	---	17	---	15 -17	---	16	---
Labyrinthaufgabe (RW)	< 8	> 15	8	18	13	21	15	21
Positionsschätzung (RW)	10	---	11	---	12	---	13	---
3-Buchstaben (WpS)	---	---	0.44	> 2.00	1.14	2.00	1.14	> 2.67
6-Buchstaben (WpS)	---	---	0.42	1.33	0.50	1.60	< 1.14	> 2.00
9-Buchstaben (WpS)	---	---	0.14	> 1.00	0.38	1.33	0.70	> 1.60
1-Ziffer (WpS)	1.33	> 2.67	2.00	> 4.00	2.67	> 4.00	1.60	> 4.00
2-Ziffern (WpS)	0.42	1.40	0.55	> 1.60	1.33	2.67	1.14	> 2.67
3-Ziffern (WpS)	---	---	0.57	1.14	0.89	1.60	0.70	> 1.40
Objekterkennung F (RW)	11	---	11	---	11	---	11	---
Objekterkennung s/w (RW)	10	---	11	---	10	---	11	---
SLP 2x2x2 (RW)	2	> 10	3	13	7	14	9	> 14
FokAT-KJ (KL)	128	233	181	278	233	330	321	> 458

Anhang D - Deskriptive Analyse der Leistungseinschätzung der peripheren Sehschädigungsgruppe

D-1: Leistungseinschätzung der peripheren Sehschädigungsgruppe in der visuellen Wahrnehmung

Funktion	Leistungseinschätzung Peripheré Sehschädigung (Cut-Off: PR ≤ 16)		
	Unterdurchschnittlich (PR ≤ 16)	Durchschnittlich (16 < PR < 84)	Überdurchschnittlich (PR ≥ 84)
Kreise durchstreichen	60.5%	34.2%	5.3%
mTBCT	60.5%	39.5%	0.0%
Größenwahrnehmung	28.9%	71.1%	---
Labyrinthaufgabe	44.7%	34.2%	21.1%
Positionsschätzung	18.4%	81.6%	---
3-Buchstaben	37.9%	51.7%	10.3%
6-Buchstaben	48.3%	34.5%	17.2%
9-Buchstaben	31.0%	62.1%	6.9%
1-Ziffer	17..9%	71.4%	10.7%
2-Ziffern	10.3%	79.3%	10.3%
3-Ziffern	17.9%	67.9%	14.3%
Objekterkennung F	26.3%	73.7%	---
Objekterkennung s/w	29.2%	70.8%	---
SLP 2x2x2	28.9%	68.4%	2.6%
Figur-Grund-Unterscheidung	52.6%	42.1%	5.3%
Formkonstanz	18.4%	68.4%	13.2%
Gestaltschließen	70.6%	26.5%	2.9%

D-2: Leistungseinschätzung der peripheren Sehschädigungsgruppe in der Kognition

Funktion	Leistungseinschätzung Periphere Sehschädigung (Cut-Off: PR ≤ 16)		
	Unterdurchschnittlich (PR ≤ 16)	Durchschnittlich (16 < PR < 84)	Überdurchschnittlich (PR ≥ 84)
FokAT-KJ (KL)	88.9%	11.1%	0.0%
Zahlen nachsprechen vorwärts	34.2%	44.7%	21.1%
Zahlen nachsprechen rückwärts	18.4%	65.8%	15.8%
Matrizentest	23.7%	63.2%	13.2%

D-3: Leistungseinschätzung der peripheren Sehschädigungsgruppe in den nicht-kognitiven Aspekten

Funktion		Leistungseinschätzung Periphere Sehschädigung (Cut-Off: PR ≤ 16)		
	n	Unterdurchschnittlich (PR ≤ 16)	Durchschnittlich (16 < PR < 84)	Überdurchschnittlich (PR ≥ 84)
ILK Lebensqualität	38	10.5%	71.1%	18.4%
SDQ-E Gesamt	34	10.5% (A)	10.5% (GW)	52.6% (UA)
PFK Emotionale Erregbarkeit	26	23.1%	76.9%	0.0%
PFK Fehlende Willenskontrolle		46.2%	53.8%	0.0%
PFK Extravertierte Aktivität		23.1%	76.9%	0.0%
PFK Zurückhaltung und Scheu im Sozialkontakt		7.7%	92.3%	0.0%
SELLMO Lernziele	25	24.0%	76.0%	0.0%
SELLMO Annäherungs-Leistungsziele		40.0%	60.0%	0.0%
SELLMO Vermeidungs-Leistungsziele		30.0%	70.0%	0.0%
SELLMO Arbeitsvermeidung		40.0%	60.0%	0.0%
IKT Frustrationsanfälligkeit	10	66.7%	33.3%	.0.0%
IKT Gehemmtheit		30.0%	70.0%	0.0%
IKT Aktivität		22.2%	77.8%	0.0%
IKT Ausdauer		11.1%	88.9%	0.0%
IKT Sensorische Empfindlichkeit		30.0%	70.0%	0.0%

Anhang E - Interkorrelationen der Variablen der visuellen Wahrnehmung in der CVI-Risikogruppe55

	KD1	mTBCT	GW	Lab	W3	W6	W9	Z1	Z2	Z3	ObjF	Objsw	SLP2	Pos	FG	FK	GS
Visus	0.40*	0.32	0.35*	0.05	0.40*	0.28	0.29	0.10	0.17	-0.51*	0.27	0.24	-0.15	0.24	0.22	0.02	0.04
KD1		0.42*	0.24	0.08	0.28	0.14	0.07	0.12	0.21	-0.13	0.02	0.32	0.20	0.45*	0.14	0.06	0.11
mTBCT			0.29	0.44*	0.33	0.31	0.26	0.16	0.38*	-0.25	0.11	0.27	0.23	0.36*	0.50*	0.15	0.21
GW				0.43*	0.59*	0.55*	0.64*	0.30	0.54*	0.04	0.41*	0.51*	0.29	0.44*	0.39*	0.20	0.31
Lab					0.18	0.17	0.30	0.05	0.05	-0.39	0.11	0.28	0.16	0.31	0.51*	0.32	0.32
W3						0.86*	0.84*	0.33	0.73*	0.51*	-0.05	0.45	0.17	0.49*	0.18	0.53*	0.66*
W6							0.88*	0.37*	0.70*	0.47*	-0.17	0.44	0.05	0.39*	0.32	0.53*	0.81*
W9								0.28	0.72*	0.70*	-0.13	0.41	0.14	0.56*	0.28	0.58*	0.71*
Z1									0.22	0.01	-0.01	0.02	0.09	-0.18	-0.09	0.10	0.29
Z2										0.66*	-0.07	0.33	0.19	0.60*	0.37*	0.32	0.54*
Z3											-0.26	-0.29	0.20	0.53	-0.33	0.35	0.36
ObjF												0.45*	0.16	0.02	0.16	-0.13	-0.43*
Objsw													0.08	0.48*	0.28*	0.44*	0.60*
SLP2														0.42*	0.37*	0.42*	0.13
Pos															0.39*	0.55*	0.52*
FG																0.34*	0.33
FK																	0.70*

Psychologie

Band 33: Lydia Unterberger: **Kindliche zerebrale Sehstörungen (CVI)** · Entwicklung eines neuropsychologischen diagnostischen Standards zur Untersuchung von visuellen Wahrnehmungsstörungen bei Kindern und Jugendlichen im Kontext von CVI
2015 · 322 Seiten · ISBN 978-3-8316-4521-3

Band 32: Otto Schmid, Thomas Müller: **Empfehlungen zum Beratungssetting in Substitutionsbehandlungen**
2015 · 44 Seiten · ISBN 978-3-8316-4462-9

Band 31: Kenneth M. Dürsteler: **The Brain-Behavioral Connection in Substance Use Disorders and Effects Associated with Injectable Opioid Prescription**
2015 · 266 Seiten · ISBN 978-3-8316-4444-5

Band 30: Otto Schmid: **Einfluss einer Substitutionsbehandlung auf die Lebensqualität**
2014 · 218 Seiten · ISBN 978-3-8316-4272-4

Band 29: Dorothee Leonie Storch: **Diagnostik von Leistungsmotivation im interkulturellen Vergleich und der Zusammenhang mit Prosozialität**
2012 · 236 Seiten · ISBN 978-3-8316-4203-8

Band 28: Nicole Szesny: **Evaluation eines Aufmerksamkeitstrainings zur Verbesserung kognitiver Funktionen bei depressiven Patienten unter besonderer Berücksichtigung der Funktion der Stresshormonachse**
2012 · 148 Seiten · ISBN 978-3-8316-4164-2

Band 27: Regine Merz: **Sind HIV-spezifische Parameter in Patientenbildern sichtbar und wie lassen sich diese interpretieren?**
2010 · 118 Seiten · ISBN 978-3-8316-4020-1

Band 26: Irmela Amelie Sperl: **Geschriebene Identität – Lebenslinien in Tagebüchern**
2010 · 178 Seiten · ISBN 978-3-8316-0987-1

Band 25: Nicole Berger: **Mehr als nur ein WorT** · Zur Diagnostik und Förderung von Grundschulkindern mit schwachen Rechtschreibleistungen im Rahmen des Regelunterrichts
2010 · 308 Seiten · ISBN 978-3-8316-0938-3

Band 24: Anne Frey: **Gewaltprävention in der Grundschule** · Entwicklung und Analyse eines Präventionsprogramms zur Förderung von Selbstbehauptung und Zivilcourage
2011 · 280 Seiten · ISBN 978-3-8316-0868-3

Band 23: Simone Jullien: **Elterliches Engagement und Lern- & Leistungsemotionen**
2006 · 184 Seiten · ISBN 978-3-8316-0612-2

Band 22: Astrid Reiter: **Dopamine and Olfaction** · Olfactory Functions in Patients with Parkinson's Disease
2005 · 166 Seiten · ISBN 978-3-8316-0486-9

Band 21: Martina Zellner: **Abrufhemmungen über die Lebensspanne**
2005 · 184 Seiten · ISBN 978-3-8316-0466-1

Band 20: Thomas Götz: **Emotionales Erleben und selbstreguliertes Lernen bei Schülern im Fach Mathematik**
2004 · 407 Seiten · ISBN 978-3-8316-0429-6

Band 19: Yongling Xue: **Gifted Women from Potential to Achievement**
2004 · 123 Seiten · ISBN 978-3-8316-0405-0

Band 18: Doris Höll: **Raumorientierung und Hirnleistung bei Alkoholikern**
2004 · 274 Seiten · ISBN 978-3-8316-0389-3

Band 17: Jana Welte: **Wer nicht »sagt«, der nicht gewinnt** · Eine Fallstudie zum Zusammenhang zwischen Kommunikation, Commitment und Engagement in einem deutsch-amerikanischen Merger
2004 · 200 Seiten · ISBN 978-3-8316-0308-4

Band 16: Tanja N. Clarkson-Grabs: **Entwicklung der räumlichen Orientierung und des räumlichen Gedächtnisses bei reif- und frühgeborenen Säuglingen und Kleinkindern**
2002 · 239 Seiten · ISBN 978-3-8316-0141-7

Band 15: Indra Rosendahl: **Der Einfluss auffälliger Reize auf die Aufmerksamkeit**
2001 · 165 Seiten · ISBN 978-3-8316-0059-5

Band 14: Igor Schindler: **Visuelles Explorationstraining oder Vibration der Nackenmuskulatur?** · Eine Cross-over-Studie zur Behandlung von räumlichem Neglect
2001 · 310 Seiten · ISBN 978-3-8316-0057-1

Band 13: Christian Schaipp: **Validität und diagnostische Brauchbarkeit ausgewählter indirekter und direkter Befragungsmethoden zur Diagnostik von Aggressivität, Neurotizismus bzw. psychischer Stabilität**
2001 · 340 Seiten · ISBN 978-3-8316-0001-4

Band 12: Markus Wirtz: **Der Einfluss der Kantenkontrastverarbeitung auf die wahrgenommene Helligkeit angrenzender Flächen** · Ein Modell der Kantenkontrastverarbeitung durch orientierungs- und kontrastempfindliche einfache Zellen im kortikalen Areal 17 und anschliessender Helligkeitseinfüllung
2001 · 320 Seiten · ISBN 978-3-89675-883-5

Band 11: Maria M. Lehnung: **Die Entwicklung räumlicher Repräsentationen bei Kindern im Vorschul- und Schulalter und ihre Beeinträchtigung durch Schädel-Hirn-Traumata**
2000 · 330 Seiten · ISBN 978-3-89675-871-2

Band 10: Hiltraut M. Müller-Gethmann: **Der Effekt zeitlicher Unsicherheit bei der Vorbereitung von Handlungen: Prämotorische oder motorische Ursache?**
2000 · 120 Seiten · ISBN 978-3-89675-855-2

Band 9: Bernhard Kühnl: **Subjektive Theorien der Erziehungsberatung** · Eine qualitative Studie über Angebote und Effekte der Erziehungsberatung aus der Sicht von Praktikern · frühere Ausgabe: ISBN 978-3-89675-748-7 · 2., unveränderte Neuauflage
2014 · 180 Seiten · ISBN 978-3-8316-8049-8